ホルモン・カオス

「環境エンドクリン仮説」の科学的・社会的起源

シェルドン・クリムスキー
松崎早苗・斉藤陽子訳

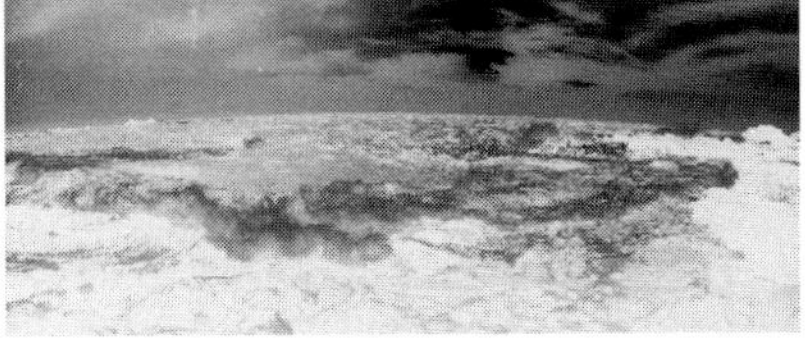

藤原書店

HORMONAL CHAOS
by Sheldon Krimsky

This translation published by arrangement with
The Johns Hopkins University Press
through The English Agency (Japan) Ltd.

日本の読者へ

ホルモンかく乱物質、すなわち内分泌かく乱物質は、生物の体に外から入ってきて、元来の働きをもったものだと体に信じ込ませるというだましの手口を使うことができる。コンピューターのソフトをダメにするウイルスのように体の本来の働きを妨害しながら、成長と発達のための生物化学的経路に介入してくる。

本書は内分泌かく乱理論の科学的起源とそれに対する政治的反応を考察している。英語版の本書は、環境中にあってホルモンをかく乱する化学物質について一般の懸念が増大していた時期に出版された。アメリカ議会は、環境保護庁（ＥＰＡ）に対して「化学物質が内分泌かく乱特性のために健康と環境に受け入れ難いリスクを与えているかどうかを決めるためのスクリーニングおよび試験法を確立せよ」と求める法律を通過させた。

ＥＰＡは科学者からなる専門委員会から提案されたさまざまな試験系を検討するため、特別作業班を設置した。この日本語版が出版される時期は、ＥＰＡがこの試験法の検討を始めてから数年後に当たる。

原著の出版時期としてもう一つ重要なことは、全米科学アカデミーから科学委員会報告が発表された直後だったことである。その報告書は内分泌かく乱の基本的メカニズムを確認し、野生生物に対するホルモン活性化学物質の影響に関して合意に達し、ヒトの健康に対する潜在的影響を評価する研究をさらに進めるように求めた。[1]

本書が出版されて以降、内分泌かく乱化学物質の背後にある理論はゆっくりと進展して、好奇の目で見られる科学から敬意を払われる科学になってきた。主流の科学にさえなってきたと言える。環境毒性学のこの分野が科学界で受け入れられたことは、有名な専門雑誌 *Endocrine Reviews*[2] に一報、基礎科学の雑誌 *The Quarterly Review of Biology*[3] に二報の総説が掲載されたことで証明されている。

米国で毎年開かれている権威あるゴードン会議は、ホルモン・レセプターと化学的内分泌かく乱物質の基礎科学についての会議を組織しつづけている。日本内分泌攪乱化学物質学会〔通称、環境ホルモン学会〕の創設は、新しい科学研究分野の重要性を高め、生体異物の潜在的健康影響に注意を向けさせた。各国の政府は、男性の生殖器官障害、前立腺がん、精巣がん、乳がん、および幼児の認知能力低下などの発達にかかわる数々の障害、その起源が不明な障害の背後にあるメカニズムの候補としての内分泌かく乱研究に資金を注入しつづけている。

内分泌かく乱の科学研究がゆっくりと着実に進展してきて、二〇〇〇年はじめの本書英語版の出版以後にいくつかの重要な結果が発表された。いくつかの研究班が動物実験で低用量の内分泌かく乱効果を確認した。[4] これらの低用量効果は、標準試験プロトコールではマスクされて見えないのが普通である。内分泌かく乱作用には閾値がないこと、また、きわめて僅かな用量でも高用量では見られないような発達影響を起こしうることが理解され始めている。

最近、ＰＣＢとＤＥＳは内分泌かく乱メカニズムを通してヒトに病気をおこしていることが確認された。その他にも動物実験の結果から、ビスフェノールＡやフタレートのようなプラスチック成分とともに、エンドスルファン、アトラジンなどの農薬がヒトにもホルモン作用を持つことが証明されるだろうと推測されている。[5] ヒトの体内負荷量に関する新しい研究が米国の疾病管理センターで行われ、米国民、とくに妊娠年齢の女性が持っている化学物質はかつて考えられていたよりもはるかに高いレベルであることが判明した。[6] 一方、カエルの調査からは、ある種のフタレートがオスの精巣発達を阻害していることが示された。広島大学にいるこの研究者たちはこの物質を「環境にとって」危険な物質と呼んでいる。[7]

内分泌かく乱物質という言葉が一九九一年に歴史に刻まれて以来、これは科学用語の中に重要な地位を占めるようになった。この言葉は有毒物質をもっと厳しく規制しろと主張して活動している公共の利益団体の国際ネットワークでも盛んに使われている。

この数年間に、内分泌かく乱物質の研究は広く国際的な注目を集めてきた。二〇〇一年五月二二日には、一二七か国の代表が「残留性有機汚染物質に関するストックホルム条約（ＰＯＰｓ条約）」を採択した。ＰＯＰｓ条約に盛り込まれた一二の化学物質のすべてが内分泌かく乱物質である。

最近、各国政府はヒトの内分泌かく乱化学物質被曝に特別の注意を払っている。英国の食品標準庁はビスフェノールＡが缶詰の内側の膜に使われていてある種の食品には移っていることを見いだした。米国では科学者の委員会が低レベルだけれども生物活性のある、ホルモンかく乱化学物質を包装材の中に見つけている。

私は本書で、有毒の可能性をもった化学物質に対する行動志向の政策判断には、科学の知識以上のものが求められることを示そうとした。科学を行動に転換しようとする意志が、（社会）変革の必要条件である。社会は、公衆衛生の増進のために使われる科学の重要性とその限界を理解している市民——情報を得た市民——から形成されなければならない。社会が変化しようとするとき、もっと科学研究をという要請が生まれる。

ヒトの病気についての新しい理論が立ち上がるとき、一般的にいえば簡単なモデルから出発するが、因果関係とその病気の病理学の説明は次第に複雑さを増すのが普通である。そのことは化学物質による内分泌かく乱の理論についても同じである。外因性化学物質が生体の正常な組織機能に介入するしかたには本書のはじめの方で考察したモデルよりもずっと多様な筋道があることが、科学者に理解され始めた。たとえば、体のエストロゲン産生に化学物質が影響する間接的な経路のあることが、新しく発見された。さらに、立法府の議員たちは、この種の化学物質の相加的、累積的影響はいかなるものかと問い始めている。彼らは、それまでつぶっていた目を開いて初期の知見を見、最も被曝しているのは誰か、最も弱いのは誰か、どんな予防行動が将来の後悔を最小にするのかを知りたがっている。今日われわれは過去を振り返って、「DDTやPCBsやDESを使い始めるに当たってなぜもっと予防的行動が取れなかったのだろう？」と自問している。今日から二五年後に、内分泌をかく乱する疑いがあると科学者が言っている化学物質について、われわれはどんな風に言うことになるのだろう？

科学と政治の間で演じられている複雑な内部演劇を一目読者に見せてあげたいというのが本書を書いた私の願いである。また、私の意図は、生態系のかく乱原因やヒトの病気の原因を発見しようと奮闘している、公共的精神をもった環境科学者の重要性に光を当てることにもある。

私は日本語訳が出たことを喜び、本書を、この生物惑星を守るために探究生活を行っている世界中の科学者に捧げたい。また、工業時代の新しい化学物質が、生物とその子孫に及ぼす効果に関して、真理の追究よりは利益に影響されている者たちに抵抗している科学者に捧げたいと思う。

二〇〇一年七月

シェルドン・クリムスキー

注

(1) National Research Council. 1999. *Hormonally Active Agents in the Environment.* Washington, D. C. : National Academy Press.

(2) John A. McLachlan. 2001. Environmental signaling : What embryos and evolution teach us about endocrine disrupting chemicals.

(3) David Crews, Emily Willingham, and James K. Skipper. 2000. Endocrine disruptors : Present issues, future directions. *The Quarterly Review of Biology* 75 : 243-260 (September).

(4) B. S. Rubin, M. K. Murray, D. A. Damassa, J. C. King, and A. M. Soto. 2001. Perinatal exposure to low doses of bisphenol A affects body weight, patterns of estrous cyclicity, and plasma LH. *Environmental Health Perspectives* 109 : 675-680.

(5) D. Park, S. C. Hempleman, and C. R. Proper. 2001. Endosulfan exposure disrupts pheremonal systems in the red-spotted newt : A mechanism for subtle effects of environmental chemicals. *Environmental Health Perspectives* 109 : 669-673.

(6) B. C. Blount et al. 2000. Levels of seven urinary phthalate metabolates in a human reference population. *Environmental Health Perspectives* 108 : 979-982.

(7) Hiromi Ohtani, Ikuo Miura, and Youko Ichikawa. 2000. Effects of dibutyl phthalate as an environmental endocrine disruptor on gonadal sex differentiation of genetic males of the frog *Rana rugosa.* *Environmental Health Perspectives* 108 : 1189-1193.

ホルモン・カオス／目次

付録

［図表一覧］

ホルモン・カオス

「環境エンドクリン仮説」の科学的・社会的起源

凡例

一　原文でイタリック体となっている箇所は、書名、定期刊行物の場合は『　』で括り、テレビ番組、論文名は「　」で括った。但し、その箇所が強調ないし概念表現である場合、傍点を付すか、場合によっては「　」を補った。

一　原文にある［　］（原著者の引用への補足など）は［　］のままとした。

一　訳者による訳註、補足は〔　〕で括った。

一　原文において（　）となっている箇所はそのまま（　）とした。

一　訳出上、原語を補うことが適切であると判断される場合、該当する日本語の後に小活字にて補った。

一　原文において大文字で始まっている語は、団体・組織名の場合は日本語に置き換えるのみとしたが、場合によっては略称を用いた。

まえがき

リン・R・ゴールドマン（医学博士）

本書で著者のシェルドン・クリムスキーは「環境エンドクリン仮説」※の科学的な起源を探り、数々の独立した科学研究がいかに似たような結論に到達したかを示している。内分泌かく乱化学物質の害について人々が大きく認識するようになったのは、小さな科学者グループの役割が大きかったことを明らかにしている。

科学者たちが証拠というものについてどのような議論をしているのか、メディアは精子の減少や野生生物の異常の問題をどう報道したのか、また、議会は人々の懸念にどう応えたかを、インサイダーの視点で知ることができる。クリムスキーは内分泌かく乱物質の問題を化学物質の管理という、より大きな文脈に置き、環境に排出される有毒化学物質から我々自身を守るために現在の政府が行っている政策の前提となっている仮定を批判的に検証して、本当に我々は進歩しているのだろうかと疑問を出している。

内分泌かく乱物質問題は、私がＥＰＡの汚染防止・農薬・毒物局の局長となった期間（一九九三年から九九年）の最初の日から、私のレーダー画面の中心に位置していた。それは、こんな風に緊急の様相を呈して始まった。一九九三年一〇月のある日、ＥＰＡ〔環境保護庁〕の長官キャロル・ブラウナーが私を緊急に局へ入れるよう要請してきたので、私は環境中のエストロゲンに関する下院検討委員会分科会の公聴会で証言することになった。その公聴会ではほかにも何人もの科学者が証言し、左右両翼に座っていた委員たちの関心の高さは見ていて印象深いものであった。私は小児科医として、内分泌かく乱物質が動物の発達途上の胎児に影響を与えるということを科学者たちが言っているのを聞いて、とくに心配になった。この事実は、野生動物でも実験動物でも見られるという話であった。この証言は、人の子どもたちへの影響の可能性について私が心配していたことと直結し、私はこの問題をＥＰＡの農薬・毒物政策の中心に据えるべきだと確信した。同時に、この新しい見通しに対してＥＰＡがとるべき規制措置を考える前に、埋めなければならない知識の欠落が多いことも認識した。

一九九六年の八月に連邦議会は「食品品質保護法」と「安全飲料水法」を通過させた。二つの法律は、化学物質の内分泌かく乱特性をスクリーニングし、試験することを求めていた。ここに、食品と飲料水源に入っているエストロゲン様化学物質のスクリーニングの要請が確立し、ＥＰＡはエストロゲン以外のホルモン特性についてもスクリーニングを担当する局として公認された。これは画期的な法律である。一九七六年に発効した「毒物管理法」はＥＰＡに安全のための試験をもとめる広い権限を与えてきたが、法律が施行されてからの二〇年間に実施された試験は、実にわずかであった。試験すべき物質の優先順位を決定しようとするときに、この事実が私をいら立たせた。法律そのものばかりでなく、年来の法律の施行と法手続きが障害となって、基本的に必要なハザード〔毒性〕情報をつくる速度のアップを困難にしてきた。ごく一般的に使われている化学物質についてすら、そうであった。さらに、過去の行政決定は私の手をすり抜け、試験の要請を発すべきEPAの法律担当部署もすり抜けてしまっていた。したがって、内分泌かく乱物質のスクリーニングは、この二〇年間で初めて巡ってきた真のチャンスだと見えた。米国で使われている八万五〇〇〇種という数の化学物質について、膨大なデータを真摯に集める事業が初めて可能になったと思った。

一九九六年のはじめに、化学品製造業者協会〔現米国化学工業協会〕と世界自然保護基金のシーア・コルボーンはともに私に接近してきた。通常とは異なる要求をもってやってきた。つまり、「EPAは内分泌かく乱物質のスクリーニングプログラムを実行する人的、資金的能力があるか？　しかも、利害関係者間の合意の上でそれを実行できるか？」というものであった。二〜三か月の検討の結果、そういうことはできると私には分かった。しかしながら、多くの障害が予想されたので、EPAの内部でそれを実行する余裕はないと私は述べた。科学的に複雑な問題であると同時に議会が期限を厳しく設定してきたので、非常に困難な挑戦であった。その上、内分泌かく乱問題は、工業界と環境グループのどちらにとっても脅威になりうる、そして感情的になりうる問題であった。任務遂行に不安を覚えるような陣営であったが、利発で仕事熱心で忠誠心あふれた人々からなる隊列を組んで、内分泌かく乱物質スクリーニングおよび試験プログラムの交渉に入った。交渉過程はいくつかの理由で成功したが、なによりも、事前の基礎固めを十分したことと参加者たちが人物として立派で献身的だったことが、成功の理由だ。キーストン・センターと子午線研究所のすばらしい施設とＥＰＡその他の官庁職員の熱心な仕事が、成功の鍵であったことも間違いない。

本書は環境エンドクリン仮説の背後にある科学と一般の人々の反応を総合的に検証して、この重要な環境論争の対立要素と反対の声に鋭い光を当てている。私は、この本を内分泌かく乱物質問題に関心を寄せる人々だけでなく、将来科学と政治の間に入って仕事をしたいと思っている学生たちに読んでほしいと熱望している。

〔※「環境エンドクリン仮説」のエンドクリンは内分泌腺とその分泌物であるホルモンのいずれか、あるいは両方を含めた内分泌系の働き全体を指す言葉である。〕

はじめに

化学物質がヒトのエストロゲンのように働くという議論を最初に知ったきっかけは、一九九三年にタフツ大学医学部の同僚二人と話をしたことであった。アナ・ソトとカルロス・ソンネンシャインの二人は、環境問題に関する学際センターを作ろうという全学的な運動に私とともに参加した。私は、細胞増殖の研究をしている解剖学・細胞生物学部の二人がどうしてこのようなセンターに興味をもつのか不思議だった。しかし、彼らが試験に使っていたプラスチック器具の製造に用いられていた化学物質がしみ出てきて、あたかもヒトのエストロゲンのように細胞を増殖させることを、偶然に発見したことが分かった。一九八九年末の出来事だったという。ソンネンシャインとソトは、他の科学者がホルモンのように働く工業化学物質とヒトや野生動物の異常との関係を発見していると私に話した。その問題を急いで調べてみると、環境に重大な意味をもつ科学仮説が持ち上がり始めているということがわかった。本書は、工業時代に製造された化学物質のあるものが生物に対して持っている効果について、新しい見方を出した事件とそれに対して噴出した論争を扱っている。

本書は五章からなる。第一章では環境中の化学物質が生物（ヒトも含む）のホルモン信号に介入して生殖と発達に影響する、そして病気をもたらすという理論の科学的根拠を辿る。まず歴史的調査の一環として、『沈黙の春』を簡単にふり返る。合成化学農薬が野生動物とヒトに影響を及ぼしているというレイチェル・カーソンの古典的な研究の本である。カーソンは自然作家群の一員で、創作者でかつ科学を伝える人であった。彼女は異なった科学分野間に橋を架け、科学的な発見を広く人々に知らしめ、輝かしい文学的な科学分析のモデルを作り上げた。こうして彼女の本は、アメリカにおける環境書物の歴史的古典となった。カーソンは化学物質のホルモン効果について間接的に触れているものの、ホルモン的な干渉が病気や先天異常につながるメカニズムを明らかにするために取り上げている事件は、今とは非常に違うものであった。

この章では、環境エンドクリン仮説に至った主な三つの科学的流れを検証する。そして、外因性内分泌かく乱物質の役割についての一般理論の形成期に、複数の分野の科学者たちが協力していたことを示す。

第二章では、この科学的仮説がいかにして人々の注目を集めるようになったかを叙述する。影響力の大きかったフィルム、話題を沸騰させた書物、議会の公聴会、画期的な法律、そして、洪水のようなメディア攻勢、これらすべてが、憂慮する科学者たちによって提起されたリスクを増幅し、一般に知らしめた。しかし、そこには反対する勢力もあった。科学的な懐疑主義者が発言し始めた。工業界グループは自分たちの製品と業界利益を守るために仮説を汚した。雑誌の編集者たちは、科学的推論にあまり重きを置かないように用心した。インターネット、印刷物、あるいは電子メディアを通して一般大衆にもたらされた憂慮と懐疑主義の声が、そのころはまだよく研究されてもいず理解されてもいなかった化学物質の作用をもっとよく研究しろという社会的な声をつくり出した。

第三章では、この仮説に対する科学界内部の反応を調べる。一般化された因果関係の枠組みを明らかにし、明確にみえるが完璧とは言えないヒトへの健康影響を示す証拠に直面した際の科学者の責任について議論する。「環境エンドクリン仮説」を、それを人々に伝えることによって起きてくる別の倫理的ジレンマという文脈の中に置いてみる。また、公衆衛生が危険にさらされているという研究上の初期的発見に対する社会の反応という文脈の中にも置いてみる。

第四章では、政策部門にとっての挑戦について考える。化学物質の作用についての知識があまりにも少ないとき、新しい基準の下に化学物質を規制すべきだという要求に対して政府はいかなる態度をとるだろうか？　内分泌系をかく乱する人工化学物質は伝統的な毒性学の原則に反する働きをするかもしれない。環境とヒトの健康を守ることを目的としている現行の法規制を適用することさえ複雑な行政行為なのに、その上に新たに加わるのだ。またこの章では、極めて低濃度の曝露で、何年も何十年もの後に重大な結果が現れるかもしれない影響を胎児や胚に及ぼすという問題に加えて、化学物質の相加・相乗効果という複雑な問題を検証する。環境エンドクリン仮説に対する社会の反応を、新しく提起されている「予防原則」という規範、あるいは、ある程度の証拠で示されたリスクを認めるもっと簡便な基準という考えに照らして議論してみたい。さらに、内分泌かく乱物質に分類される化学物質を決定するための試験実施という戦略を練っていく過程で変わってきた、米国の政策決定プロセスを辿ることにしよう。第五章、すなわち結論の章で、私はエンドクリン仮説について科学界が到達した一致の度合い、異論のある知識が残されている分野、そして、化学災害の評価・予測を広げようとするにあたっての仮説の役目について議論する。

この仕事の一部は、タフツ大学と、全米科学財団の倫理および価値研究プログラムの奨励金（SBR―九四―二九七三）に支援された。ロージャー・ルーベルが内分泌かく乱化学物質の行動・神経医学的影響を調査し、第一章で議論した科学的レビューの分析と第三章における『沈黙の春』の記述の精査を担当してくれた。深く感謝する。

ケリー・モーガンとジェニファー・パトリックはインターネットの内分泌かく乱物質サイトを調査して分類・分析してくれた。パトリック女史は、調査の整理、引用のチェック、表と図つくりにおいて言い尽くせないほど助けてくれた。ダイアン・ダマノスキは、この仕事のテーマについて二度にわたって私のセミナーで講義をし、本書を書く間、思慮深いコメントと助言を与えてくれた。この場で特に感謝の意を表する。また、同僚のアナ・ソトとカルロス・ソンネンシャインもずっと私を支え続けてくれた。ありがたいと思っている。原稿の各部分を読んでコメントを寄せてくれたダイアン・ダマノスキ、アンソニー・マシロフスキー、ジョン・ピーターソン・マイヤーズ、インガー・パールムンド、テッド・シェトラーの各氏に深く感謝している。さらに、本書のためにインタビューに応じてくれた二〇人以上の人々の好意をありがたく思う。彼らの名前がすべて本の中に表れてはこないが、一人一人の見解と将来展望を聞いたことは本書を形成する上で重要であった。

最後に、ジョーンズ・ホプキンス大学出版部で私の本を担当してくれたジンジャー・バーマンとプリンストン編集社に感謝の心を捧げたい。彼女は本書の編集について助力と示唆的な助言で支えてくれ、編集社は私の原稿をすばらしい本に編みあげてくれた。

第一章　科学の展開

研究者として歩きだしてまもない頃、私のいたタフツ大学の学部では、教官たちが毒物汚染をめぐる紛争に巻き込まれた町の調査を行っていた。同僚の一人は、マサチューセッツ州ボストン北方にあるウォバーンという町の調査を担当した。この町の工業地区に隣接する地域では、小児白血病が集団発生していた。私は、同じくマサチューセッツ州ボストン郊外にあるアクトンという町で、地下水の汚染調査を行うことにした。アクトンの住民は、自分たちの健康が工場の煙突から出る汚れた空気にむしばまれていると感じていた。また、まとめて干潟に投棄された有毒化学物質が、町の飲料水に浸み込んでいるのではないかと懸念していた。

どちらの町でも住民らは、まず情報を集めて裁判に持ち込むために団結し、学習した。いずれの場合も汚染者は連邦裁判所に訴えられ、町のいくつかの井戸は封鎖された。皮肉にも、二つの町の提訴相手の中には同じ多国籍化学会社が含まれていたが、その類似点にもかかわらず、事件は別々の展開を見せた。ウォバーンは国のスーパーファンド法の適用サイトに指定され、それをきっかけに、テレビのドキュメンタリー番組が作成されたり本が出版されたりした。なかでもジョナサン・ハーの著した『シビル・アクション』は有名で、一九九八年一二月には、この小説をもとにした映画がジョン・トラボルタとロバート・デュバルの主演で公開された。

一方、アクトンの地下水汚染は、資源保護回復法違反で大きな訴訟が司法省によって起こされたにもかかわらず、依然として地域的な話題にとどまっていた。この二つの事件ではそれぞれの町に影響を与えた汚染物質の性質に違いはあったが、一番大きな違いは、一方にはがんの集団発生が見られ、他方にはそれがなかったという点であった。

ほぼ半世紀というもの、有毒化学物質に対する恐怖と言えば、ほとんどがんに対する恐怖のことであった。有毒化学物質の研究を総括する際には、がんに対するアメリカの強迫観念、つまり、がんが恐ろしい病気だと決めつける眼鏡《めがね》を通して行われた。各州はがん登録制度を設けた。連邦政府は環境、食品、職場における発がんリスクに直接対処するための数々の法律を制定した。

科学者集団はがんとの社会的戦争に対して、一つの発がん直接原因説、すなわち発がんの体細胞突然変異説を掲げて応戦した。この理論はたちまち一般の議論に浸透した。簡単に言えばこの理論では、細胞に作用する特定の化学物質やウイルスや放射線が細胞のＤＮＡに変化（突然変異）を引き起こし、これらの変化が原因となって、その細胞ががん細胞になると主張する。

工業用化学物質が健康に及ぼす唯一の悪影響ががんというわけではないのに、一般の関心や科学研究の大半ががんへ向けられ、ほかの病気や生殖への影響は、ほとんど研究対象とされなかった。同様に、発がんの体細胞突然変異説に関する研究に大部分の資金がつぎ込まれ、化学物質による病気の他の理論を研究する余地はほとんどなかった。だがここ数年の間に、環境病に対する新たな理論が登場した。それは、がんのパラダイムでは説明あるいは調べることができない、ヒトや動物のさまざまな異常を探る新しい理論である。この新たなパラダイムが導く概念は、一部の化学物質が体の自然のホルモンに干渉しうるという考えである。

二〇年ほどの間、いろいろな学問分野の研究者らが、互いに結びつきがないように見えていた道を、別々に歩んでいた。それがここへきて、一つの大胆で型破りな仮説によって一本につながった。私が「環境エンドクリン仮説」と呼ぶこの仮説は、ヒトや野生生物と接触する工業および農業用の化学物質がホルモンの機能をまねたり妨害したりする能力を持ち、ゼンマイ仕掛けに入りこんだ異物のように単に内分泌系をこわすだけでなく、内分泌系をだまして、生物の正常な発達を歪める別の指令を受け入れさせると主張するものである。それらのほとんどは有機合成化学物質であり、生殖および発達異常、免疫機能障害、認知および行動の異常をはじめとした、ヒトや動物の二〇を超える障害に関与していると言われてきた。内分泌かく乱化学物質（または短く、内分泌かく乱物質）によると推定された影響のいくつかは、実験室での研究や野生生物で裏付けられた。

この仮説がヒト影響について確認されれば、環境病に関する重大かつ新たな病因論が科学的に発見されたことになろう。ヒトの病理という点から見れば、環境エンドクリン仮説は、化学物質の変異原性の発見以来最も顕著な環境衛生仮説となるかもしれない。この仮説は、がんと急性毒性から、化学物質の生殖、神経生理、発達への影響へと焦点を移すことによって、環境要因がどのように病気に寄与するかについての我々の考え方を根本から変える可能性を秘めている。地球規模の環境影響という点から見れば、この仮説は、クロロフルオロカーボン〔フロン〕が成層圏内のオゾン層を破壊するという発見後の、最も重要な発見かもしれない。

この仮説が法規則に与える影響も、同じく重大である。現在、農薬とごく一般に使われている可塑剤など数十の化学物質が、実験室アッセイ〔試験系〕や動物実験で、ホルモン様挙動やホルモン拮抗挙動を示している。野生生物の生殖機能低下は、動物の生息地に入り込んだホルモンかく乱化学物質と結びつけられてきた。工業用化学物質と農薬のエストロゲン〔女性ホルモン〕効果が最初に発見された。自然の生息地にいる爬虫類、鳥類、魚類は、化学物質への曝露によって女性化されていた。エストロゲン効果を示す化学物質の中には、米国で毎年数億ポンド〔一ポンド＝〇・四五kg〕をはるかに上回る量が生産されているものもある。また、はっきりとエストロゲン能を示さなくても、生物の内分泌系のホルモンバランスを狂わせる力のある抗アンドロゲン（男性ホルモンを妨害する）挙動や甲状腺かく乱挙動を示す化学物質もある。ヒトと野生生物はいったん曝露されると、内分泌かく乱物質を血清や組織内に蓄積する可能性がある。これらの物質は、たとえ微量であっても、生体内にとどまっていた他の微量の代謝されていない合成のホルモンかく乱物質と相まって、その効果が相加的となり害を及ぼす可能性が出てくる。

環境エンドクリン仮説のある部分については科学者の間で依然として議論がなされているが、先進国はすでに、現時点ではっきりしていなくとも広範に分布しているある種の化学物質をどのように規制すべきかを、検討しはじめている。各国政府は、多くの化学物質の一つ一つが健康上、環境上に及ぼす影響だけでなく、複合的曝露の累積的影響も評価するという難題に直面することになるだろう。ひとたびその情報が得られたら、次には、現代生活の製品や工程に非常に広く使われている内分泌かく乱物質の許容基準を、決定しなければならないだろう。

環境エンドクリン仮説は、種々の学問分野の科学者がまとめあげた証拠から、ゆっくりと、だが着実に、育ってきた。彼らはこの仮説の大きな輪郭を頭に描きながら、各自の研究を進めていたわけではなかった。彼らの研究は、一九八〇年代後半になってはじめて環境エンドクリン仮説と合流したのである。それは、非営利団体である環境保全基金 Conservation Foundation で働く科学者シーア・コルボーンが、五大湖に生息する野生生物の個体群に見られる生殖異常と発達異常に対して、一つの統一的な説明づけを提示したときであった。コルボーンは、仮説の対象範囲をあらゆる生物へと広げた。やがて、それがヒトの集団内に見られるホルモンを媒介とした異常を理解するための、強力なまとめ役的原則であることを見い出したのだった。

環境エンドクリン仮説へと至った科学的道筋は、独立した三つの研究プロジェクトに源をたどることができる。その第一は、二〇年にわたって妊婦や閉経後の女性に投与された合成エストロゲン剤ジエチルスチルベストロール（ＤＥＳ）について、世代間にわたる健康影響が発見されたことである。ＤＥＳは体内で自然に産生されるものではないので、生体異物（生物の外から来る生体活性物質）エストロゲンとか、外因性エストロゲンと呼ばれる。第二は、産業廃棄物や都市ゴミや農薬から出る化学排液と野生生物の生殖障害とを関連づける、きわめて多くの実地調査と実験室での研究である。そして第三は、世界的に低下していると推定されているヒトの精子の質と量の研究である。ばらばらに行われていたこうした研究が共通の糸でつながっていることに気づいたのは、シーア・コルボーンだった。彼女は統合的理論を模索する中で、多くの科学的学問分野に橋をかけたのであった。

この物語では、新しい科学的仮説を発展させるとともに、それに対する公衆の認識を高めた社会的要因も、重要なポイントである。よくよく分析すれば、環境エンドクリン仮説を、さまざまな環境現象を説明する信頼できる枠組みと見なすように科学者集団を説得したのは、一人のアウトサイダーであり、たぐいまれな洞察力と決断力をもった一人の女性であった。保健科学におけるこの驚くべきエピソードを時間を追って見てゆけば、社会的要因が科学的発見にどのように働いたのかを調べるチャンスに巡り会えるだろう。ことに、非政府組織に身を置き、すでに確立されている研究界から見れば部外者にあたる一女性が、どのようにして環境病の病因論におけるパラダイム転換を、世界の科学者や政治家の関心をとらえたパラダイム転換を引き起こしているかを解明できるだろう。シーア・コルボーンは、工業用化学物質が及ぼす環境影響に対する社会的、科学的な認識革命の口火をきったアメリカのすばらしき環境問題の立役者、レイチェル・カーソンにたとえられてきた。

科学的発見の足跡をたどるのは、家系図をたどるのにちょっと似ている。どこまでさかのぼっても、その奥にはさらに深い根がある。家系図をどこから始め、分家をいくつまで調べるかは現実的な選択であり、時間と資金や物、人材をどこまでつぎ込めるかという問題と、記録の有無やそれを入手できるかどうかによって制限される。それと同じように、環境エンドクリン仮説をたどる科学の物語にも、いくつかの現実的な出発点が考えられるが、科学的発見をすべて見通すならば、どこから出発しても、それ以前の研究の価値を低く評価することになるのは避けられない。

私はこの物語を、イギリスの科学者エドワード・チャールズ・ドッズ卿（一八八九〜一九七三）の紹介から始めようと思う。ドッズはロンドン大学ミドルセックス病院付属医学校の生化学教授であり、英国学士院会員であった。一九五九年には、シカゴ大学が第一八一回全学評議会で、「内分泌学への貢献で知られる優れた生化学者であり、言葉に尽くせない人間の苦しみを救った」として、ドッズに名誉学位を授与した。彼はこれ以外にもいくつかの名誉学位を受けている。一九三八年にスチルベストロールと名づけられた合成エストロゲンの合成に成功したドッズは、世界中から喝采を浴びていた。彼はこの仕事のために、一九三〇年代の初めから有機化合物のエストロゲン特性に関する研究に着手していた。ドッズは、人と動物のホルモン機能が天然物質で誘起されることを発見し、さらにその合成誘導体によっても誘起されることを発見した。エストロゲン分子の特定の部分がエストロゲン活性をつかさどると確信した彼は、可能性のある物質の単離に乗りだした。これらの物質を試験するため、ドッズとその同僚らは卵巣を摘出してホルモンを自然には産生できないようにした卵巣摘出ラットを使った。もしラットの膣細胞が、外来化学物質に対して、天然のエストロゲンに曝露されたかのように反応すれば、エストロゲン効果ありと確認される。環境エンドクリン仮説物語の本当の出発点は、ドッズがこの合成エストロゲン剤ジエチルスチルベストロール(DES)を発見したことに求められる。

ドッズの研究を土台にして、一九五〇年には、シラキュース大学動物学部の二人の研究者が論文を発表した。当時この論文はほとんど注目されなかったが、今考えてみると、これがエンドクリン仮説誕生へと向かう第二の分岐点だった。* ハワード・バーリントンとヴァーラス・フランク・リンデマンは、オスのひな鶏七〇羽を選んで対照群三〇羽と投与群四〇羽に分け、一九三八年に合成された殺虫剤の発達に及ぼす影響を調べた。この実験では、投与群に対し、鶏の脂肪を溶媒として精製した殺虫剤ジクロロジフェニル・トリクロロエタン(DDT)を溶かしたものを毎日注射し、対照群に対しては鶏の脂肪だけを注射した。結果は驚異的だった。対照群に比べて、投与群のオス鶏の精巣は小さく、二次性徴の発達は止まっていた。著者らは、「ここに記した影響は、エストロゲンの投与によって簡単に再現されうるものである。したがって、DDTのエストロゲン作用の可能性は、少なくとも考慮するに値する。この線に沿って推測すると、DDTと特定の合成エストロゲン、特にジエチルスチルベストロールの分子構造との類似度に注目することは興味深い」と書き記した。(1)

一九五〇年に指摘されたこのDDTとDESとの決定的な関係は、二〇年以上もの間触れられることはなかった。だがかたや普及していた殺虫剤、かたやヒトと動物用に広く使われていた医薬品という二つの合成化学物質は、いくつかの科学的経路がどのように環境エンドクリン仮説発見へと融合していったかを理解する上で重要な鍵である。この科学系図の次の分岐点は、農薬全般の危険性、特にＤＤＴへの注意を喚起したレイチェル・カーソンの登場である。

＊バーリントンとリンデマンの研究報告は、『沈黙の春』の中で漠然と触れられているに過ぎない。この研究報告は、ダイアン・ダマノスキが『奪われし未来』を執筆する際に、その調査過程で改めて発掘したものである。

『沈黙の春』に見られるエンドクリン仮説のルーツ

レイチェル・カーソンは、メディアや環境史家から、現代環境運動の始祖とされてきた。この賛美にはもっともな理由がある。カーソンの著した『沈黙の春』は、その洞察力に富む予言、環境を媒介とする新たな病気の秘密を明かす手がかり、我々人間が自然に対して為したことはいずれ自分たちの身にふりかかってくる、という不変のメッセージを伝えていることから、繰り返し読まれてきた。自然作家として名声を博したカーソンは、『沈黙の春』の中で、野生生物の生態に起きている変化とヒトの病気の新たな症例との関係を示そうと試みた。彼女は、がんの増加原因が、現代の生産方法や農法によって「おびただしい数の新たな発がん性」化学物質が環境内に投じられたことにあると推測した。彼女は、こうした化学物質の有毒な影響が、自らそれに曝露していることにまったく気づいていない一般大衆の身に現れはじめている、と書いている。カーソンは、「もはや危険な化学物質への曝露は、職業的な曝露だけではない。危険な化学

物質はあらゆる人々の環境に、まだ生まれていない子どもたちの環境にさえも、入り込んでいる」と確信していた。(2)

カーソンは、『沈黙の春』の第一四章「四人にひとり」の大半を、化学物質によって引き起こされるがんへの懸念に献げた。その本を執筆しながら、現実にカーソン自身も、がんの病魔と闘っていた。彼女は、ヒトの健康に及ぼす農薬の影響について自分が集めてきた証拠を、状況証拠ながらも驚くべきものと考えていた。カーソンは、あまりにも狭くＤＤＴとばかり結びつけられることが多いが、化学物質がヒトの健康にもたらす危険性について、それよりはるかに大きな見方をしていた。彼女は、殺虫剤、除草剤、殺菌剤、可塑剤、医薬品、衣類、断熱材などを発がん性物質の候補に挙げていた。(3)

変異原性〔突然変異を起こす性質〕という、化学物質や放射線による細胞のＤＮＡ改変は、カーソンも最もありうべき発がん原因と考えていた。それは、当時の発がん原因論では支配的なパラダイムだった。だが彼女は、我々ががんと呼ぶ病気に至る別の道も考えていた。それは生殖異常や内分泌系障害と関係する経路であった。内分泌系は、生きている我々の体の非常に多くの機能を制御している無数のメッセンジャー・ホルモンを産生する腺器官の複合体である。カーソンが『沈黙の春』に書き記したことは、外因性エストロゲン、もっと大きく言えば、内分泌かく乱物質に関する現在の仮説の先触れであった。カーソンはまた、がんのなかには何段階もの過程を経て発生するものがあり、そのために一つの原因を取り出すことが非常に難しくなっている、とも考えていた。「間接的な原因からがんになることもある。常識からすれば発がん性物質でないようなものも、からだのある器官の機能をがんが発生する方向にかく乱することがある。重要な例は、性ホルモンのバランスのかく乱に関係するとみられるがん、特に生殖系のがんである。これらの乱れは、何かが性ホルモンを正常なレベルに保つ肝臓の能力を冒した結果、起きることもある。[4]」

こうした化学物質がヒトにもたらすリスクに対するカーソンの考えは、野生生物の観察をもとにしていた。鳥が繁殖しなかった。これは内分泌系の関与を示している、と彼女は考えた。カーソンは、化学物質、がん、ホルモン、そして生殖の間に一つのつながりがあるものと仮定した。「言うまでもなく性ホルモンはふつうからだの中にあって、様々な生殖器官と関係しながら必要な成長を促す働きをしている。しかし体には、性ホルモンが過剰に蓄積しないように保護機能が組み込まれている。というのは、肝臓は男性ホルモンと女性ホルモンの適切なバランスを保ち、どちらかが蓄積しすぎないように働いているからである。[5]」

カーソンは、外来化学物質に曝露して臓器が損なわれると、男性ホルモンか女性ホルモンの量が上ると考えていた。また、エストロゲンが異常に高いレベルまで増えると、発がん効果か、あるいは肝臓障害が起きると推測していた。彼女は、ある種のがんが高いエストロゲン濃度と関連している証拠を提示した。この相関関係は、現在ではしっかりと確立されている。つまりカーソンは、肝臓に損傷を引き起こす化学物質がエストロゲン排出作用を妨害するのに十分なものであり、その結果として内因性エストロゲンが増えすぎて、体内のエストロゲンが過剰になり、発がんリスクが上昇すると示唆したのである。彼女は外因性エストロゲンの問題を次のように論じている。「このほかにも私たちは、いろいろな合成エストロゲンにますます身をさらすようになっている。化粧品、医薬品、食品に含まれているものもあれば、職業的な曝露もある。一番おそろしいのは、これらが複合して起きる影響である。[6]」

『沈黙の春』は、我々の目に見えないエストロゲン特性やホルモンかく乱特性をもつ合成化学物質に、エストロゲンになりすます働きがあると仮定するところまであと一歩のところで終わっている。科学者が、外来物質にホルモン類似物質や拮抗物質としての役割があることを受け入れられるようになるのは、ホルモンの作用機構がもっとよく理解されるようになってから後のことであった。カーソンの宿敵化学物質DDTがエストロゲン効果を示すことは、それから何年か経って広く認められるようになったが――科学文献に最初に出た結果は、バーリントンとリンデマン（一九五〇）のものである――、ヒトと動物の内分泌系における外因性化学物質の役割に対して、最初に重大な科学的注意を喚起したのは、ヒト用合成エストロゲンであった。(7)

外因性エストロゲンＤＥＳ

最初の合成エストロゲンＤＥＳについての研究は、それが女性や男性の身に起こった医原病（治療を原因とする病気）の病因研究を含めて、環境エンドクリン仮説へと至る主な道筋の一つであった。ＤＥＳは天然のエストラジオールと化学構造は似ていないが、ある面でこのホルモンの作用を模倣し、それによって月経周期の初期に、子宮内壁の厚みを増す結果をもたらす。

ＤＥＳの事件は、環境エンドクリン仮説を支持する基本的知識を提供する上で、二つの重要な役割を果たした。まず、ＤＥＳは合成エストロゲンであること、したがってＤＥＳ治療がヒトの健康に悪影響を及ぼしたことで、ＤＥＳとその他の外因性エストロゲン化合物（医薬品と環境化学物質の両方）へと注意を集中させたことである。二番目は、ＤＥＳの作用機構を理解するために開発された動物モデルが、ＤＥＳ以外の外因性エストロゲンの研究にまで一般化されたことである。一九八七年にマクラクランとニューボールドは、実験室内で動物にDESを投与することは、「我々の環境中にふつうに存在する、これよりもはるかに弱い数々のエストロゲン様生体異物にさらされたら何が起こるかを見るための拡大モデル」を提供する、と書いている。[8] 内因性エストロゲンが生殖と性の発達に果たす役割を研究しようとすると、当然のことながら少ないエストロゲン産生量を増やしたり、それが増えることの利点を研究するのに用いられていた合成エストロゲンの研究につながっていった。治療薬としての合成エストロゲンの研究から、研究者たちは、工業用合成化学物質と天然の植物性化学物質も、同じくエストロゲン効果を示すかもしれないと考えるようになった。工業用および農業用化学物質の外因性エストロゲン能の証拠が増えるにつれ、DES事件の科学的、歴史的重要性はいっそう広く知られるようになった。

一九三八年のドッズによる発見ののち、最初で、しかも最も広く処方された合成エストロゲンのDESはコールタール成分から製造された。合成エストロゲン剤は、やがてヨーロッパと北米において四百以上もの商品名で市販された。[9] 初めて合成されたとき、DESには二つの重要な特性のあることがわかっていた。発情促進作用が強いこと（エストラジオール以上）と、発がん性が高いことであった。初めての合成から一年後、DESは、英国、フランス、ドイツ、スウェーデン、米国で、婦人病に関連するさまざまな治療に使われるようになり、やがて前立腺がんの治療にも使われるようになった。[10]

一九四〇年代に入ると、米国におけるDESの利用は商業的農業分野にまで広がった。肉牛用成長促進剤としてのDESの初の試験が、一九四七年にパーデュ大学農業試験場で行われた。一九五四年と一九五五年には、アイオワ州立大学で行われた実験から、肉牛用飼料補助剤に含まれるDESに関する論文が初めて発表された。[11]

一九四一年、食品医薬品庁（ＦＤＡ）はＤＥＳを更年期女性に対する治療薬とする新薬承認申請を許可した。その後ＦＤＡは、妊娠に伴う様々な条件下で使えるように、ＤＥＳの適用範囲を拡大した。医師たちは、流産と死産の予防剤として、粉ミルクで育てたいと望む女性の母乳分泌抑制剤として、また性交後の避妊薬として、ＤＥＳを処方した。[12] 一九四〇年代後半から一九七一年にかけて、医師たちは米国の三百万人もの妊婦にＤＥＳを処方した。* だがその後の研究によりＤＥＳは、それまで処方の対象とされていた障害や予防の処置として有効でないことが明らかになった。[13]

＊ パームランドは、妊娠前、妊娠中および分娩中の女性や、産後治療、新生児治療におけるＤＥＳの広範な利用について報告している。

ＤＥＳの発がん性が試験動物で明らかにされ、その残留物が鶏肉に検出された後の一九五九年、ＦＤＡはＤＥＳを鶏に使用することを禁じたが、牛と羊については依然として使用を認めていた。一九六二年に成立した食品医薬品化粧品法の改正医薬品規定は、一九三八年から一九六二年の間に発売されたすべての医薬品について、薬品会社に有効性の証拠を要求するようＦＤＡに義務づけた。こうしてＤＥＳは、新基準に基づいて再評価された。

アーサー・ハーブストは、ハーバード医科大学とマサチューセッツ総合病院に在職中に、膣がんがＤＥＳに関係していることを発見した。一九七一年、彼と同僚らは、二〇歳未満の女性の膣にこの年齢層では極めてまれな明細胞腺がんの発症八例を報告した。娘たちの母親は、一人を除いて全員が妊娠中にＤＥＳ投与を受けていた。[14] ＤＥＳへの子宮内曝露の影響は、同じく息子たちにも観察された。妊娠中にＤＥＳに被曝した息子たちは、対照群に比べて、性器異常、少ない精子数、精子の質の低さを示している[15]。

これらの研究結果は、遅々として進まなかったDESの商業利用中止の過程にとどめをさした。一九七一年、FDAはDESの妊婦への使用を禁じる表示を義務づけ、一九七二年には動物への使用承認をすべて取り消した。このFDAによる動物への使用禁止が裁判所の支持を得るまでには、さらに五年という訴訟期間を要した。成長促進剤として盛んに使われた一九六〇年代、DESは米国の三千万頭近くの牛に投与された。

生殖器のがんは、一九七〇年代に行われた多くの動物研究の中心テーマだったが、すでにDESの文献には、がん以外の影響も垣間見られた。その例は一九八一年のハーブストとバーンが編集した論文集に見い出される。「周産期にオスの実験動物にDESを投与すると、周産期に投与を受けたヒトに関連する結果が得られる。すでに実験動物においてもヒトにおいても、潜在睾丸〔未発達精巣、停留精巣とも表記される〕、精巣上体嚢腫、精巣減形成、精子異常、前立腺炎症が認められたとの記述がある……出生前にホルモンに曝露したオスのマウスには受精能力の顕著な変化が認められ、ヒトでは精液の変化が報告されている[16]。」

一九七〇年代にはジョン・マクラクランが、DESの研究結果を応用して、DESと似かよった他の影響を探究する中心人物として登場した。マクラクランは、DESの研究よりも前に、エストロゲンの役割について考えはじめた。それは学位論文のテーマを探していた一九六八年のことであった。彼の指導教官は婦人科医であると同時に研究者で、薬物の子宮分泌物への移行と、薬物がその後発育中の胎児に及ぼす影響に関心を寄せていた。マクラクランは、一九七一年にジョージ・ワシントン大学で薬理学博士号を取得した。彼は学位論文を書くために、母体内循環から子宮への移行、そして最終的には胚盤胞（細胞がまだ分化していない多細胞の胚）へと至るニコチンの移動について研究した。彼の研究では、ニコチン、カフェイン、サリチル酸塩、ＤＤＴから作った「環境カクテル」を妊娠した動物に投与することも行なわれた。マクラクランによれば、子宮と胚盤胞に最も長く影響を及ぼした化合物はＤＤＴであった。

同じ頃マクラクランは、ＤＤＴの弱いエストロゲン能について記述する野生生物の研究報告を読みはじめた。また彼は、ハーブストの一九七一年の論文から、ＤＥＳが胎盤経由の発がん性物質（母親から発育中の胎児へと胎盤を渡る発がん性物質）であることを知った。[17] マクラクランは、今こそ動物モデルを開発するときだと考えた。がんに関係しているとわかった最初の外因性エストロゲンについて研究するために、そしてこのモデルを他の合成物質の研究に応用するために。

マクラクランは、博士号取得後の研究を国立衛生研究所で行った。一九七一年に彼がＤＤＴの「エストロゲン能代用品」としてＤＥＳの長期的影響を調べはじめたのは、この研究所でのことだった。[18] マクラクランは、ＤＤＴを研究するためのモデルとしてＤＥＳを選んだ。ＤＥＳは価格が安く、合成品であり、ある程度ＤＤＴと似た構造をしていたからである。一九七三年、彼はノースカロライナ州リサーチトライアングルパークにある国立環境衛生科学研究所（以後ＮＩＥＨＳと略す）の生殖・発生毒性試験室の招きに応じて、そこで働くことにした。マクラクランはそこでもＤＥＳに関する研究を続け、それが発がん性物質かどうか、催奇形性物質（発生障害を引き起こすことのできる物質）かどうかを突きとめ、その作用機構を解明しようとした。一九七六年になるまでに、彼はその試験室の「発生期の内分泌学および薬理学部」の主任になっていた。

マクラクランは、一九七九年にエストロゲンと環境に関する初めてのシンポジウムを企画し、その論文集を編集、出版した[19]（付録A参照）。彼は、DESがDDTを研究するための良い化学モデルかどうかという疑問を追究した。一九七〇年代半ばには、どちらの化合物もアメリカの最も疑わしい化学物質リストの上位に挙がっていた。これは、新たな連邦資金が両物質の健康影響の研究に使えることを意味した。マクラクランはDESの研究を進めながら、マウスでの実験結果が、臨床での観察結果と一致するかどうかを確かめるために医師らに接触した。DESの作用機構に関する研究とエストロゲン様物質が環境中に蔓延しているという事実から、マクラクランの環境エストロゲンに対する関心が芽生えはじめた。

一九七九年に第一回環境エストロゲン会議が開かれた頃、マクラクランは、かなりの量のDESが食糧供給経路に入り込んでいることを知った。一九七七年以前、牧畜業界は年間一三トン以上のDESを牛肉の添加剤として使っていた。マクラクランは、DESの環境中の残留性について論じることのできる科学者と、エストロゲン能の研究に化学構造モデリングを応用できる科学者を会議に招聘した。モデリングには、生物系に対するエストロゲン効果を予測あるいは説明するために、化学物質同士の構造上の類似性を探すことが含まれる。まもなくマクラクランには、生物化学者は化学物質の構造解析を通してエストロゲンの問題を解明することはできないだろうと、分かった。既知のさまざまなエストロゲン様化合物はみな構造が似ているわけではなかった。証拠となるヒドロキシル基やメチル基のついた六員環を持っているわけではなく、炭素原子の並び方が特有というわけでもなかった。他のエストロゲン様物質を同定するには、生物系で演じる役割に基づくしかないものと思われた。

一九八〇年、エストロゲンががんを誘発する機構を解明しようとしていたマクラクランと共同研究者たちは、合成ホルモンが内因性ホルモンと同様の効果を起こすかどうかを調べるために、DESマウスモデルを使い続けていた。[20] 彼らはこのマウスモデルが、エストロゲンによる上皮がんの誘発発現機構を調べるのにうってつけだと考えた。あらゆるエストロゲンのうちで最も強力なものの一つとして、DESという合成ホルモンは、外因性エストロゲンの生物学的影響の極端な例を提供した。

マクラクランは、性分化におけるエストロゲンの役割を調べるのにも、このDESマウスモデルを使用した。共同論文の中でマクラクランとレサ・ニューボールドは、DESマウスの研究に基づいて、「胎生期の外因性エストロゲンへの曝露は性の分化を大きく変更するだろう」と言明した。[21] 二人は、構造はさまざまでも、エストロゲン能という同一の機能特性を持つ化学物質を数多く並べ挙げた。彼らは、植物性エストロゲン、マイコトキシン、多核芳香族炭化水素、塩素化炭化水素の例を挙げた。DESの研究は、作用機構だけでなく動物に対する生殖影響も明らかにした。多くの科学者が、DESの代謝や工業用化学物質のエストロゲン活性の研究に乗りだした。DESから他のエストロゲン様化合物への一般化が文献に顔を出しはじめた。エストロゲン能を探る新しいアッセイが開発され、多くの物質が試験されるようになるにつれて、外因性エストロゲンに対する懸念は、対象範囲の広い仮説へと広がっていった。

マクラクランは、環境エストロゲンを追いかけていた一九八五年までを孤独な時期だったと振り返る。有力な雑誌に論文を送っても、戻ってくる返事はいつも決まって、外因性エストロゲンの探索など「ファンキー・サイエンスだ」というものだったという。[22] 審査員たちはその研究をメタフィジックス（超自然的空想）と見なし、こうした化合物はまったくホルモンではないと指摘した。マクラクランによれば、彼の仕事は内分泌学の境界を逸脱しておりむしろ毒性学に近いと中傷されたという。マクラクラン自身は自分の研究を、内分泌学、発生生物学、毒性学のどの枠にもおさまりきらず、こうした学問分野の垣根を越えたものと特徴づけていた。彼と同僚らは科学に独自の分野を作り出していたのであり、それが認められるには数年かかることになる。当時、内分泌学会（内分泌学者による主な専門学会）では、外因性エストロゲンをテーマにした特別な会議は開かれなかった。一方毒性学者たちは、これらの化合物が自分たちの学問分野に入るとは考えていなかった。なぜなら、従来の用量反応のメカニズムがこれらの化合物に当てはまらなかったからである。毒性学者にとって、生物系における化学物質の作用とは、用量に伴って作用が高まることを根本原理としている。用量が増すほど、予測される効果も高くなる。だがホルモンの場合には、少量で効果が生じることもあれば、同じ化合物を大量に用いても、系が完全に遮断されてまったく効果が生じないこともありうる。

マクラクランによれば、DESとその類縁物質のエストロゲン能に関する独創的な共同論文が『分子薬学会 *Molecular Pharmacology*』誌に発表されたことが、後続の外因性エストロゲン研究のための道具と検出法を確立し、確固とした科学的基盤を築いたという。[23] DESの妊娠中の使用や閉経後の症状を抑えるための使用、それに動物用成長促進剤としての使用をめぐる論争が続いていたので、外因性エストロゲンに関する初の総合的研究が行われた。NIEHSでは、DDT、キーポン、ポリ塩化ビフェニール（PCB）などの工業用化合物とDESとの関連づけが行われはじめていた。一九七九年の第一回環境エストロゲン会議では、プエルトリコでの環境ホルモン汚染の影響に関する論文と食品中のエストロゲンに関する論文も発表された。ほどなく、DESの代謝研究用に使われる生化学的検出法などの新しい装置が、エストロゲン能を持つのではないかと思われる物質や過去にエストロゲン能を示したことのある物質を調べるのに使えるようになった。そして、ホルモンとレセプターとの結合の発見など、ホルモン作用の分子レベルでの研究が進んだ。

からだのホルモンは、「ホルモン－レセプター」と呼ばれる特別な分子を介して代謝と成長を調節する生化学メッセンジャーとして、重大な役割を果たす。科学者らは、特定の化学物質が「ホルモン－レセプター」を活性化させる仕組み、すなわち生物活性をおこす仕組みを、夢中になって研究した。初めは各々のホルモンが、ある組織の細胞の細胞膜上内側にあるそれぞれの専用のレセプターだけに結合するものとされ、ホルモン（配位子）が自分「専用」のレセプターと結合すると、この合体分子が細胞の核に入り込めるようになり、そこでタンパク質を産生する遺伝子プロセス（転写）を活性化すると考えられていた。しかし、よく知られたホルモンとレセプターによる活性化を表す鍵と鍵穴のモデルは、外来物質がレセプターに結合して天然のホルモンの生物学的作用をまねできることが発見されたため、修正を必要とした。しかも、一つのレセプターと結びつく複数の分子は、共通の化学構造を持たないこともある。「鍵と鍵穴」で説明するならば、一つの鍵穴（レセプター）が複数の合鍵（レセプターを活性化する分子）を持つ可能性があり、そして形がまったく違うように見える分子でも同じレセプターの鍵を開けることができ、その結果としてまったく同じか、あるいは同じようなホルモン特性を示しうることになる。

科学者たちは、ホルモン作用に関する分子レベルの機構についてより多くを学びつづけるうちに、モデルの種類がたくさんあることを発見した。外来物質の中には、ホルモンのレセプターにくっついても遺伝子反応をおこさないものもあった。その代わりにこれらの物質は、本来ならば天然のホルモンがおさまるはずの場所を占領する。このように、これらの外来分子は、天然のホルモンが自分のレセプターに結びつこうとするのを邪魔することによって、体のホルモンが本来果たすはずの重要な役割を抑え込むことができる。つまり、こうしたペテン師「ホルモン」は、本来の仕掛けをめちゃくちゃにできるのである。

環境起源のホルモンかく乱物質という発想は、一九八〇年代のうちはほとんど科学界で認められていなかった。『環境衛生展望 *Environmental Health Perspectives*』誌〔以後ＥＨＰと略す〕とその発行機関のＮＩＥＨＳが、主として初期の頃の外因性エストロゲンに関する論文とシンポジウムを支えた。マクラクランを中心とするＮＩＥＨＳの研究者たちは、自分たちがＤＥＳについて学んだ知識を分かち合い、それによって他の外因性エストロゲンの研究を推進できる科学者たちをさまざまな分野から一堂に集めた。一九八五年、マクラクランは第二回環境エストロゲン会議を催した。会議の焦点は化学物質の発生に及ぼす影響に置かれた。

デボラ・キャドバリーは、マクラクランの初期の研究の影響を次のようにまとめている。「その間数冊の著書を執筆し、国際的な会合で自説を訴えてきた。狭い範囲の科学者グループでは彼の研究は高く評価され、環境災害への新しい取り組みのパイオニアとして、環境エストロゲン分野の「父」として尊敬されているものの、その研究はマスコミに大きく取りあげられることはなかった。彼は一流の科学誌に論文を発表しているが、多くの科学者の例に漏れずマスコミにおもねることはしない。立場を入れ替えてみれば、マスコミ側はこれらの研究の幅広い重要性に気がついていない。[24]」さてその間、科学の別の一角では、野生生物学者たちが生殖障害と発達異常に関する問題を追いかけていた。やがて彼らは、ＤＥＳやＤＤＴなどの合成化学物質がヒトの内分泌に及ぼす影響を研究している科学者たちと同じような疑問を抱きはじめた。

野生生物の異変

この五〇年、野生生物の個体数減少を人間活動の面から説明しようと、広範な研究が行われてきた。地球全体では、野生生物の乱獲、生息地の破壊、人口の増加などが生息数の減少の最大原因だと考えられている。農業用化学物質、工業排水、埋立、および酸性雨という形での汚染は、食糧源を汚染し、その結果として生物多様性の維持に必要な適切な生息地を消失させ、地域の野生生物の数を壊滅的に減らす。だが汚染は世界的な野生生物の減少と絶滅の原因の中のとるに足らない部分と一般的に考えられてきた。たとえば国際自然保護連合の推計によると、オーストラリアと南北アメリカ大陸のほ乳類と鳥類で絶滅危惧種に分類されるもののうち、汚染を主因とするものは五パーセントにも満たないとされている。種の絶滅に関する考察の書『沈みゆく箱船』は一九七九年に出版されて好評を博したが、その中で著者ノーマン・マイヤーズは、種の減少理由としての汚染にわずか二ページを割いているにすぎない[25]。

新規の有機化学物質が、野生生物に対して世界的に影響を及ぼす可能性があるという重大な主張を最初にしたのは、一九六二年に出版された『沈黙の春』であった。一九七〇年代には、ある種の農薬が、世界最果ての地に生息する野生生物の組織中に検出されることがわかった。食物連鎖を通じた有機化学物質の蓄積によって捕食鳥類の卵殻が薄くなったために、その繁殖能力が損なわれていることを科学者が発見したのもこの時期だった。もっと最近では、生息域の遠く離れた海洋ほ乳類の個体群における病気の発生が、有機汚染物質への慢性的曝露からくる免疫系の障害によるものかもしれないとの科学的推測がある。科学者たちは何十年も前にレイチェル・カーソンが見たものを確認しつつある。すなわち、食物連鎖の上位にいる海洋生物ほど体内の有機汚染物質の濃度が高くなるという「生物濃縮」と呼ばれるプロセスである。

環境化学物質が野生生物に影響しているという証拠が増えつづけているというこの歴史的背景から、ワシントンDCにある環境保全基金とカナダのオタワにある公共政策研究所は、五大湖周辺の環境条件を調べるために、一九八七年に専門家チームを発足させた。その全体的調査のほんの一部分が、この地域の野生生物に対する化学物質の影響の評価に当てられた。調査の成果として一九九〇年に発表された『五大湖は大いなる遺産か？』は、化学物質による汚染が、五大湖周辺の野生生物、特に魚類とそれを食べている鳥類とほ乳類の間に広がっている生殖障害に関連していると断じた。それまで環境規制当局と野生生物毒性学者の関心は、生体異物の急性毒性と発がん影響にばかり向いていたが、この新しい分析結果は、他にも有害影響として評価すべき項目〔エンドポイント〕があることを示した。

この報告書の執筆者の一人、シーア・コルボーンは、研究をするうちに明らかになってくる野生生物とヒトの健康データに突き動かされ、このテーマに関連のある研究を次から次へと、視野を広げて調べあげていった。博識と総合力を兼ねそなえたコルボーンは、多くの科学分野において新入りだったにもかかわらず、環境中の内分泌かく乱化学物質という幅広い概念を作りあげ、その考えをいち早く広めた。この功績は誰しもが認めなければならない。コルボーンは野生生物の研究から始めて、その他多くの分野の研究を包み込む一つの新たな環境病理論の枠組み作りを進めた。今や我々は、このアウトサイダーであった科学者のたぐいまれな役割と功績に注目している。コルボーンは正真正銘のインサイダーではないとしても、環境エンドクリン仮説になくてはならない尊敬すべき権威、まとめ役、分野を越えた科学の推進者、かつ、この仮説の旗手、主唱者となったのである。

科学界における支持層の形成

一九八〇年代の半ばまで、環境内分泌かく乱物質に焦点を当てた、多分野を包含する科学会議の中心は、成長と発達に影響するヒト健康要因に置かれていた。原因物質は、合成エストロゲンＤＥＳと一部の工業用化学物質、特にＤＤＴと二百種類以上のＰＣＢ類などであった。動物に対する関心は主として研究モデルとしての役割に置かれていた。ＤＥＳを与えられた家畜が、食糧供給を通じて生体異物を運ぶ媒介動物となる問題、そしてＤＤＴを浴びた鳥の卵の殻が薄くなるように、身をもって曝露を示す見張り役となっている問題に寄せられていた。レイチェル・カーソンが『沈黙の春』で論じたような種類の、野生生物の毒性学に関する生態学的研究は、相変わらずまったく個別独立的に行われていた。動物の研究とインビトロ試験〔培養細胞を用いた試験〕は、キーポン、マイレックス、ディルドリン、アルドリンなどの殺虫剤にエストロゲン活性があることを実証した。[26] だが薬剤師から動物学者へと転向したシーア・コルボーンが一九八七年に登場するまで、野生生態学とヒト健康研究が合体することはなかった。

コルボーンは大恐慌時代よりも前に生まれ、薬剤学を専攻して、一九四七年にラトガーズ大学を卒業した。そして同じく薬剤師であったハリー・コルボーンと結婚し、ニュージャージー州ニュートンにある夫の家業の薬局を引き継いだ。一九六二年に夫妻は店を売却し、コロラド州西部にある羊農場を買い取った。熱心なバードウォッチャーだったコルボーンは、まもなく積極的な環境保護主義者となり、地元の河川流域保護運動に加わった。ロッキー山脈生物学研究所で現地調査にひと夏を費やしたコルボーンは、一九八一年にコロラド州立西部大学から科学修士号を授与された。淡水生態学に焦点を当てたコルボーンは、水生脊椎動物の骨格中の金属負荷量を測定することによって、鉱山から近隣河川への金属の移行を研究した。また修士論文のテーマのために、水中のカドミウムとモリブデンの堆積を示す生物指標として水生昆虫を研究した[(27)]。修士取得後の一九八二年に、彼女はウィスコンシン大学マディソン校での学際的博士課程プログラムに受け入れられた。コルボーンは、水系における重金属の昆虫生物指標を博士論文のテーマに選んで研究を続けた。そして一九八五年、五八歳で博士課程を修了した[(28)]。

一九八五年の夏、旧米国技術評価局で二年契約の議会特別研究員となったコルボーンは、清浄水法の再承認に関連する問題について仕事をした。一九八七年に特別研究員の任期が終了すると、環境保全基金に就職し、そこで五大湖における有毒化学物質に関する基盤研究の多くをまとめあげた。五大湖は、環境保全基金の顧問理事らが大きな関心を寄せていた地域であった。

コルボーンは、環境保全基金とオタワの公共政策研究所の政策専門家を交えた学際的チームとともに仕事をした。彼女は、動物とヒトを含む生態系の健全性に関する広範な文献を検索しはじめ、二千件を超える科学論文や五百件以上もの政府文書を読みあさった。彼女はそれらのデータを整理して、五大湖のさまざまな動物に関して科学文献に報告された問題を一覧表にまとめた（**表1**参照）。その結果、個体数減少が確認されている一四の種のうち、生殖異常の兆候が見られるものは一一種だったのに対し、腫瘍の兆候が見られるものはたった二種であることを発見した。コルボーンは、その表は奇妙な結果を示していると確信した。「健康の異常は、影響を受けていない個体群と比べて化学物質をかなり高い濃度で体内に持っている個体群に認められる。影響のほとんどは、野生生物の子どもに起こっている。親の被曝は、がんよりも

表1　五大湖の動物に見られる影響（群、生物個体、組織）

種	個体数減少	生殖影響	卵殻が薄い	痩せ	奇形	腫瘍	特定器官障害	免疫低下	行動変化	経世代影響
白頭ワシ	×	×	×	×						×
ベルーガ鯨	×		n/a		×	×	×	×		
ゴイサギ	×	×		×	×					
オニアジサシ	×	×		×	×		×		×	×
マスノスケ、ギンザケ	n/a	×	n/a			×	×			
アジサシ	×			×			×	×	×	
ミミヒメウ	×	×	×	×	×		×		×	×
メリケンアジサシ	×	×	×	×	×		×		×	×
セグロカモメ	×	×	×	×	×		×	×	×	×
レイク・トラウト	×	×	n/a	×					×	×
ミンク	×	×	n/a	×			×			
ミサゴ	×	×	×							
カワウソ	×		n/a							
クロワカモメ	×		×	×			×			
カミツキガメ	×	×		×	×		×			×

出典：Colborn et al.（1990）
×印は、文献に観察されたと報告されていたことを示す。文献になければ空欄としているが、必ずしも影響がないという意味ではない。n/a は無意味な枠であることを示す。

むしろ、発生に関わる問題の原因らしい。[29]」

野生生物の文献調査を終えたところで、コルボーンは、五大湖周辺の動物のほとんどががんで死ぬのではないことに気がついた。さらに、成体の動物が汚染物質の悪影響を受けていないように見えても、その子どものなかには生き残れないものがあったり、あるいは生きていたとしても、生殖、代謝、甲状腺機能、性の発達の面でさまざまな異常を抱えているものがあった。「内分泌系によって導かれているあらゆるものが影響を受けているように思えた。[30]」一九八九年までにコルボーンは、野生生物のパズルの断片を環境エンドクリン仮説という絵柄にはめこみはじめていた。国際合同委員会（五大湖を監視する米加二国間機関）でコルボーンと一緒に働いていた二人の仲間は、彼女の発見を「救世主の顕現」と表現した。[31]この発見の時期は、『奪われし未来』に次のように描かれている。「コルボーンは、経理係が使っているような大きな台帳に、研究結果を書き込んでいった……それで間に合わなくなると、今度はコンピュータで表を作成した。「個体数減少」「生殖影響」「腫瘍」「痩せ」「免疫低下」「行動変化」という見出しの下に入力していくうちに、彼女の関心は、五大湖の四三種のうち、最大の問題を抱えているとみられる一六の種へと絞り込まれていった。[32]」

コルボーンは二つの結論にたどりついた。一つは、彼女の特定した動物が、五大湖の魚を食べている食物連鎖の頂点にいる捕食者だということであった。したがって汚染物質は、生物濃縮から予期されるとおり、これらの生物にきわめて高い濃度で濃縮されていた。二つ目は、健康上の問題が成体ではなく、主にその子どもに見られたことであった。「今やジグソーパズルの断片は、一つの絵柄にまとまりかけていた。親の体内に見いだされる化学物質が原因なら、それらは一つの世代から次の世代へと手渡される有毒の遺産となり、胎児（胚）や新生児を犠牲にする。これは背筋の凍りつくような結論だった。[33]」

『五大湖は大いなる遺産か？』では、化学物質の野生生物への影響に関して二つの新たな発想が提示された。その一つとして著者は、生殖と発生に影響する化学物質の曝露が、その地域の野生生物の個体群の生存にとって、がんや毒物中毒よりも重要となりうると述べた。二つ目として彼らは、「親にかけられた何らかの負荷が……胎仔や生まれたばかりの仔の生きる力に影響する」という、世代間にわたる影響の証拠があることを強調した。[34]化学物質に曝露されたために、適切に子どもを世話する親の能力が阻害されるかもしれない、あるいは、母体内で、卵の中で、あるいは生後まもないころに曝露されたことによって、子どもの正常な発達がかく乱されるかもしれない。親が化学物質に曝露しても命に別状はないが、それが次の世代の生存や発達、そしておそらくは生殖機能までも大きく損なう可能性があるという考え方の中には、やがて環境エンドクリン仮説となるもののたねが宿っている。

死には至らない曝露影響と世代間の影響に関する芽生えたばかりの仮説の全体的な構図は、『五大湖は大いなる遺産か？』の中で初めて示唆されたが、その当時はまだ現れてはいなかった。この報告書では、短い項で「ホルモンの変化」について記述しているものの、著者らが、野生生物の生殖上の問題と内分泌障害の全体的な現象とをあからさまに結びつけている文章はどこにもない。ただ今にして振り返れば、新たな仮説誕生の糸が、この書に見いだせるということに過ぎない。

コルボーンが調べあげた五大湖に関する文献は、生物学、生化学、毒性学、動物学の分野に及んだ。[35]彼女は、五大湖のオスの魚類に見られる不完全な性の発達や野生生物の不妊の増加、雛鳥の生存率の低下、五大湖の野生生物の甲状腺異常など、さまざまな影響が及んでいる証拠を発見した。これらの観察結果から、彼女は一般化された原因の仮説を導きだし、化学的内分泌かく乱物質が環境中に持ち込まれて広範に存在することが、野生生物の個体群に見られる生殖異常の犯人だと提唱した。当時コルボーンは、自分の理論を信じる者などいるだろうかと疑っていた。「まるでサイエンス・フィクションみたいでしょう……考えてもごらんなさい。私たちは何千種類もの化学物質を環境中に放出してきたのに、それに関する知識はほとんど持ち合わせていなくて、しかもその化学物質の一部に、私たちの胎児の発達を指図する力のあることがわかったなんて。[36]」

五大湖の野生生物研究が終わるとすぐ、カナダの保健大臣は厚生省に対して、五大湖の化学物質のヒト影響を研究するよう要請した。それを受けて厚生省は、当時環境保全基金の上席研究員だったコルボーンとヒト健康影響を研究する契約を結んだ。[37] 彼女は野生生物だけでなく、ヒトの組織から検出された一群の化学物質を特定し、すでに五大湖の研究で特定されていた一七の化学物質について、もう一つの表を作成した。彼女は、これらの化学物質のそれぞれが、何らかの方法で内分泌系に影響する発達毒性物質であることを知った。

やがてコルボーンの研究は、野生生物保護に関心を持っていたもう一人の人間、しかも彼女が研究を続けられるように、組織としてバックアップできる立場にあった人間の目に留まった。その人、ジョン・ピーターソン・マイヤーズが性の発達の干渉に果たす化学物質の役割を初めて知ったのは、カリフォルニア大学バークレー校動物学部の大学院生だった一九七五年のことであった。マイヤーズは、カリフォルニア大学アービン校のジョージ・ハントとモーリー・ハントの発見を知ったのだった。二人は、カモメのメスどうしのつがいを観察していた。カモメという鳥類が、こうした行動をとるのは珍しいことだった。マイヤーズはまた、化学農薬が鳥類の性の発達に及ぼす影響に関するマイケル・フライの研究についても知った。カリフォルニア大学デービス校の野生生物毒性学者であるフライは、汚染されていない地域から採取した卵を有機塩素化合物に曝露させ、その結果、農薬が大量に撒布されている地域に見られるのと似たような性の発達異常が、幼鳥に認められたことを報告していた。これらの論文は、当時、ボデガ海洋研究所で大学院生として研究を続けていたマイヤーズに強烈な印象を与えた。[38] マイヤーズは、渡り鳥の保全生物学と個体群生態学の研究に没頭していた。博士号をとってからも、彼は化学物質と野生生物の相互作用、特に、農薬が鳥の渡りの方向に及ぼす影響への興味を追求しつづけた。

一九八〇年代半ば、マイヤーズは、米国オーデュボン協会の研究担当副理事に就任した。渡り鳥の行動パターンに影響する化学的要因については当時まだよくわかっていなかったが、彼は一連の講義を通してこの問題への注意を喚起した。一九八八年、こうした講義の一環として、ワシントンＤＣにある地元の自然保護団体「オーデュボン自然主義者クラブ」の本部で行った講義には、シーア・コルボーンが出席していた。コルボーンは、マイヤーズが、農薬の大量使用のせいで渡り鳥のシギ・チドリ類が消滅したと論じているのを耳にしていた。コルボーンはその場を利用して、とても興味深い講義だったと伝えるとともに、自分が五大湖の研究から得た所見について話をした。それに対してマイヤーズは、米国オーデュボン協会の職員たちに講義をしてほしい、とコルボーンに依頼した。彼女の研究に十分な将来性を感じたマイヤーズは、彼女を雇いたいと協会に申し入れたが、話はまとまらなかった。そうこうするうちに彼は、ウォルトン・ジョーンズ財団からの誘いに応じて、その役員に就任した。マイヤーズは移籍交渉に乗じて、上席研究員プログラムを創設するよう財団に持ちかけた。

一九九〇年、ウォルトン・ジョーンズ財団に移るとすぐ、マイヤーズは財団初の上席研究員二名のうちの一人としてコルボーンを引き入れた。こうして彼女は、三年の間、給料や研究費の工面に煩わされることなく、化学物質の野生生物への影響に関する自分の考えを追いかけるチャンスを手にした。一九八九年から一九九〇年の間に、コルボーンは米国科学アカデミーのために論文を執筆し、そこに次のように言明した。「(内分泌をかく乱する)これらの汚染物質は、それに曝露された親から生まれる子の行動面での発達に対して、子どもが受け継ぐ遺伝子や生後に受けるトレーニングよりも大きな支配力を持っている可能性がある。」[39] 彼女は、自分が進めようとしている仮説は、伝統的な毒性学、疫学、化学物質リスク評価の原則に対する挑戦であるということを自覚していた。特に、内分泌かく乱物質への低用量曝露への取り組み方が根本的に違っていた。

一九九〇年代初め頃まで、コルボーンは、相変わらずウォルトン・ジョーンズ財団からの支援を受けながら、化学物質が野生生物の減少に果たす役割を理解する新たなパラダイムの要素を組み立てていた。これには、彼女が「種の生き残り」と表現した、より包括的なエンドポイントの探索も含まれていた。コルボーンにとって仮説展開における次の段階は、自分の研究成果を他の分野の科学者らと分かち合い、彼らの専門分野の知識を内分泌かく乱物質の証拠に照らして再検討してもらうことであった。自分なりの推測がまとまってからコルボーンがまず連絡をとったのは、フレデリック・フォン・サールだった。彼はミズーリ大学の生殖生理学者であり、胎生期におけるホルモンのわずかな変化が、動物の行動と生理に及ぼす影響を研究していた。ラトガーズ大学で神経生物学者としての研修を積んだフォン・サールは、テキサス大学、ミズーリ大学と続く博士課程修了後の研究の中で、生殖機能発達における重要な時期に焦点を当てていた。彼は、細胞内で遺伝子のスイッチを入れたり切ったりすることを決めている化学物質が、どの程度まで生理や行動に永続的な影響を与えるのかを調べていた。

フォン・サールは、身ごもったマウスを研究した二つの重要な論文を、『サイエンス』誌に発表した。[40] 彼はマウスから帝王切開で仔を取り出し、「位置効果」と呼ばれる現象を発見した。子宮内で両側からメスに挟まれた位置にいるオスのマウスは、生まれるときに、羊水を伝って拡散するエストラジオール（自然エストロゲン）を過剰に浴びる。この追加的なエストロゲンへの曝露が、生まれてくるオスの子どもの行動と生理に影響する。また、メスの胎仔が子宮内で二匹のオスに挟まれている場合には、テストステロンの影響が見られる。子宮内でのマウスの位置によって生じるホルモン曝露量の違いは、非常に微量ながら、行動と生理にきわめて大きな影響を及ぼす。この位置効果を受けたマウスのなかには、たった一回余計にエストロゲン（またはテストステロン）に曝露されただけでも、それが脳に刷り込まれたらしく、攻撃性が高まったり、なわばり意識が強くなったりしたものがあった。こうした実験から、影響を受けやすい特定の時期に、発育中の胎仔のホルモン曝露量がほんのわずかでも変化すれば、測定できる程度の効果が生じうることが明らかになった。果たして外因性エストロゲンも、この位置効果を再現できるのだろうか。

一九八九年の秋、コルボーンはフォン・サールに連絡をとり、動物における内分泌効果に関する彼の研究が、環境化学物質から野生生物の受けている被害に関係していると思うと伝えた。フォン・サールは、有機化学物質（DDT、メトキシクロール）が動物の生殖生理に及ぼす影響の研究について部分的には知っていたが、それを自分の研究と結びつけて考えたことは一度もなかった。なぜなら、そうした研究で扱っていた曝露濃度は、自分が研究していたエストロゲン物質の濃度よりも桁違いに高かったからである。

コルボーンは、野生生物における内分泌かく乱に関する発見について、広範な資料をフォン・サールに見せた。数週間かけてその資料に目を通したフォン・サールは、彼女が何か大きな、大変な新仮説を抱いていると察した。一九八九年までにコルボーンは、環境中に放出された化学物質が内因性ホルモンの働きに干渉して、ある生物の健全な発達に悪影響を与えているという明確な図式を描いていたのである。[41]

コルボーンと知り合ったことから、フォン・サールは、翌一九九〇年に自分の研究の方向を修正しはじめた。[42]彼は、生体異物の内分泌効果が毒性学の標準的なパラダイムにおさまるかどうかを問いかけ、もしおさまらないなら、そのパラダイムをどのように修正して、ホルモンかく乱物質としての化学物質の役割を説明すればよいのかと思案した。従来の毒性学者は、ホルモンの用量−反応効果についてあまり知らないのがふつうだった。内分泌系には（自己調節的なフィードバックシステムに基づいて）恒常性があり、したがって（用量が増えれば反応も大きくなるという）ふつうの単調な用量−反応曲線は、概ねあてはまらなかった。

コルボーンは、フォン・サールや他の科学者とも連絡をとって、学際的な研究会議を開く準備にとりかかった。それは、科学者たちが分野の垣根を越えて交流し、さまざまな種に関する記録を比べあい、各自の研究が環境エンドクリン仮説に対してどのように情報を提供し、また逆に、どのようにその仮説から自分の研究に対する情報が得られるのかを学びとれる会議だった。フォン・サールは、コルボーンに第一線の生殖生理学者や臨床内分泌学者、動物内分泌学者を紹介することができた。またコルボーン自身には、すでに野生生物学関係のしっかりした人脈があった。その結果、科学者たちが分野の垣根を越えて一堂に会するという異例の会議が実現し、内分泌かく乱物質に対する関心の輪は広がった。

一方、マイヤーズは、ウォルトン・ジョーンズ財団での立場を利用して、内分泌かく乱物質の問題を新たに三つの集団に紹介した。それは、ヒトの健康と野生生物に及ぼす毒物の影響について懸念する環境活動家たち、他の財団関係者、および保健医と小児科医であった。コルボーンが科学者とのネットワーク作りに奔走している間、マイヤーズはこの三種類の支持集団を通じて、内分泌かく乱物質に関して野生生物に見られる証拠と人間への影響の可能性について、一般の人々の認識を高めようと取り組んでいた。彼は後日、次のように語っている。「私がしたのは、シーアが提起している問題について考えるようにと、(支持集団に対して)それとなく薦めたことでした。[43]」マイヤーズは、一九九〇年代に年間一三〇〇万ドルから二〇〇〇万ドルの助成金を交付していた中心的財団の代表として、多くの助成金申請者と会った。個人個人は財団に自分の考えを持ってきたが、財団の新しい構想にも細心の注意を払っていた。実際、いくつかのグループは、内分泌かく乱物質に関する問題を自分たちの団体の目標に入れはじめた。一九九一年から九二年にかけて、ウォルトン・ジョーンズ財団は、農薬と内分泌かく乱物質に関する研究助成金として八万ドル、それに関する支持、組織づくり、普及啓蒙に二三万四〇〇〇ドルを拠出した。一九九三年、財団は、「内分泌かく乱物質と農薬」を正式に助成対象分野に加え、五つのプロジェクトに対して合計四五万ドルを供与した。この分野の助成金は、その後一〇〇万ドルを超えるまでに膨らんだ。

自らの事業や研究の中で内分泌かく乱物質を考慮しはじめた組織には、天然資源保護評議会、環境メディア・サービス、環境ワーキング・グループ、社会的責任のための医師団、子どもの環境衛生ネットワークなどがあった。こうした組織をはじめとする非営利の擁護団体は、環境中の工業用有機塩素化合物量や農薬量の低減をめざす全体的事業計画とのからみで、内分泌かく乱物質に関するメッセージを広めた。

マイヤーズが生物多様性協議団の理事を務めていたとき、理事会にはおよそ三〇の財団の代表が集まっていたが、マイヤーズはこうした他の財団の役員にも、内分泌かく乱物質のことを伝えた。一九九四年、彼はコルボーンと『奪われし未来』の共著者のダイアン・ダマノスキを、この協議団の人々に紹介した。まもなく、協議団に名を連ねている財団の中には、大衆やメディアにこの問題のことを伝える組織に、資金を供与するものが出はじめた。ホルモンかく乱化学物質に対する科学者の認識と一般の人々の認識は、平行的に、しかし、互いに補強しあいながら高まっていった。

第一回ウィングスプレッド会議

コルボーンが開いた一連の会議の第一回目は、マイヤーズの協力とウォルトン・ジョーンズ財団の支援*を受けて、「化学物質によって誘発される性発達と機能発達の変化――野生生物と人間との関係」と題して一九九一年七月に行われた（付録A、Bを参照）。ウィスコンシン州ラシーンにあるウィングスプレッド会議センターで開かれ、第一回ウィングスプレッド会議、あるいは単にウィングスプレッドⅠとして知られるこの会議の参加者は、互いに学んだことの重要性を十分に憂慮して、彼らの研究成果が公衆衛生上どのような意味を持ちうるのかを述べた合意宣言を発表した。

＊ このほか、チャールズ・スチュアート・モット財団、ジョイス財団、ジョンソン財団のクランド寄贈基金、および世界自然保護基金からも資金援助を受けた。

環境エンドクリン仮説の内容を知り、その展開に参加した者にとって、ウィングスプレッド会議は流れを変えた重要な出来事、つまり化学物質の問題に対する参加者の視野と、その対象となりうる範囲を広げた出来事だと言われている。参加者の一人、フレデリック・フォン・サールは、この会議の特徴を次のように述べている。

ウィングスプレッド会議はまるで宗教体験のようでした。研究発表の後、私たちは作業グループに分かれました。発表された証拠は信じがたいものでした。シーアは一日二〇時間働く現場監督。みんなは、そこに集まっている情報が大変なものだということに気づきました。あの週末のおかげで、私はものごとを広い視野から眺められたのです。ことの重大さと深刻さがとてもはっきりとしたのです。誰もがそこで学んだことに当惑していました。ほんのちょっと時間が経っただけで、物事の見方ががらっと変わってしまうなんてことは、めったにあるわけではありません。あの会議が転機でした。(44)

この時期まで、環境エストロゲンに関する学際的議論の推進力となっていたのは、NIEHSのジョン・マクラクランだった。彼がとりまとめた会議では、主としてDESとそのヒト影響と、DESと同じような機能や作用を持つ少数の化学物質が取りあげられた。一九七九年にマクラクランが開いた第一回環境エストロゲン会議では、鳥類とほ乳類におけるキーポンのエストロゲン能、DDT、マイコトキシンに関する発表も行われた。(45) 一九八七年、コルボーンが自分の理論を公にする前のことだが、マクラクランは『EHP』誌に論文を発表した。その中で彼は、環境中にごくふつうに見られる化学物質がエストロゲン特性を示す可能性を次のように提起した。「胎生期に外因性エストロゲンに曝露すると、性の分化が大きく変えられてしまうことは明らかである……強力な合成エストロゲンDESでのこうした研究結果からは、我々の環境中にふつうに存在する、これよりもはるかに弱い数々のエストロゲン様生体異物にさらされたら何が起こるかを見るための拡大モデルが提供される。[46]」

マクラクランは、DDT、キーポンのほか、ある特定の芳香族炭化水素（ベンズ［a］アントラセンなど）をエストロゲン物質と同定した。また彼は、クローバーなど、動物の不妊を誘発する天然のエストロゲン物質（植物性エストロゲン）についても言及した。彼はこれらの物質を「ホルモン活性のある生体異物という、新種の環境化合物」と呼んだ。[47]

マクラクランが外因性エストロゲンの研究に関する科学的基盤作りに励んでいた頃、彼は環境毒性学に対するコルボーンのたぐいまれな貢献に気がついた。特に、野生生物とエストロゲン様化学物質のヒト影響とを結びつけたことによって、コルボーンが彼の研究をより大きくとらえていることを認識した。[48] 第一回ウイングスプレッド会議について触れる中で、彼は次のように述べている。「シーアは、我々みんなを引っぱりあげてくれました……それまで、我々はお互いの文献を読んだこともありませんでした。彼女の第一の功績は、（エストロゲン様化学物質の）野生生物影響と、ヒト影響とを結びつけたことです。それこそ、彼女の英知と洞察力のひらめきにほかなりません。[49]」

一九九一年のウイングスプレッド会議では、化学物質への曝露と正常な性の発達の変化とを結びつける現象が世界的に起きていることを示唆する証拠が提示されて、その幅広い全体像が浮かび上がった。第一回ウイングスプレッド会議で発表された野生生物のデータは、環境中の残留性化学物質と内分泌系のかく乱によって生じる生殖かく乱効果との関係を示す、最も説得力のある証拠となった。だが仮説の中から野生生物データが注目された最大の理由は、かつて『五大湖は大いなる遺産か？』の中で論じられたとおり、この種のデータが、ヒトが困難に直面する際の「早期警戒システム」を提供すると考えられたからである。

まったく違う場所で得られた証拠が、生体異物に曝露された淡水生物、海洋生物、陸生動物の生殖に問題があることを示していた。[50] 動物実験では、これらの環境化学物質が内因性ホルモンに似た生物活性を示すことや、ホルモン作用を阻害することを示すことができた。つまり、こうした物質の存在、とくに胚の発生に重要な時期での存在は、発達を制御する正常なプロセスを乱す恐れがある。野生生物の証拠は、動物の親が健康そうに見えても、その子どもの生理系が異常な発達やかく乱状態を示すことを実証した。生体異物への曝露は、胚の早期死亡、繁殖力の喪失、行動の変化、生殖系その他内分泌の対象となる器官系の形態的および生理学的な変化に関係していた。

ウィングスプレッド会議には、二つの注目すべき業績があった。一つは、内分泌かく乱物質というテーマで開かれた会議の中で、それまでになく幅広い科学分野から研究者を一堂に集めたことである。ヒトと野生生物の毒性学、内分泌学、人類学、生態学、免疫学、組織病理学、野生生物の管理などの研究者が、性の発達異常という問題に関する方法論とデータを披露しあった。こうした化学物質のヒト影響については一九七〇年代後半から会議が開かれていたが、野生生物学者とヒトの保健科学者とが話しあいの場をもったのは、これが初めてだった。五大湖に関するコルボーンの研究からは、化学物質による汚染の影響を研究する場合に、がんと急性毒性にばかり焦点を絞って他の影響項目に目を向けないことは賢明ではない、という基本的な考えが得られていた。ウィングスプレッド会議のおかげで、発生への影響に関するそれまでの推論が補強され、かつ掘り下げられた。

ウィングスプレッド会議の重要な業績の二つ目は、コルボーンとマイヤーズが先頭にたって科学者たちをまとめ、深刻な環境影響という彼らの研究結果への注意を喚起する合意宣言を発表したことである。合意宣言という発想とその形式はマイヤーズによるものだった。彼は、地球温暖化の議論に関わった科学者たちが合意に至る過程を体験していた。マイヤーズは次のように回想している。「私は、どのような構成で合意宣言に達するか、その方法を準備しました。みんなに合意のための話し合いをするよう強く求め、合意という形をとることがなぜ適切で、なぜ重要かを話しました。私はあの合意のまとめ役で、シーアは合意文の制作者でした。[51]」気候変動に関する政府間パネルが作成した地球温暖化に関する科学的評価では、署名科学者が賛同し到達した結論が信頼度別に、「確信している事項」「自信のある推定結果」「現行モデルに基づく予測事項」などの表現を使って分けられていた。[52]

四頁からなるウィングスプレッド合意宣言では、初めに仮説の内容を詳しく説明し、さまざまな研究項目に対して統一的テーマの焦点を提示した。またこの宣言は、将来の会議の基盤となる知識のベースラインを設定し、科学者に対して、方針宣言を行う機会を提供した。たとえば、化学物質に関する試験計画を拡大しなければならない、生態系に関する規制を設けなければならない、ヒトと野生生物における化学物質の影響評価に対してがんのパラダイムは不十分だ、といった内容である。野生生物の研究は仮説展開の柱であり、参加者は、動物の個体群が内分泌かく乱物質の悪影響を受けていることに合意した。しかしながら、この仮説が人間にとってどのような意味を持つかを理解しないままで、この仮説の重要性を確定できると思うほど、みんなの頭は単純でなかった。野生生物研究の多くは、非常に高濃度の内分泌かく乱物質に曝露された動物に基づいていた。そうしたデータがヒトのリスクに関連性があるのかどうかは、依然としてわからなかった。この種の化学物質に対するヒトの曝露はそれよりもずっと低い量であり、まだよく理解されていなかったからである。

二一名の科学者が署名した第一回ウィングスプレッド合意宣言の重要性は、発表された会議録の最初の八頁に科学論文への序文として掲載されたことに象徴的に示された。[53]それは、地球温暖化合意文書にならって、信頼度の高いものから低いものへと、「われわれは確信している」「自信を持って推定している」「現行モデルでは（モデルの不確実性含めて）……と予測できる」、「われわれは判断した」と順序立てて書かれていた。この宣言は、予測能力を高めるための考察でしめくくられている。

この宣言が信頼度別にまとめられているのは、科学的精神を深く理解していることの現れである。科学者は、因果関係を聞かれると、自分のデータを控えめに言う公算が大きい。科学的風土にあっては、注意を促してから因果関係を唱えることが大切である。コルボーンとマイヤーズは、信頼度を段階別に分け、因果関係に関して十分な注意を盛り込むことで、この宣言への全面的賛同を得る確率を大幅に高めたのである。最も確実性の高い事項を述べた合意宣言（「確信している」という見出し部分）では、次のように、「潜在的能力がある」とか「かもしれない」という表現を使って、歯止めをかけている。

われわれは以下を確信している

――環境中に放出された多数の人工化学物質は、いくつかの天然の化学物質と同様に、ヒトをはじめとする動物の内分泌系をかく乱する潜在的能力がある。こうした人工化学物質として残留性で生物濃縮性のある有機ハロゲン化合物があり、一部の農薬（殺菌剤、除草剤、殺虫剤）や工業用化学物質、その他の合成化学製品、一部の金属がこれに含まれる。

――多くの野生生物の個体群が、すでにこれらの化合物の影響を受けている。具体的には、次のような影響が含まれる。鳥類、魚類における甲状腺機能不全。鳥類、魚類、甲殻類、ほ乳類における繁殖力低下。鳥類、魚類、カメにおける孵化率低下と、肉眼で見えるような先天性奇形。鳥類、魚類、ほ乳類における代謝異常。鳥類の行動異常。魚類、鳥類、ほ乳類のオスの雄性喪失とメス化。魚類、鳥類の雌の雌性喪失とオス化。鳥類、ほ乳類における免疫系障害。

――影響のパターンは、種によっても化合物によっても千差万別だが、次の四つが基本的事項として挙げられる。［一］問題の化学物質は、成体の場合とはまったく異なる影響を、胚、胎仔、または周産期の生物に及ぼす可能性がある。［二］その影響は、曝露した親ではなく、その子どもに現れることが非常に多い。［三］生物が発達中のどの時期に曝露したかは、生物の性質と将来性を決定する上で重要である。［四］胎生期に重大な曝露を経験していても、成体になるまでその影響が現れないかもしれない。

――……子宮内でＤＥＳに曝露された胎児には、汚染された野生生物や実験動物に見られるのと同じような影響が見られる。これは、人間も、野生生物と同じ環境災害のリスクに直面するかもしれないことを示唆している。

第一回ウィングスプレッド会議の合意宣言は、野生生物の異常とヒトのリスクとを結びつけて仮説の範囲を拡大した点でも、また、これが現実の影響であるという主張の信頼性を高めた点でも、大きな前進であった。合意宣言は会議の参加者を結束させただけでなく、この問題を科学界以外の聴衆に提起するきわめて効果的な手段を差し出した。この合意宣言は、第一回ウィングスプレッド会議から三か月もしないうちに、生殖の危険を調査する上院委員会に報告された（第二章参照）。合意宣言はまもなく多くの新聞に掲載され、活動家たちはそれを振りかざして、環境汚染物質に対する新たな対策を要求した。

第一回ウィングスプレッド会議が成功したおかげで、合成化学物質と生殖異常とを結ぶ他の関係の研究が好意的に受けとめられるようになった。その間欧州では、外因性内分泌かく乱物質と精子の異常との関係について、まったく独自に研究が進められていた。化学物質と精子数との間に推定される関係は、拡大しつつある内分泌かく乱化学物質説の構造に、またもう一つの要素を追加することとなった。社会的、倫理的問題がこのように提起されたことから、マスコミは、内分泌かく乱物質と「種の生き残り」とを関連づける記事をこぞって発表した。

ヒトの精子に対する環境影響

ＤＥＳの物語が、一般化された環境エンドクリン仮説に至る道筋の一つだとすれば、二本目の道筋は野生生物の影響調査、そして三本目は、男性不妊と精巣がんの研究に端を発していた。人工授精と受胎のための体外受精の利用が増加したことから、精子の健康と生存力を評価する方法が必要となった。民間の精子銀行には健康なドナーの記録が保管されていた。不妊治療医院もまた、不妊を直そうとする患者の精子データを記録しはじめた。こうしてヒト精子の質と密度に関するデータは、およそ五〇年にわたって集められてきた。ただしこれは個々の事業の中で集められたものであり、事業間での調整は図られておらず、精子数の計測や質の評価には、違う方法が使われていることもよくあった。だが最近になってようやく、ヒト精子の質と密度、そして環境毒物との関係を、科学者が体系的に分析できるようになった。精子銀行と不妊治療医院があっという間に普及したことから、科学者たちはようやく、精子提供者の年齢や健康状態と精子の特性との関係を調べられるデータを入手できるようになった。この研究分野に大きく貢献したのが、デンマークの臨床科学者ニルス・スキャケベクである。

小児科医のスキャケベクは、国立コペンハーゲン大学病院で、男性不妊と小児内分泌を専門とする発達生殖学部を取り仕切っている。一九六〇年代後半に医科大学を卒業したスキャケベクは、さらに医学博士課程と臨床実習に取り組みながら、世界の第一人者と言われる細胞遺伝学者らに師事して、北米と欧州で研修を積んだ。初めのうちは不妊男性の精子形成を中心に研究していた。その後彼は小児内分泌学を専門に選んだが、それは、成人男性の生殖障害の原因が、ずっと早い時期、たぶん幼年時代か、ひょっとすると胎生期にあると考えたからだった。

一九七〇年代の初め、スキャケベクは、精巣がんと診断された男性の精巣に一群の奇妙な細胞を発見した。それは、胎児細胞の特徴を呈していた。彼が、若者の精巣がんの源は胎生期に作られた細胞にある、と推論したのは、こうした観察がもとになっている。一度作られたこれらの細胞は精巣内にとどまり、思春期が終わって青年期のホルモンにさらされると増殖を始める。スキャケベクはそのときが、精巣の腫瘍が初めて観察される年齢だということに気がついた。
スキャケベクが一九七二年に胎児細胞仮説を発表したとき、アメリカの病理学者らは懐疑的な態度をとった。彼らは胎児様成人細胞の重要性を見逃していた。科学者集団が、スキャケベクの異常な精巣細胞の発見と、それが精巣がんに関係しているという仮説を受け入れるようになるには、一〇年以上の歳月が必要だった。

スキャケベクと同僚たちは、みんな、デンマークが世界一精巣がんの多い国だということを承知していた。デンマークの全男性が一生のうちに精巣がんにかかるリスクはおよそ一パーセントだった。彼の研究グループは、一九八〇年以前から、精巣がんがなぜこんなに多いのかという疑問に取り組んでいた。スキャケベクは、デンマークの疫学者たちから精巣がんの人口構成が変化したことを知らされた。初めのうち、精巣がんはコペンハーゲン市内よりも郊外のほうが少なかった。だがやがて郊外のほうが増加しはじめた。この事実と、発生率が四〇年の間に徐々に上昇したのではなく急激に上昇したことから、彼は環境要因が働いていると考えた(54)。

一九八〇年代の半ば、スキャケベクは、精巣の異常細胞と生殖障害との関係を調べるために、自分の研究センター内に精子試験室を設置した。彼は、精液の質の低さと、精巣がん、停留精巣、半陰陽との関係に気づきはじめた。だが「正常な」男性の精子の質を研究できない限り、生殖障害の発生率を判断するための基準データはないのだった。スキャケベクは航空会社に勤めている友人の医者に頼んで、地上勤務者の中から一四一人の男性を集めて比較参照群とした。彼の研究チームは、この群の男性のうち五〇パーセントが、異常な形の精子の持ち主だということを発見した。被験者たちはその点を除けば正常な男性だったが、それにしてはあまりにも高く、意外な数字だった。異常な精子は将来の病気の先触れとなる可能性があるので、これは憂慮すべき結果であった。

当時、スキャケベクは、世界保健機関（WHO）のヒト生殖計画と接触があった。冷戦が終わって、東側諸国における化学汚染の惨状が広く知れわたるようになると、WHOは、化学毒物から東欧の人々の生殖にどのような危険が及んでいるかに注視するようになった。一九九一年、コルボーンの開いた内分泌かく乱物質に関する第一回ウィングスプレッド会議から二か月後、WHOは、デンマーク環境省、欧州共同体委員会、米国NIEHS（国立環境衛生研究所）を含む六組織との共催で、環境と生殖に関する作業部会を開催した。スキャケベクはその運営委員会の議長を任された。会議録は『EHP』誌の増補版に発表された。[55]

外因性内分泌かく乱物質の作用機構に関する一般的仮説に対して、それぞれ重要な貢献をしていたマクラクランとスキャケベクは、この作業部会でついに顔を合わせた。二人は、このときはじめて、お互いの研究を知ったのである。ウィングスプレッド会議にも出席していたマクラクランは、外因性エストロゲンに対する欧州の取り組みと米国の取り組み、ヒトの生殖の問題と野生生物の問題とをつなぐ架け橋となった。

このWHOの会議でスキャケベクは精子減少について講演し、ある英国紙がそれについて報じた。[56]これが発端となって、スキャケベクと英国紙、果ては国際的なメディア全体との、長期にわたるぎくしゃくした関係が始まった。

スキャケベクは同僚に勧められて、「正常な」人を対象とした精子の研究報告を寄稿し、一九九二年には、それが国際的に有名な『英国医学 *British Medical Jaournal*』誌に掲載された。その論文は精子減少に関するデータ分析を主としていたが、結論部分で著者らは次のように言明した。「精液の質と尿生殖器異常の発生数がかなり短期間のうちにこれほど顕著に変化したのは、遺伝要因というよりは、むしろ環境要因による可能性が高い……精巣の機能にダメージを与えているのはエストロゲンなのか、エストロゲン様作用をもつ化合物なのか……あるいは何かほかの環境要因や内的要因なのか、それは今後確定しなければならない課題である。[57]」

どの研究の被験者数も、世界的に精子数が減少しているという一般化された研究結果を正当化できるほど多くはなかった。いったいこの現象はどのくらい広がっているのだろう? この問いの答えを出すために、スキャケベクと共同研究者たちは、一九三八～九〇年の間に発表された六一の研究論文について、メタアナリシスを行った。被験者を合計すると、約一万五〇〇〇人に上った。メタアナリシスとは先行研究を再分析することであり、個々の研究からいろいろな種類の要約的統計量を組み合わせて、複数の研究の集合に対する全体的統計量を出すことである。その結果スキャケベクらは、一九四〇年に一ミリリットルあたり一億一三〇〇万あった平均精子数が、一九九〇年には六六〇〇万まで大幅に減少したと報告し、ヒトの精子の密度（一ミリリットルあたりの数）がこの五〇年間で着実に減少したとする有力な証拠である、と結論づけた。この結果のもとになった研究は、北米、南米、アジアの二一か国で行われたものであった。その研究のほとんどで、ヒトの精子が密度の点でも質の点でも低下しているという主張が確認された。ただし、フィンランドなどの例外もあった。フィンランドの報告によれば、一九五八～九二年の間に精子の密度が変化しなかっただけでなく、欧州のどの国よりも高い密度だったという。[58]

スキャケベクらの論文はメディアで大々的に取りあげられたが、内容は必ずしも正確ではなかった。スキャケベクが特に啞然としたのは、研究結果のばかげた解釈で、たとえば、精子数減少を線形に外挿すると三〇年後には精子数がゼロ、全男性が不妊になる、などと報じられたこともあった。

ＤＥＳを投与された母親から生まれた息子と、農薬のジブロモクロロプロパン（ＤＢＣＰ）に曝露した労働者を対象にした研究から一部の科学者は、精子数の減少に環境要因が働いていると感じた。だが一九九三年になるまで、その現象を説明する仮説が大手の学術誌に発表されることはなかった。

『英国医学』誌に論文を発表してから一年後、スキャケベクは、スコットランドにあるエジンバラの生殖生物学者、リチャード・シャープと共同研究を行った。二人は、スキャケベクがエジンバラを訪れた際に知り合ったのだった。彼らは英国の医学誌『ランセット』に、外因性エストロゲンと精子数減少とが関係していると仮定する共同論文を発表した。[59] 最初、この論文は、『サイエンス』誌に送られたが、審査に回されないまま送り返されたのだった。却下率が高いことで有名だった同誌は、環境内分泌かく乱物質に関する論文を発表するまでの用意はなかったが、ニュース欄ではこの問題について積極的に考察を加えていた。

シャープとスキャケベクが発表した論文の題は、「エストロゲンは、精子数減少と男性生殖器の障害に関与しているのか？」[60]と、問いかけるかたちをとっていた。二人は慎重を期して疑問符付きで仮説を打ちだしたが、公益保護団体はすぐさまこの仮説に飛びつき、合成化学物質に反対する自分たちの立場が科学的に支持されたものとして引用した。グリーンピースは、スウェーデンでエストロゲン様化学物質の問題を提起する広告を出したが、スキャケベクとシャープは、自分たちの研究結果がこの組織の政策を裏付けるのに悪用されたと言っている。[61] そして二人は、研究結果に対するグリーンピースの解釈と自分たちとは無関係だと新聞に発表した。『ランセット』誌への論文発表後、スキャケベクは、英国放送協会〔ＢＢＣ〕から外因性エストロゲンと男性生殖に関するドキュメンタリー番組に出ないかと打診を受けた。この番組は、やがて、「男性への攻撃」〔邦題――精子が減ってゆく〕という題で放映されることになる（第二章参照）。

スキャケベクとシャープは、米国で起こっていることとはまったく無関係に、独自の環境エンドクリン仮説を展開していた。二人は、一九九一年のウィングスプレッド会議や、一九八五年にマクラクランが開いた「第二回環境エストロゲン」会議の会議録を知っていた（そして実際彼らの参考文献に引用している）（付録A参照）。しかし、それらの引用は、自分たちの研究を支持する研究あるいは密接に関係する研究の一般的な背景の一部だった。すでに二人は、エストロゲンが精巣と生殖器の発生に及ぼす影響、セルトリ細胞（精子産生や精子形成に関わっている細胞）に及ぼす影響、セルトリ細胞と精子形成との関係を説明するモデルを組み立てて発表していた。

関連するもう一つの研究分野は、受精能力低下という労働災害に焦点を当てたものであった。一九八〇年代までには、農薬を扱う労働者を対象とした職業曝露研究から、化学物質への曝露が、精子数減少と質の低下を招く可能性があることが明らかになっていた。[62] 労働衛生に関する文献の中で特に重要なことは、事故でＤＢＣＰにさらされた農薬工場労働者に不妊報告がされていたことだった。[63]

スキャケベクとシャープは、ＤＥＳ事件で学んだことからも影響を受けた。一九四五年から七一年にかけて、米国では三百万人もの妊婦がＤＥＳを投与され、一〇〇万から一五〇万人の男児が、子宮内で合成エストロゲンにさらされた。こうした母親から生まれた男の子が大人になると、他の点では正常でも、精子の量と数が少ないことが報告されていた。[64] 妊婦のエストロゲン濃度と、精巣がんや停留精巣といった男性生殖障害との関係を引き出したスキャケベクとシャープは、外来エストロゲンが精子の質と濃度に及ぼしうる影響について考えるようになった。二人が論文の中で第二回環境エストロゲン会議（一九八五年）と

第一回ウィングスプレッド会議（一九九一年）について触れ、次のように書いていることを見ても、彼らがこれらの会議で報告された内分泌効果に関する新データに重きを置いていたことは明らかである。「『今や人間は、エストロゲンの大海とでも呼べるような環境で暮らしている』という見方があることを考えれば、この（外因性エストロゲンと精子数とが関係しているという）可能性がないとは言えない。[65]」

スキャケベクとシャープは、新生仔期に母胎から微量のダイオキシンとＰＣＢに一回だけ曝露されたげっ歯類の研究も引用した。これらの研究では、子どもが成体になったときの精液質低下が明らかにされていた。彼らは、動物への影響と人間への影響との関係を推論することが、あくまでも推論に過ぎないことを認めながらも（「人間がこれらの化学物質に曝露すると『エストロゲン』効果が誘発されるのかどうかはわかっていない」と記している）、同じような影響が野生生物で観察されたことを報告した。[66]

シャープとスキャケベクは一九九三年に発表した論文の中で、彼らの考察した事柄が、胎児期におけるエストロゲンやエストロゲン様化学物質への過剰曝露と、精子数の減少、精子質の低下、精子の運動能の低下とを結びつける仕組みとして信憑性のあるものだと述べた。その仕組みを説明する柱となるのがセルトリ細胞だった。二人はセルトリ細胞の数が、概ね卵胞刺激ホルモンの量によって決まると主張した。彼らは、卵胞刺激ホルモンの分泌が胎児期の特定の時期に阻害されると、セルトリ細胞の産生が低下する可能性があると論じた。その上、発生早期におけるセルトリ細胞の数は、成人になったときの精巣の大きさと精子産生量とを決定する。二人は、セルトリ細胞の産生も左右できる卵胞刺激ホルモンの新生児期における分泌が、外因性エストロゲンによる阻害にきわめて敏感であることを強調した。端的に言えば、そのメカニズムは次のようになる。妊婦がエストロゲン様化学物質にさらされる。すると、この化学物質が胎盤を通じて発育中の胎児に曝露する。そして妊娠中の卵胞刺激ホルモンの分泌が阻害される。その結果セルトリ細胞の産生が低下し、やがて成人の精子の産生量と質に影響する。

シャープとスキャケベクの仮説は、男性の不妊の根本原因に対して世界的な注意を引きつけはじめた。単に精子数の減少が報じられたときの反響とは、うってかわった大反響だった。彼らの推論では、一般化された環境エンドクリン仮説と、ヒトにおける測定可能な地球規模の生殖影響とを結びつけていた。それにもかかわらず、人間の精子数が地域的に減少している証拠は広くとはいえ全面的に認められていたわけではなく、その影響の裏にある仕組みも、その仕組みと環境エンドクリン仮説との関係も、依然として推測の域を出なかった。(67)

重大な人間の病気や異常の原因を仮定することほど、一般の関心を生物医学へと向けるものはない。その原因が病気に関する新たな統一的理論の柱となる場合には、特にそうである。一九九五年になると、外因性エストロゲンと精子数の密度とを関連づける推論が、時折出版される科学誌以外でも、まじめに検討されはじめた。一九九五年一月、スキャケベクは、コペンハーゲンで男性の生殖異常に関する会議を開いた。この会議の後、デンマーク環境保護庁は、「男性の生殖健康とエストロゲン効果をもつ環境化学物質」と題する報告書を発表した。この報告書はシャープとスキャケベクの仮説に焦点を当て、野生生物のオスと人間の男性に観察される生殖健康への悪影響は、発達早期におけるエストロゲン汚染物質への曝露が増えた結果だと強調した。(68)

男性の生殖能力に焦点を当てた研究が米国と欧州で行われると、この問題が科学暴露記事としてマスコミに騒がれるのは、時間の問題だった。一九九六年一月、米国の文学愛好家に最も人気があり、かつて『沈黙の春』を連載した雑誌『ニューヨーカー』は、「沈黙の精子」と題するドキュメンタリータッチのエッセイを掲載した。[69]この記事では、男性の生殖能力低下の理由として、ガソリンの排ガスへの曝露、座りがちな生活様式、ストレスなど、一ダースほどの仮説を提示した。しかもこの執筆者は、シャープとスキャケベクの理論、つまり、精子数の減少が生殖器官に対する環境からの攻撃によるものであり、それが精巣がん、停留精巣、尿道下裂（尿道口の位置異常）と相関しているという理論を特に大きく取りあげた。だがこの『ニューヨーカー』の記事にはあまりにも多くの科学的説明が並べられていたので、果たしてこれぞ原因と言えるものが一つでもあるのかと、読者に釈然としない気持ちを残すこととなった。その上執筆者は、シャープの言葉をわかりやすく言い換えて、この仮説がまだ立証されておらず、結局のところ精子数減少は、環境や生活様式や、ことによると進化的な変異によるものかもしれないとも書いていた。

環境によって誘発される精子減少に関して『ニューヨーカー』の記事で提起された疑問は、広く伝えられた二つの研究によってさらに深まった。それは『受精不妊学会』誌に発表され、ニューヨーク、ロサンゼルス、シアトル、ローズビル、ミネソタの男性の精子数を報告したものであった。その一つでは、パイプカットを受ける前に精子銀行に精液を提供した一二八三人の男性の精液分析から得られたデータを調べていた。[70]もう一つは、臨床研究用に精子を提供した五百人の男性のデータを基にした研究だった。[71]これらの研究では、対象となった都市で男性の精子数がここ二〇年間減少しておらず、その上、ニューヨークの男性の精子数が世界一多いという結果が出た。この研究結果を『ニューヨーク・タイムズ』紙は、「米国男性の生殖能力は弱いのか？　ノーと出た最近の研究結果」という見出しで報じた。[72]この研究に携わった科学者の一人は、精子数が世界的に低下しているという一般的仮説に異議を唱え、「あらゆる精子数の減少は地域差によるものだと言える」と語った。〔精子数減少に〕懐疑的な者たちはこれらの研究結果を盾にとり、スキャケベクとその同僚たちが、精子数の減少が現実に起きており、おそらくそれは環境要因によるものだと主張する根拠として引用した膨大な数の研究を無視した。

だが精子数減少説の支持者のほうが、数が多かった。一九九六年八月頃、一九名の科学者が、「男性の生殖健康と環境からの外因性エストロゲン」という長文の科学的総括論文を共同執筆で発表した。[73] この論文は、環境エンドクリン仮説に最も好意的だった『ＥＨＰ』誌に掲載されたものであり、一年前にデンマーク環境保護庁が出した男性生殖問題と外因性エストロゲンに関する報告書の改訂版だった。[74] この論文は、精子減少説に批判的な三つの新論文が発表されてから四か月後に出版されたが、それらの研究についでは触れていなかった。この共同論文では、男性の生殖健康の低下について多くの問題を取りあげた。著者らは精子数の問題について「今や、男性の生殖健康が、いくつかの点でこの三〇年から五〇年の間に急激に悪化したことは明らかである。最も根本的な変化は正常な男性の射精時における精子数の激減である……その結果として、そのほかの点では正常な多くの男性の場合でも、その精子数はきわめて少なく、彼らの生殖能力が減退している可能性がある」と結論した。[75]

スキャケベクとシャープが、精子の質と密度の世界的な低下は化学物質への曝露によるという仮説を発表してから六年後、こうした減少の報告が現実の傾向を本当に表しているものかどうかを中心に、科学的な議論が戦わされた。二人がメタアナリシスに用いた研究の多くは、標準化された方法を用いて精子の収集やサンプリング、測定を行ったわけではないという理由から、攻撃を受けやすかった。精子の提供者、その生活様式、健康、参加した動機がすべて結果に結びついている、と言う者もいた。また、六一件の研究のメタアナリシスは、単にもとになった各々の研究に見られる誤差や偏りを総合しただけだ、という意見もあった。一部の科学者は、地域的に精子数が減少している可能性は認め、それが世界的傾向だという考えの誤りを指摘しながら、下降傾向を示していない工業地域のことを例に挙げた。議論の中心は原データから離れて、六一件の研究のデータ解釈に要する統計的モデリング技術へと移っていった。疫学統計学者は、精子数量のデータポイントが本当に下降傾向にあるのかを決定するのに、線形回帰モデルを使うか非線形回帰モデルを使うかで議論を戦わせた。こうした議論を見て、統計学者でない者たちは、精子減少が客観的な事実ではなく、単にモデリングの人為的産物——社会的に生みだされたシナリオ——ではないかと勘ぐりだした。

カリフォルニア州保健医療省のシャンナ・スワンと同僚らは、いくつかのモデルを使って六一件の研究を独自に分析しなおし、データポイントの解釈に線形モデルを使おうが非線形モデルを使おうが、基本的には同じ結果が出ると結論した。彼らは、減少を説明するかもしれない交絡因子、たとえば、精子計数の方法や精子提供者の禁欲期間の違いなどについても、データをチェックした。その研究結果によれば、「カールセンら〔スキャケベクと連名〕の報告した精子密度減少は、偏った、データを曲げるような、あるいは統計的な分析から人為的に生まれたものとは考えられない」という。彼らは、データから、米国、北欧では精子数密度が大幅に減少しているが欧米諸国以外では減少していない、と結論した。(76)

精子数の議論については二つの点を指摘しておかなければならない。第一は、複数の研究で、特定の町や地域における精子数が健全な水準にあることが示されたとしても、必ずしも精子数の世界的な減少傾向と矛盾するわけではない、という点である。個々の例外があっても、それによって傾向を示すデータが無効になることはない。これは、地球の気温が平均より低い年があったとしても、地球温暖化傾向を誤りだと立証することにはならないのと同じである。第二は、精子の質と量が欧州と米国で減少傾向にあるという結論が将来の研究で検証されたとしても、その原因の解明が手に負えない問題であることに変わりはない、という点である。

男性の生殖能力を低下させている原因はよく分からなかったが、エンドクリン仮説の提唱者たちは、精子減少と内分泌かく乱化学物質とを関係づける論文を検討し、決定的ではなくとも信憑性が高く、全体として仮説を強める原因論をしだいに積み重ねていった。精子数減少の発見は、男性生殖系の他の異常とも関係づけられていたため、一般化された仮説は、精巣がんなど、内分泌かく乱物質への曝露によって生じうる他の影響をもっと徹底的に調べるための枠組みを提供しただけでなく、そうした調査を行う強力な根拠ともなった。(77) がんの遺伝子的基礎に基づいた理論が科学界で覇権を握っているが、環境エンドクリン仮説は、環境によって引き起こされる病気に対する最も重要で新しいパラダイムを与えている。この仮説の範囲には、発がん原因と推定される仕組みも入っている。皮肉にもコルボーンがまとめた野生生物のデータからは、化学物質とがんを結びつける証拠はほとんど得られなくて、彼女の注意はしだいに病気の新たな影響項目へと向けられていった。DES事件を見ても、ホルモンとがんとの関係は目新しいものではないが、この結びつきが内分泌かく乱物質について考えるもう一つの道を提供した。

乳がんとエストロゲン様化学物質

乳がんは女性の間でもっとも一般的ながんであり、女性のがん死亡では、肺がんに次いで二位である。一九七三年以降、五〇歳以上の女性で乳がんと診断される人の数は著しく増加している。全年齢では発生率はわずかな増加である。五〇歳より若い乳がん患者数は横這いを保っている。乳がんの発生数は一九七三年から一九八九年の間に二一パーセント増加し、年間におよそ一パーセントとなる。一九四〇年代には、乳がん罹患率は一〇万人当たり五八人であったが、一九九〇年には一〇〇人を超えた。一生の間で乳がんにかかるリスクは、第二次世界大戦の終戦時に二〇人に一人であったものが、一九九〇年代半ばには八人に一人と、倍以上に増加している。

乳がん発生数の着実な増加と、納得のいく理由が見つからないことから、各地の乳がん問題活動家と女性の支援団体が結集し、一九九一年に「全国乳がん連合」が結成された。米国の乳がん研究に対して連邦政府は、一九九〇年には約九〇〇〇万ドル支出していたが、一九九九年には六億ドル以上となった。全国的な支援団体の結成とこの問題を指摘する活発なロビー活動がいかに重要かが立証された。(78)「ワン・イン・ナイン」のような他の地域的な活動家団体も、地元の下院議員らに対し、発がん性化学物質を対象とした新法の制定を陳情した（第二章参照）。これは、ニューヨーク州ナッソー郡の乳がん発生数が多いことから、ロングアイランドに設立された団体である。

外因性化学物質と乳がんとの関係が言われるようになったのは、環境エンドクリン仮説形成のかなり後半になってからだった。かねてから乳がんとホルモンとの関係は立証されていたが、その事実にもかかわらず、科学者たちは環境内分泌かく乱物質と乳がんリスクとを関連づけることに消極的だった。[79] たとえば英国の外科医は、進行性乳がんにかかった二人の女性患者の卵巣を切除したところ（卵巣摘出術と呼ばれる手術法）著しい効果があったと、一八九六年に『ランセット』誌に報告している。また一九三〇年代の初めまでには、科学者たちがある種のエストロゲンをマウスに注射すると乳がんを誘発できることを実験で証明し、動物では一定量の外因性エストロゲン投与とがん発生の間に十分な因果関係が確立した（必要な原因というのではないが）。

乳がんのマウスにテストステロンを投与するとその増殖が抑えられるという観察結果が得られていたため何十年もの間、ヒトの乳がん治療にはアンドロゲン（男性ホルモン）投与が行われていた。一九四〇年代の半ばになるとエストロゲン療法が登場し、乳がん治療法の首位の座をアンドロゲン療法と競うようになった。一九六九年にストールは、「閉経後の進行性乳がん患者に一次療法としてエストロゲン療法を施すと、患者の三〇パーセント以上で腫瘍がしぼむ」と報告している。[80] つまり、エストロゲンはがんの原因の一部とされながら、治療法としても求められていた。一九七〇年代までには、乳がんに「ホルモン反応性」のあること、つまり、内分泌系の変動が乳房の腫瘍を増殖したり退化させたりすることが、科学的に信じられるようになっていた。

臨床研究と疫学研究では、ある形態のエストロゲン曝露とがんとの関係が確認された。たとえば女性が合成ホルモン剤ＤＥＳを投与されると、その子どもの膣や子宮頸部に明細胞腺がんが引き起こされることが発見された。そのほか、女性を対象とした調査からは、初潮年齢が早いことと、閉経年齢が遅いことなどが乳がんのリスク因子であることが明らかにされた。乳がんの女性は総じて、乳がんでない女性よりも血清中エストロゲン値が高い。こうした実験データから、次のような主張が出された。「我が国など欧米諸国の女性はエストロゲンを浴びすぎており、正常の生殖機能に必要とされる量よりも多くのホルモンを生産している。それに比べるとオリエントの［原文のまま］女性は、体内のエストロゲン量が少ない……したがって、欧米の女性の体内にある余分なエストロゲンは、役にたたないばかりか、乳がんを促進しているように思われる。[81]」

このように一九八〇年代の多くの論文は、子宮内の高いエストロゲン量を含めて、全エストロゲン負荷を乳がんのリスク因子と推定するようになったものの、研究者が「エストロゲン過多」の主犯として目を向けていたのは食べ物や生活様式であった。環境化学物質への曝露が、生物学的な悪影響を十分に引き起こす量のエストロゲン類似作用を作りだす可能性は薄いと思われていた。外因性エストロゲンと乳がんが関係している可能性を示唆する研究はあったが、専門家による審査を受けた学術誌の主要な論文に、その関係や考えられる仕組みが発表されたのは、一九九三年になってからであった。

コルボーンが、内分泌かく乱物質の一般仮説を打ちだす何年も前に、コーネル大学医学部外科・小児内分泌学科の生化学教授レオン・ブラッドローは、乳がんとの絡みでエストラジオールの代謝を調べていた。ブラッドローは、一九八五年から九三年まで『ステロイド』誌の編集長を務めていた。一九七七年にエストラジオールの研究を始めた彼は、それが男女に及ぼす影響に関する論文を一九八〇年までに二本発表した。一九八一年、彼は、全身性狼瘡において特定のエストラジオール代謝物（16α‐ヒドロキシ・エストロン）が増加することを発表し、その一年後、乳がん女性にエストラジオールの異常な酸化的代謝が見られることを発表した[82]。彼は16α‐ヒドロキシ・エストロン値を調べ、乳がん女性ではそれが五〇パーセントも高いこと、乳がんリスクを負っている女性ではかなり高いこと、成体になったときに乳がんになるようにプログラムされた幼若マウスでも高いこと、乳がんにならなかったマウスでは高くなかったことを見いだした。ブラッドローは、乳がん用バイオマーカー候補として、ヒトの乳房組織における16α‐ヒドロキシ・エストロン試験を開発した[83]。エストラジオールの代謝に関するブラッドローの研究と、生体異物に関するごく最近の研究とがつながったのは、彼が公衆衛生疫学者のデボラ・デイビスから連絡をもらったときだった。二人は、既知のリスク因子をほとんど持たない女性が乳がんにかかっていることを認め、エストロゲンを浴びすぎることが危険なら、それまで明らかな原因の見あたらなかった症例の中に、外因性エストロゲンへの長期的曝露が原因となっているものもあるのではないかと考えた。一九九三年、二人の共同研究は論文となって実り、「医学的仮説——予防可能な乳がんの原因としての外因性エストロゲン」という表題で『ＥＨＰ』誌に発表された[84]。二人は次のような構成で論じた。

一、乳がんのリスク因子のほとんどは、生体に取り込まれて利用できるエストロゲンに対する個人の生涯被曝合計量と関連づけることができる。
二、実験で得られた証拠は、工業および農業で使われている化合物（外因性エストロゲン）が体内におけるエストロゲンの産生と代謝に影響することを明らかにしている。
三、疫学的証拠は、乳がん女性の乳房と血清の脂質に含まれるいくつかの外因性エストロゲン量が著しく高いことを明らかにしている。

四、外因性エストロゲン様物質への曝露は、乳がん増加の原因である可能性がある。

二人は自分たちの推論を裏付けようと、エストラジオールの代謝に基づいた試験可能な生物化学モデルを作った。モデルの大半は、ブラッドローと仲間たちによって開発されたものである。彼らのモデルを理解するには、まず、エストラジオールが細胞の成長に果たす役割について簡単に説明しておかなければならない。エストラジオールはエストロゲン・レセプターと呼ばれる細胞内タンパク質と結合する。このホルモンとレセプターの複合体は核内でDNAと結合し、細胞分裂を命じる遺伝子を活性化することができる。この「ホルモン - レセプター」の複合体はDNAの複製速度を速め、突然変異が起こってそれが修復されない確率を高める。

彼らは、エストラジオールの代謝について、互いに相容れない二つの生化学的経路があることを示した。一つの反応では（経路Ⅰ）、酵素がエストラジオールに働いて2 - ヒドロキシ・エストロンを産生し、他方の反応では（経路Ⅱ）、酵素が16α - ヒドロキシ・エストロンを産生する。両物質の唯一の違いはヒドロキシル基（OH基）の位置にある。また、この二つの物質が同時に作られることはなく、2 - ヒドロキシ・エストロンが多く作られると16α - ヒドロキシ・エストロンの産生量が減り、2 - ヒドロキシ・エストロンの産生量が減ると16α - ヒドロキシ・エストロンが多く作られる。経路Ⅰから作り出される物質はエストロゲン能も遺伝子毒性もごくわずかだが、経路Ⅱの産物は遺伝子毒性をもつ強力なエストロゲンである。デイビスらは、「経路Ⅱを促す物質、すなわち経路Ⅰを遮断する物質はリスクを高めるのに対して、経路Ⅱを遮断する物質、すなわち経路Ⅰを促す物質はリスクを軽減する」と主張した。[85] 外因性エストロゲンが前者の条件に当てはまるのに対し、ある種の食品は後者の反応を高める。

このエストロゲン代謝仮説は、エストラジオールに対する生涯被曝量が既知の乳がんリスク因子の一つである、という経験的知識と一致する。また、有機塩素化合物の血中濃度が高くても、大豆製品やキャベツ、ブロッコリーなど2‐ヒドロキシ・エストロンの量を高める野菜が豊富に含まれる食事によって、16α‐ヒドロキシ・エストロンの量を減らしているアジアの女性は乳がんにかかる人が少ない、という事実とも一致する。このブラッドローとデイビスの唱えた機構仮説によれば、16α代謝物は細胞増殖を促進し、組織表皮に付くことなく新しい細胞群を増殖させる。

デイビスとブラッドローは、『EHP』誌に載せた論文の改訂版を、「環境エストロゲンは乳がんを引き起こしうるか」と題して『サイエンティフィック・アメリカン』誌に共同で発表した。[86] これに対して、外因性エストロゲンはそれほど強力なものではなくヒトの健康を害するほど大量には吸収されない、という大々的な批判の声が上がった。だが二人はこれに対して、これらの物質の一部は動物の脂肪に蓄積し、何十年間も留まると主張した。デイビスは、「乳がんに及ぶ環境影響」と題した一九九七年の論文の筆頭執筆者でもあった。この論文は、アジア系とアフリカ系の米国人の乳がんに関する最新疫学データとからめて、「善玉」エストロゲンと「悪玉」エストロゲンという発想について論じた。[87]

一般的な科学雑誌やメディアは、一九九三年の論文が『EHP』誌に発表される前から、この新しい乳がん仮説に注目するようになっていた。『サイエンス・ニュース』誌は、乳がんが増えているのは「もっと遠回りな仕組み」が働いているためだと強調して、乳がんに対する直接的な突然変異説に代わる理論としてこの仮説を取りあげた。[88] この雑誌の記事では、エストロゲンの代謝経路に関するレオン・ブラッドローの二〇年来の研究と『ＥＨＰ』誌に掲載予定の論文が、最も信頼のおける情報源として引用された。これと同じ頃、『ミズ』誌には、「環境と乳がんとのつながり」と題した記事が掲載された。デイビスの論文を引用しながら、『ミズ』誌は、内分泌かく乱物質とがんとがどのような範囲で関係しているかを、次のように概説した。「ある種の有機塩素化合物、その中でも特にダイオキシン、ＤＤＴ、クロルデンは、体内でエストロゲンになりすましたり、エストロゲンその他の性ホルモンの産生を調節するシステムを邪魔したりする。[89]」

乳がんと外因性エストロゲンとの間に考えられる関係は、『奪われし未来』の中では慎重に提示された。著者らは、ブラッドローの「我々のデータは、各種の農薬と関連化合物が、エストロゲンの代謝に対して、明らかに乳がんや子宮内膜がんのリスクを高める方向に働きかける効果を持つことを示している」という言葉を引用したあとで、次のように結論している。「乳がんの原因がよくわかっていない上に、曝露についてかなりの不確実性がある。したがってこの仮説を十分にテストし、合成化学物質が乳がん発生率の増加に寄与しているのかどうかを見きわめるには、いましばらくの時間が必要だろう。[90]」

ブラッドローは、自分のエストロゲン代謝説を検証するチャンスを追いつづけた。一九九八年までには、いくつかの研究（ヒトと細胞培養）が、エストロゲン代謝と乳がんリスクとの関係説を裏付ける材料に仲間入りしていた。[91] 現在設計中の試験は、ロングアイランドの女性を対象としたケース対コントロール研究（乳がん患者を乳がんではない同年齢の女性と比較するもの）である。エストラジオールの代謝物についてさまざまな女性母集団を対象とした研究を行えば、善玉対悪玉エストロゲンの問題は解明の方向に向かうはずである。今後答を出さなければならないもう一つの問題は、女性が環境中レベルの外因性エストロゲンに曝露した場合に、善玉と悪玉のエストロゲン代謝物のバランスがくずれ、それによって乳がんリスクが高まる可能性があるのかどうかである。

乳がんは女性を結束させる強力な政治的シンボルとなっていたので、この病気と化学物質との因果関係がちょっとでも言われれば、化学品メーカーも安閑としてはいられない状況にある。この業界では、ブラッドローの説を論駁するものならどのような証拠でも快く歓迎するし、援助資金もすんなりと出してくれる。セイフとマクドゥーガルの研究は、こうした証拠を示すものと言われている。二人は、エストロゲンに敏感に反応するMCF-7細胞を使って一連のインビトロ試験を行い、2-ヒドロキシ・エストロン〔善玉エストロゲン〕の産生は、非エストロゲン様およびアンチエストロゲン様の物質によって誘発でき、したがって、2-ヒドロキシ・エストロン対16α-ヒドロキシ・エストロンの比率は、噂のエストロゲン様農薬や乳がんの発がん性物質を予測するアッセイ〔評価指標、あるいは試験法〕とはならない、と主張した。彼らは有機塩素系農薬と乳がんとの関係にも異議を唱え、一日に摂取されるエストロゲン様化合物〔植物性など〕の量から見れば、この種の農薬はその微々たる部分に過ぎないとも主張した。[92]

ブラッドローは、セイフとマクドゥーガルの論文を根本的に欠陥があるものと見なした。なぜならば、二人の論文が〔ブラッドローが開発したもの〕アッセイからの矛盾したデータを出していたからである。[93] セイフがいろいろな角度からこの仮説に反論することについては同僚からもひんしゅくをかった。セイフは業界から資金提供を受けていたが、微妙な分野にあっては、それは恥ずべきことと考えられていたのである。だがステファン・セイフは、一部の研究に対しては、業界出資の化学工業毒性学研究所と化学工業協会から資金提供を受けていることを認めながらも、エストロゲン善玉悪玉説に反論する論文の中で挙げた研究については、連邦資金しか使わなかったと述べた。

セイフは、有機塩素化合物と乳がんについての自説を、世界有数の医学誌である『ニューイングランド医学』誌の編集者巻頭言で発表する機会を与えられた。同じ号に、女性における二つの有機塩素化合物の血漿中濃度と乳がんリスクとの間に関係はないと結論づけた研究が発表されており、それに対して論説を書くチャンスをもらったのだった。[94] 同誌の編集者たちは、研究の限界を指摘したり、こうした関係を見つけるむずかしさを力説したりする人に誌面を任せることもできたが、そうはせずに、セイフを選んだのだった。彼はその研究を、乳がんと工業化学物質との関連を否定する決定的な事例と評価した。セイフは、他の研究と並んでこの研究が、「PCB、DDT、DDE（1、1-ジクロロ-2、2-ビス・エチレン）などの弱エストロゲン様有機塩素化合物が乳がんの原因ではないことを改めて世間に納得させるはずだ」と書き記した。[95] その後同誌は、セイフに巻頭言を書かせたことで、利益衝突に関する自主ガイドラインに違反していると非難を浴びた。ある新聞記事では、これに対して同誌編集長ジェローム・カシラーがどう反応したかを次のように書いていた。「例の巻頭言が載ったとき、編集長は、セイフが化学工業協会から資金提供を受けていたことを知らなかった。だが知っていたとしても、出版を思いとどまらなかったろう。その資金援助は何か月も前にうち切られていたし、セイフが、国立衛生研究所や環境保護庁といった中立的な資金源からもお金をもらっていたということもある。だが一番大きな理由は、化学工業協会からの資金が、セイフの研究費の二割ぽっきりだったということだ。[96]」

問いかけている疑問は正しいのか、資金の使い方は賢明か、行動は倫理に反していないか、得ようとしている結果は有益かなど、がん研究のことで交わされているありとあらゆる科学的議論から、我々はいったい何を生みだすべきか。科学の研究者は、ほぼ三〇年間がん戦争の戦闘要員として雇われてきた。公共の医療研究資金の大部分はがん戦争へとつぎ込まれた。この巨額の社会投資にもかかわらず、末期がんの治療法などまだはるか雲のかなたにあるという人もあり、多くのがんの発生は衰えを見せていない。化学物質が原因の可能性ありと名指しされると、化学品メーカーにとって賭札が高額になる。因果関係の生化学的仕組みや遺伝的仕組みを打ちだすには、研究者集団にとっての競争が激化し賭札が高くなる。巨額の研究資金と科学的威信をかけて、がんの原因解明と治療に対する有望な取り組みが次々と繰り出される。研究者集団の面々は、がんに関する特定のパラダイムの主張を賭けに差し出し、その主張の名誉を守ろうとして槍をとり、中世さながらのつばぜりあいに身を投じる。こうした戦いのやりとりは、世間の目に触れないことが多い。結局がん研究は、使命を受けた者たちが威信と名誉をかけて争う戦場なのである。

このがん戦争で戦う科学者のうちで特権も資金も最低の兵士は、環境原因を調べている者たちである。たとえば、マサチューセッツ州ニュートンにある「沈黙の春研究所」は、ケープコッド周辺の町における化学物質と乳がんとの結びつきを探りつづけている。この研究所は、ユニークな取り組みでエストロゲン様化合物の入っている飲用水源を特定し、曝露度の高い場所と乳がん発生率を比較した。この取り組みについては、第二章で解説する。

工業用化学物質と乳がんとの関係を突きとめる熱い闘いは、これまでのところ決定的な結果を出していない。だがこんな結果だからといって、関係があると心底信じている者たちが、乳房組織や血清中に有機塩素化合物が蓄積しても健康に悪影響は出ないと、乳がん発生率が高い理由を満足に説明もなく言われても納得するはずはなかった。見いだされた事実は、すべて研究者たちが持っているのであった。一部の分析家は、サンドラ・スタイングラーバーが著書『がんと環境』で述べているように、環境物質と乳がんとの因果関係解明に使われている科学的手法はあまりにも還元主義的で、化学物質の複雑な相互作用には対応できないと主張する。スタイングラーバーは、単に成人女性の有機塩素化合物濃度と乳がんリスクとを関連づけるだけでは、個人の生い立ちが見落とされてしまうという。母乳育ちならばリスクが高くなる可能性があるし、母乳をあげた母親なら、体内の汚染物質を子どもの体内へと引き渡した可能性がある。スタイングラーバーによれば、「がんは、何十年も発病しないような、原因も多数ある病気なので、青年期、思春期、子ども時代、そして誕生前の被曝が現在の私たちのがんリスクと関係している」という。[97]

野生生物の文献からは、外因性エストロゲンと乳がんとの関係を示す重要な手がかりは得られなかった。しかしながら、脳の機能と行動に対する化学物質の影響を見抜く力をくれたのは野生生物の研究であり、科学の注意を子宮内での化学物質への曝露と生後数年を通じたその影響へと向けたのも、野生生物の研究であった。そしてシーア・コルボーンは、内分泌かく乱物質が神経と行動の発達に及ぼす影響に取り組むために、新たな科学者集団を一堂に集めて会議を開き、これらのテーマの研究を刺激するような材料を提供した。

行動と神経への影響

コルボーンにとって化学物質と脳との関係は、内分泌かく乱物質に関する考えが芽生えた直後から、取り組むべき課題となっていた。彼女は、第一回ウィングスプレッド会議で性の方向性と行動を含む神経内分泌の発達におけるかく乱を議論するよう、数人の演者に持ちかけた。一九九三年に共著者と『奪われし未来』の構成に取り組んでいた頃には、発達中の胎児の脳に対する内分泌かく乱物質の影響を考察することが、コルボーンの研究の中心になっていた。一九九四年の夏、コルボーンとダイアン・ダマノスキは、ニューヨークのオスウィーゴへと出向いた。その町にあるニューヨーク州立大学環境毒物神経行動影響センター Center for Neurobehavioral Effects of Environmental Toxins のヘレン・ダーリーに会うためだった。ダーリーは、汚染したサケをラットに食べさせたときの影響を研究していた[98]。ダマノスキは、内分泌かく乱物質の認知能力と行動への影響に関する自分とコルボーンの考えが、どのような影響を受けてまとまっていったのかを、次のように説明している。

きっかけは二つありました。一つは、ピーター・ハウザーのＡＤＨＤ［注意欠陥多動性障害］を扱った論文で、先天的にこの障害をもっている人はホルモンに抵抗するような欠陥甲状腺レセプターを持っていました。それからもう一つは、スーザン・ポーターフィールドという、甲状腺の役割と脳の発達を調べている研究者の論文を読んだことです。両方とも『奪われし未来』の「運命の転機」の章を書いていたときのことでした。作業を進めているうちに、私には、甲状腺のかく乱や脳と神経の問題が、最終的には生殖影響よりもはるかに重要になるかも知れないことがわかりました。それで、当初の予定よりも大きくこの問題をとりあげるように主張しました[99]。

一九九五年、コルボーンは、イタリア政府といくつかの財団からの後援を受け、「環境内分泌かく乱物質

――神経、内分泌、行動への影響」と題する会議をシチリア島のエリーチェで開催した。この会議では、神経内分泌と甲状腺障害に重点が置かれた。それまでに開かれたウィングスプレッド会議と同じく、この会議でも合意宣言が出され、エリーチェ宣言として知られている。この会議は、化学物質がヒトの認知と行動に及ぼす影響を研究する科学者と野生生物毒性学者とを一堂に集めたことにより、この仮説をさらに掘り下げることに貢献した。

認知と行動がこの仮説の対象に入ったのは、妊娠後数週間の間に、ある環境化学物質が正常な脳の発達に必要なチロキシン（T４）という甲状腺ホルモンを妨害しうることがわかったときである。一人の人間が正常に発育するには、低濃度のチロキシンが胎児の脳に入る必要がある。チロキシンの作用が遮断されると、認知機能がさまざまな程度に低下し、知能障害、知恵遅れ、異常行動などとなって現れると考えられている。内分泌かく乱物質と言われている化学物質の多くも同じくチロキシンの産生や輸送に干渉したり、甲状腺ホルモンをチロキシン（T４）から別の形態（T３）へと転換する酵素に干渉したり、あるいは、化学物質と甲状腺レセプター部位との結合に干渉したりする。ＰＣＢ、ある種の農薬、ダイオキシンは、どれも甲状腺ホルモンに干渉する力を持っている。

内分泌かく乱物質と行動との関係がより強まったのは、国立衛生研究所のピーター・ハウザーが『ニューイングランド医学』誌に、ある論文を発表したときだった。その論文は、ＡＤＨＤの子どもの多くに、甲状腺ホルモン耐性という遺伝子障害のあることを報告していた[100]。この障害を持っている結果、ＡＤＨＤの子どもたちは甲状腺ホルモンに反応しなかった。コルボーンをはじめ、エリーチェ会議に出席した者たちによれば、妊娠早期に脳の発達に果たす甲状腺ホルモンの働きが干渉されることがＡＤＨＤの一因であろう、と信じるに足る理由があるという。

証明はむずかしいが、出生前に微量の内分泌かく乱物質に曝露したことによって知能と行動に悪影響が及ぶということには、深刻な意味合いがある。この仮説の中心は、野生生物とヒトが出生前に化学的汚染物質に曝露すると、「成体ならば永久的影響を受けない程度の曝露濃度であっても、発達中の脳には重大で取り返しのつかない異常」が生じるおそれがあるという原理である。[101] 認知と行動への影響は、身体的な異常や病気に比べて実証はむずかしいが、公共政策にはかなり影響しうる。たとえばこの一〇年間に、研究者たちは、それまで安全とされていた濃度の鉛への早期曝露と二歳児のＩＱ低下とを関連づけた。[102] こうした研究結果と幼児期の鉛被曝に関する他の研究が、米国での有鉛ガソリンの禁止と、含鉛塗料を家庭用塗料から閉めだすよう求める新たな議会決議に貢献した。鉛のほか、ＰＣＢ、ポリ臭化ビフェニール（ＰＢＢ）、ダイオキシン、ヘキサクロロベンゼンが甲状腺かく乱物質と特定されたが、それらの物質がどのような仕組みで認知機能に影響するのかは、わかっていない。

動物の研究でもヒトの研究でも、内分泌かく乱物質として作用する有機塩素化合物への早期曝露が認知能力と行動機能にどのような影響を及ぼすのかが探求されてきた。こうした化学物質のあるものは、残留性と脂肪親和性（脂肪と油に対する親和性）を持つ。母親の脂肪と血清中には合成化学物質が蓄えられているので、すべての動物は胎生期と新生仔期の間にそれに被曝する。発育中の胎仔は、卵の中で被曝するか（鳥類、爬虫類、魚類）、あるいは臍の緒と授乳時の母乳を通して被曝する（ほ乳類）。発育中の胎児と新生児が世界中で汚染物質に被曝していることは、一九六〇年代に初めて認識された。ふつう、その曝露量はかなり少ないので、妊婦にも子どもにも急性毒の兆候は見られない。だが長年にわたり研究者たちは、こうした早期曝露が認知機能と行動機能に影響を与えるのではないかと疑っていた。生命が誕生するときに化学物質に汚染されると、子どもの知的機能と正常な行動の調整は損なわれるのだろうか。米国で多動症候群が増えているのは、粗末な食事やテレビの見過ぎ、現代社会のせわしなさのせいだとよく言われているが、有害でどこにでもある化学物質で、正常な脳の発育を妨げるものへの早期曝露も、その一因ではなかろうか。

アジアで起きた二つの集団中毒事件は、ある有機塩素化合物への高濃度曝露と発達障害との関係を裏付ける証拠を提示した。一九六八年に日本で、そして一九七八年から七九年にかけて台湾では、消費者がPCBなどの有機塩素化合物の混入した米ぬか油に曝露した。汚染した油を食べた人たちは、「油症」(中国語の発音は「ユーチェン」)と呼ばれるようになった病気に冒された。この化学物質は人体に残留するため、事件後何年も経ってから生まれた子どもも、子宮内と授乳期に曝露されつづけた。台湾では事件の六年後まで、油症の女性から生まれた一〇〇人を超える子どもに災禍が及んだ。

こうした子どもの多くは、小さな体格、低体重、色素過剰症、爪の変形、肺の病気など身体的な中毒症状を示す[103]。また、被曝しなかった対照群または兄や姉の群と比べると、台湾油症の子どもは一様に認知テストの得点も行動評価結果も低かった。被曝後六年間に生まれた子どもは、一年以内に生まれた子どもとまったく同じように影響を受けており、その影響は生後少なくとも六、七年続いたことが分かった[104]。

台湾油症の子どもたちは、各種の身体的急性症状や認知と行動への影響を引き起こすのに十分な濃度のPCBに被曝した。だがエンドクリン仮説の中心となる仮定は、一般大衆が、急性の影響とは無関係の、長期的でおそらくは避けることのできない曝露からのリスクにさらされているというものである。米国には、ＰＣＢ複合体への亜急性被曝を評価するための二つの大がかりな研究があった。一つはミシガン州、もう一つはノースカロライナ州で行われたものである。

第一回ウィングスプレッド宣言が出るよりもかなり前、五大湖地域を調べていた研究者たちは、水系食物連鎖に入った有機塩素と重金属の汚染濃度が高かったことから、生体異物が野生生物とヒトに及ぼす影響に関心を持った。ウェイン州立大学のジョセフ・ヤコブセン、サンドラ・ヤコブセンと同僚らは、出生時には健康で反応もよく、正常に見えた子どもに、ＰＣＢによる認知面の悪影響が及んでいることを発見した。影響を受けた子どもの母親には、ＰＣＢ中毒の臨床的急性症状は見られなかった。被験者となった母親の七五パーセントは、被験者となった子どもを出産するまでの六年間に、ＰＣＢその他の生体異物で汚染されたミシガン湖からとれた魚を、少なくとも二六ポンド〔一ポンド＝〇・四五kg〕は食べていた。残りの二五パーセントの母親は、ミシガン湖の魚を食べなかったと自己申告した。[105]

ウェイン州立大学の研究者たちは、出生前のＰＣＢ被曝からくる認知面での悪影響が、生後七か月までの子どもに現れることを確認した。乳児の子宮内におけるＰＣＢ被曝を臍帯血清濃度により測定し、その結果をその乳児の視覚認識知能テストの成績の低さと比べたところ、両者の間に有意な相関が認められたのである。[106] このテストでは、新しい物体に対する乳児の反応を、見慣れた物体への反応と比較して測定する。テスト成績はその後の知能を予測する指標となる可能性があり、乳児が新しい物体のほうを好んで見つめるほど高い成績が得られる。興味深いことに、新生児期の母乳からのＰＣＢ被曝量（母乳中のＰＣＢ濃度のほうが臍帯血清中のＰＣＢ濃度よりもはるかに高かった）と視覚認識知能テスト成績との間には有意な相関はなかった。この結果から、ＰＣＢ汚染による認知障害が、母乳からの出生後の被曝ではなく、胎児期の被曝の結果であることが示唆された。

この研究の対象となった子どもたちを四歳の時点でテストしたところ、ある種の認知障害が出生前のPCB被曝量と相関していることも発見された。出生前のPCB被曝量が多い子どもは、少ない子どもに比べて、短期的な記憶力と認知処理速度が著しく劣っていた。生育期における子どものPCB被曝量とテスト時点におけるPCBの体内負荷量（両者はきわめて強い相関関係にあるが、臍帯血清中のPCB量とは相関関係にない）は、認知機能と関係していなかった。

一般の乳児を対象に行われたノースカロライナの研究では、月齢六か月と十二か月の時点で比べたところ、出生前のPCB被曝量が多い子どもには精神・運動面での発達障害が見られることが判明した[107]。ミシガン州での研究と同じく、母乳からのPCB被曝は、検出できるような発達面の影響を子どもに及ぼしていなかった。

なぜ胎児が新生児や乳児よりも生体異物からの影響を受けやすいかは、いくつかの要因から説明される[108]。解毒機構は生まれてからできるものである。乳児には、胎児のときにはなかった脂肪が蓄積してきており、ここに生体異物が吸収される。血液脳関門は発達段階の比較的遅い時期に形成されるので、胎児の脳もまた生体異物の影響を受けやすい可能性がある。さらに、胎児の細胞分裂および移動中の細胞は、新生児の細胞よりもはるかに化学的な環境に敏感かもしれない。PCB被曝に伴う認知および発達への影響を説明する仕組みはまだ何も提示されていないが、以上の要因のすべてが生体異物に対する胎児のぜい弱さを示唆しており、環境エンドクリン仮説に関わる他の研究結果とも一致する。

科学者たちは、環境汚染物質への低濃度曝露が、人間の行動や活動程度、あるいは認知機能に影響しうるかを調べだした。ヘレン・ダーリーが実験室で行った一連の試験からは、生体異物含有量の多い魚を与えたラットの行動が、魚を与えなかったラットや汚染していない魚を与えた対照群のラットとは違っていることが明らかになった。[109] 褒美で促進効果を追加した試験ではオンタリオ湖の魚を食べさせたラットは、対照群のラットと同じような行動を見せた。ところが、褒美のほかに嫌がる経験を入れたところ、投与群のラットはたちまち欲求不満に陥り、対照群のラットよりも簡単に匙を投げる傾向を見せた。ダーリーはこれを「不愉快な出来事に対する過剰反応」と記述している。さらに興味深いことに、投与群ラットから生まれた子どもは、汚染魚をまったく食べていないのに、母ラットと同じ行動変化を見せた。ヒトの研究で認められた行動が何に関係しているのかはそれまで不明とされていたが、ダーリーは、この実験的証拠が、その「欠落していた関係」を提示しうるものだと強く主張した。

環境化学物質、特に内分泌かく乱物質が認知機能を低下させ、行動に影響しうるという証拠は、山のように積みあがっていた。これまでに報告された影響は出生前に被曝した人だけに見られるわけではないが、彼らについてはほぼあてはまるものとみられる。このことは、環境エンドクリン仮説の主唱者が、子宮内における影響を全般的に重視していることとも符合する。とはいえ、神経行動影響を見いだした研究において、その根本にある原因機構は発見されていない。脳と神経系の発達に欠かせない正常な内分泌機能への干渉か、それとも何か別の間接的影響が働いて、観察された認知および行動の異常が生じるのかは、依然未解決のままである。

エリーチェ会議に出席した科学者の多くは、コルボーンが環境化学物質とホルモン変調との間にあると仮定した結びつきをよく知っていたわけではなかった。したがってこの会議の一部分は、新たな科学者集団を啓蒙することに費やされた。神経科学は、生物医学研究において非常に信頼されている分野であったため、この会議で出された合意宣言は、必然的に一般的なエンドクリン仮説の地位を高めることになった。一八名の科学者が署名したエリーチェ宣言は、『トキシコロジー・アンド・インダストリアル・ヘルス』誌に掲載された。その最初の段落では、次のように宣言されている。

「われわれは次のことを確信している――内分泌かく乱化学物質は、子宮内で被曝した個体、また魚類、両生類、爬虫類にあっては卵の中で被曝した個体の、神経と行動の発達およびその後の潜在能力を損なう可能性がある。ヒトおよび野生生物におけるこの潜在能力の喪失は、行動異常および身体的異常となって現れる。それはまた、周囲の要請にうまく応えられない結果として知的能力および社会的適応性の低下となり、あるいはその他さまざまな機能面の外観をとる可能性がある。この本性が広範囲に失われれば、人間社会の性格が変わったり、野生生物の個体群の安定性が揺らぐ可能性がある。[110]」

環境情報センターのインターネット・ホームページから、署名した科学者に寄せられた多くの支持声明が発信された。ロチェスター大学環境医学科教授、バーナード・ウェイスの出した声明文もその一つであり、教授はその中で次のように述べた。

エリーチェでは、新たな種類の化学的危険に立ち向かおうと、経歴も専門分野も違う科学者たちが一堂に会した。その危険は、私を含め毒性学に携わる仲間の多くが今まで無視してきた生物学の一領域という形をとって登場した。もうこれまでとは違う。今や我々は、自分たちが別の面で研究してきた多くの物質も含めて、ある種の物質がホルモン類似物質や拮抗物質として作用し脳の発達に甚大な影響力をふるう可能性があることを知った。こうした物質が人間の福祉にどう影響するのか、それを完全につかむには、実験室、臨床、現場での限りない努力が必要である。我々は興味深い時代に生きている。[111]

エリーチェ宣言は科学界の内外に広まり、内分泌効果に関する一般的仮説の構造は一段としっかりした。その一方で、ヤコブセンのチームからはさらなる研究結果が発表され、出生前の被曝が、幼児期を過ぎた子どもの認知機能に悪影響を及ぼしうることを示す強力な疫学的証拠が提供された。一九九六年九月一二日、『ニューイングランド医学』誌は、子宮内でＰＣＢに被曝した子どもへの影響に関する彼らの研究結果を発表した。この研究では、一九八〇年と一九八一年に生まれた新生児二一二人を対象に試験を行い、さらに一一歳になったときにも追跡調査を実施した。このうち一八七人は、ＰＣＢで汚染されたミシガン湖の魚を食べた母親から生まれた子だった。その結果、出生前に一般の胎児よりもほんのわずかに高い濃度のＰＣＢにさらされた子どもは、ＩＱが平均値よりも低く、読書能力も劣り、記憶力にも問題があり、注意力にも欠陥があることが判明した。[112] すでにこの時までに内分泌かく乱物質に関する記事をいくつか載せていた『ニューヨーク・タイムズ』紙は、ヤコブセンの研究を取りあげた記事の中で、不思議にもこの研究結果を一般的なエンドクリン仮説と結びつけず、化学物質による健康影響の個別事例として扱った。[113]

『ニューヨーク・タイムズ』紙は、『奪われし未来』や内分泌かく乱物質の全体的な理論を取りあげた過去の記事でも懐疑主義をとっていたが、このときの報道でも相変わらずその姿勢を崩さなかった。

初期の裏付け証拠

一九八七年から九一年にかけて、シーア・コルボーンは、献身的な科学者グループの協力を得て、内分泌かく乱化学物質に関する一般的主張を裏付ける一連の証拠をかき集めた。これが最初の証拠集めだった。エンドクリン仮説の科学的展開における第二期は、第一回ウイングスプレッド会議（一九九一年）が開かれ、『奪われし未来』（一九九六年）が出版された時期である。この間、コルボーンは、賛同する科学者層を掘り起こし、育てていった。彼らは、コルボーンが内分泌かく乱物質に対する理解を深めるのを助け、彼女の発見を裏付ける証拠の幅を広げるのに手を貸した。この時期、コルボーンは六回の会議開催（一九九五年だけで三回）に尽力した。一回の会議ごとに、内分泌かく乱物質がヒトと野生生物のさまざまな異常に果たすとわかっている役割や、果たすとおぼしき役割について、合意宣言が発表された。

政策決定者たちの関心がようやくこの問題に向けられはじめ、かつ評判を呼んだ例の本がまだ出版されていなかったこの時期、内分泌かく乱物質の役割に関する証拠は、果たしてどの程度の力があったのだろう。この疑問に答える一つの方法は、この証拠が科学的総括論文でどのように見られていたかを調べることである。科学的総括論文は、ある問題に対する科学的理解の現状を報告するためであり、新聞編集者、政府機関、あるいは何らかの分野のリーダーに依頼されるのがふつうである。それを読めば、科学の見張り番たちの目を通して、ある科学分野の展開をうかがうことができる。二人の執筆者が同一の研究分野を取り上げることはあまりない。

一九九二年から九五年の間に内分泌かく乱物質について書かれた総括論文は、ほんの一握りに過ぎなかった。文献を検索して出てきたのは、野生生物とヒトの健康影響の両方を合わせて七編だった。野生生物のデータについて考察したものは四編であり、うち二編は第一回ウィングスプレッド会議録に、[114] 一編は『EHP』誌[115]に収載されたもので、あと一編はデンマーク環境保護庁の報告書だった。[116] この時期、内分泌かく乱物質の科学、特に野生生物に関するものについては、よく知られてもいなければ盛んに議論されていたわけでもなかったから、この四編は、すでにこの仮説を妥当なものと確信していたコルボーンのような人々によって、仮説の裏付けとされていた証拠を代表している。野生生物に関するこの四編を分析すると次のことが明らかになる。科学者は、ある特定の工業用化学物質、農薬、および下水のエンドクリン効果の証拠を、八種類の生物群――魚類、ほ乳類、鳥類、爬虫類、棘皮動物（ウニなど）、蠕形動物、軟体動物、動物プランクトン――について集めていた。研究の数は七〇であった。このうち最も引用回数が多かったのは鳥類の研究であり（二〇）、次いで魚類（一六）、軟体動物（一三）、ほ乳類（一一）の順であった。考察された研究の発表年は、一九七〇～九五年であった。

病気の原因として特定された回数が最も多かった物質は、各種農薬（DDTとその代謝物など）とPCBであった。一〇年間にわたって行われた軟体動物に関する広範な実地調査で、トリブチルスズ（造船で使われる化学物質）への曝露とインポセックスとが結びつけられた。インポセックスとは、メスの（海洋）生物にオスの特徴が現れる異常である。一番多く実地調査が行われた場所は、五大湖とロサンゼルス沖のチャンネル諸島であった。

七編の総括論文のうち六編では、内分泌かく乱物質のヒト健康影響を示す証拠について考察していた。『EHP』誌に掲載されたものが三編[117]、『サイエンティフィック・アメリカン』誌に掲載された論文の省略されていない未出版のものが一編[118]、第一回ウィングスプレッド会議録に収載されたものが一編[119]、残り一編は、男性の生殖健康に関する広範な文献の総括であり、デンマーク環境保護庁の報告書にあったものである[120]。

研究の約三分の一はヒトを対象に含んでいたが、大多数の研究は、動物モデルと化学的アッセイであった。引用されていた主な病気は、精巣障害と精液障害（男性を対象とした五四件の研究）、女性の生殖器発達異常、膣がん、不妊（女性を対象とした二一件の研究）、乳がん（女性を対象とした一六件の研究）、認知および行動の異常（男女を対象とした八件の研究）の四種類に大きく分類できた。それらは一九六九～九五年の研究であった。原因物質の疑いがあるものが同定されたとしているところでは、DES、PCB、DDT、その他有機塩素系農薬が最も多く取り上げられた。精液の質や乳がんのようなテーマに関して、ヒトの研究結果は一貫していなかった。最も強い関連がみられた研究は、職業関連の研究と新生児に関する研究であった。

一九九二年から九五年の間に発表された七つの総括論文には、一五一件の研究が引用されており、その大部分は、動物またはヒトの内分泌系へ化学物質が影響するという証拠と一致するものか、あるいは新しい証拠を示すものであった。これらの研究は、動物とヒトに対する広範な影響を取りあげている。このことは、ある意味で一般的な仮説の影響力を強めたとも言えるが、見方を変えれば、証拠が散らばっていて焦点が定まっていないとも言える。エンドクリン仮説の次の展開期には、特定の結果に焦点を当てて、内分泌かく乱物質が働く仕組みを詳しく探索することとなろう。

生物医学の研究の場において成功したかどうかは、ある人の唱えた病因論が新たな研究領域に対して提供した枠組みの大きさで、ある程度判断される。多くの研究者はなにがしかの有意義な貢献をしているが、ほんのわずかな人だけが、この研究は新しい探究の道を開いたとか、従来発表されていた研究を解釈する新しいレンズを提供したとか言える。

環境エンドクリン仮説の進化発展は、発見への道筋が何本かあったことや、仮説が打ちだされてからいろいろな科学分野がそれに反応したことなど、多くの理由から注目に値する。博士号を取ったばかりの者が、大学に属さず、公益環境保護団体で働きながら、最も一般化された形の仮説を打ちだしたことは、確かに異例のことである。だがこれは、さして仰天するほどのことではないのかもしれない。かのアインシュタインも、スイス特許庁に勤めるかたわらで相対性理論を概説する論文を書いたのである。シーア・コルボーンの独創的な功績は、いくつもの図柄を発見したことにある。彼女は、ほかのみんなが目先の木々に目を奪われていたときに、森全体を眺めようとしたのである。

だがどのような重大な発見にも、必ず二つの段階がある。その一つは、「見つけた！」と思わず叫んでしまうような、個人の直感的で知的な洞察力である。もう一つは社会的な要素であり、発見が社会的な次元で利用される結果、仲間たちが新たな理論を受け入れるようになる。この過程にあっては、科学とその社会的背景は切り離されたものではない。両者は互いに作用しあう。内分泌かく乱物質の問題が議会で取りあげられるや、科学者はそれに注目するようになったし、研究資金が利用できるようになったときにはなおのこと、そして法律が制定されるに及んでは確実に、科学者の注目が集まった。さらにまた、予防可能な人間の健康問題がなぜ生じているのかに対して説明が可能だということが人々に分かってくれば、科学界でそれまでなりをひそめていた分野の研究者も知識を得ようと動きだし、全般的なレベルが高まる。

次の章では、科学的探究が一段と進み、その焦点も絞られていった時期に、化学物質によって引き起こされる病気に関する新理論に対して、社会的な支持層がどのように生まれたかを探る。

第二章　公共的仮説の誕生

公衆衛生に危険性があるという科学的発見が政策の場で認識されて行動が起こされるまでには、内部的な議論を通過するいわゆる「熟成期間」を要するのが普通である。アスベストや塩化ビニルなど化学物質への曝露によって労働災害が起きたと疑われてきた多くのケースについても、何十年も公衆衛生当局から認められずに捨て置かれた。これは、医療記録が企業のお抱え医師たちの手に握られていたからである。これと同じような例は環境汚染物質にも見られる。二臭化エチレンは一九二〇年代から商業利用されるようになり、ガソリンの添加剤にはじまって、線虫駆除用の土壌薫蒸剤、ミバエ用殺虫剤、貯蔵穀物用殺菌剤として使われ、一九四八年に農薬として正式に登録された。一九七四年に二臭化エチレンは発がん性物質と特定された。それから一〇年後、人々の注意を〔食品中の〕残留二臭化エチレンのリスクへと向けたのは、科学者でもなければ連邦政府でもなく州の役人たちであった。彼らは連邦政府の許容基準をはねつけて独自の公衆衛生指導基準を設定した。このことから、環境問題では近代史上最大とも言えるマスコミ報道が繰り広げられ、高濃度の二臭化エチレンが残留していたケーキミックスや子ども用シリアル類がスーパーマーケットの棚から姿を消した。この事件では、リスク推定値に関する科学的な議論を本格的な政策論争へと転換させるのにマスコミが中心的役割を果たした(1)。

では、内分泌かく乱物質に関する科学的仮説は、どのような道筋をたどって「公共的仮説」へと変身したのだろうか。私がここで「公共的仮説」と呼ぶのは、科学的仮説の発展段階として、社会の中の各集団が自分たちもこの科学的議論の結末に関係があると感じ、対立する双方の見解についてもっと明確な理解を打ち立てるために、一段と要求をぶつけるようになった段階を指す。

潜在的な危険に関する科学的議論が社会的議論に組み込まれるようになる筋道は論理的でもなく、予測可能でもない。科学的問題を長期にわたる社会的議論に変身させる事件も不規則で、事例ごとに異なる。危険が疑われていながら何年間も埋もれていて、あるとき突然、予想もしないのに世間の好奇の目にさらされることもある。この章では、活動家の科学者、役人、ジャーナリストたちが舞台裏で続けてきた活動を背景に、そこから浮かび上がる面白い出来事について述べたい。そこに、メディアの大々的な報道、科学的発見と突破口になった出来事、有名な政策決定などを含めるつもりだ。また、無関心の壁を突き破り国内外の政治の場へこの内分泌かく乱仮説を引き出した、さまざまな活動の一部始終を描こうと思う。

一九八七年から一九九〇年代の半ばまで、「環境エンドクリン仮説」は関心を一にするさまざまな科学者グループに広がり、共鳴する支持者を拾い集めていった(多くはウィングスプレッド会議の出席者だった)。当時彼らは、自分の出版物や公の宣言文の中で、この仮説への支持を慎重に表明するのが精一杯だった。この時期に『環境衛生展望(EHP)』誌は、この仮説の全範囲を網羅した主要な総括論文を掲載した唯一の学術誌だった。[2] 一九九一年と九三年に議会の公聴会が開かれたために、内分泌かく乱物質のもたらしうる危険は、政界と環境擁護団体からはある程度認識されるようになったが、両公聴会とも一般大衆にはほとんど直接の影響を持たなかった。一九九三年には、この問題に対するメディアの注目は散発的にすぎなかった。合成化学物質と内分泌性障害とが関係しているという推論が大々的に報じられだしたのは一九九四年になってからである。

リスクに対する大衆の認識と社会的選択について調べた研究からは、あるリスク仮説がなぜ世論の中で大きく膨らんで社会的課題へと押し上げられたかの理由を説明する要因がいくつか特定されている。[3] その要因には、大惨事、あるいは大惨事と見えたもの、一流科学者の間でヒトの健康毒性について合意ができたとき、メディアの大々的報道による世論の形成、独創的な発見、影響力の大きかった本の出版などがあった。公共の場で環境エンドクリン仮説の重要性が高まってきたのは、数年の間に起こったいくつかの出来事が互いに補強し合った結果である。一つの出来事だけで、この問題が科学的好奇心の対象から持続的な公共政策論争の議題に転換した理由をすっかり説明することはできない。一九九〇年代半ばに内分泌かく乱物質問題が人々の目にとまるようになった理由には、連邦政府機関の関心（特に、公聴会や委員会報告書の提出といった議会の動きによって環境保護庁の関心が高まったこと）、精子数減少を取りあげた英国放送協会（BBC）のドキュメンタリー番組、環境エストロゲンに対する乳がん問題活動家の懸念、ある一般書の出版などの要因がある。一九九六年に『奪われし未来』が出版されると、この本のメッセージが大きく取り上げられ、内分泌かく乱物質は新しい環境脅威として定着した。二つの連邦政府機関からの委託を受けた米国科学アカデミー（NAS）の研究委員会は、この仮説の提起する疑問に対して、少なくとも正当性があると認めた。

こうして、この仮説と結びつく問題は政府機関が研究費を出しているテーマにも顔を出すようになった。生殖毒性に関する研究はそれまであまり活発ではなかったが、予防衛生分野の問題としての位置づけが可能となった結果、多くの研究が行われるようになった。そしてほどなく、環境エンドクリン仮説を構成するその他のさまざまな要素についても、以前より多くの研究資金が使えるようになった。分子生物学、細胞生物学、毒性学、環境科学に属する科学者たちは新たな研究費獲得のチャンスに注目し、手の届くようになった助成金をとろうと、自らの研究モデルを作り直した。ひとたび科学的仮説がアメリカの生物医学と環境関連の資金網に受け入れられ委託研究案件に組み入れられれば、新たな支持層がついてくる。助成金を得るには、申請書の中で現存文献に言及しなければならないので、研究者たちは真剣にそうした文献を読むようになった。

すでに述べたように、こうした法律上の資金措置は一九九〇年代初めに議会で開かれた公聴会を出発点としていた。

議会の活発な動き

議会の委員会で二度開かれた公聴会が、連邦政府が外因性エストロゲン規制に乗りだす発端となった。一度目は一九九一年に「生殖毒性に関する政府規制」と題して行われた上院の公聴会で、このときはシーア・コルボーンが証言に立った。当時コルボーンは、世界自然保護基金（WWF）という国際的な環境団体の上席研究員であった。[4] 二度目はそれから二年後に下院の小委員会で開かれた「エストロゲン様農薬の健康影響」と題する公聴会で、第一回ウイングスプレッド会議に参加した科学者たちが証言に立った。[5]

上院の公聴会を取り仕切ったのは、政府問題委員会のジョン・グレン委員長（オハイオ州選出）であった。この委員会にはミシガン州、ウィスコンシン州からそれぞれ選出されたカール・レビン、ハーバー・コールの両上院議員も名を連ねていた。五大湖を抱える両州は、無秩序な汚染物質の投棄に何年間も悩まされていた。グレン委員長は挨拶の中で、五大湖におけるポリ塩化ビフェニールのヒト健康影響について、次のように触れた。

一九八〇年代には、長期間の研究から、妊婦が食べた五大湖の魚の量とその人たちの組織、母乳、胎児、そして生まれた子どもに検出されるPCBの量とが符合することが分かりました。子どもの場合、出生時に検出されたPCBの量が多ければ多いほど出生時の体重は少なく、頭囲も小さく、反応も遅いことがわかりました。この子どもたちには四歳の時点でも依然として発達の遅れが見られ、運動機能も劣っていました。これと同じような影響は、五大湖地方の生態系から食物を得ている野生生物でも観察されてきました。[6]

この挨拶で注目すべき点は委員長が子どもの健康に重点を置いたことである。最近おきたタイレノール、アラール、それにエアーバッグの事例でも明らかなように、幼い子どもにリスクがあるとなれば、公衆は一斉に強い反応を示す。だが内分泌かく乱物質は、この委員会の活動の一部に過ぎなかった。証言者は、生殖に危険なものとして、薬、消費者製品、職業上の曝露、工業汚染物質など、多くの発生源にも焦点を当てた。この公聴会は、ほどなく会計検査院から『生殖・発達毒物——規制措置の定める不確実な防護策』という研究報告が出るのを見越して開かれたものだった。その報告は一九九二年一〇月に上院に提出され、生殖・発達毒物として最も広く認められている化学物質を三〇種類特定するとともに、これらの物質に対する現行法の防護策が不確実である旨を力説した。この報告書によれば、「化学物質が規制されている場合であっても、その根拠を生殖・発達毒性に置いていることはめったにない」という。[7]この報告書は内分泌かく乱物質にもウィングスプレッド会議参加者の科学論文にも触れていなかったが、それでもこの会計検査院の調査は、重大な転機となった。この後、生殖・発育異常について報告する連邦機関は、少なくとも部分的には、これらの問題を内分泌かく乱物質の問題として扱わざるを得なくなったのである。

この上院の公聴会でシーア・コルボーンは、公益団体と内分泌かく乱物質の健康影響を研究する科学者の両方を代表する、ただ一人の証人であった。コルボーンは、一九八七年の自分の研究について陳述した。それはWWFから任され、その成果を『五大湖は大いなる遺産か？』として発表した研究であった。彼女はNASの医学研究所から、この研究に基づいて五大湖の汚染の健康影響についての論文を書くよう依頼されていた。この『魚類汚染物質の非従来型方法によるリスク評価』と題する論文には、やがて内分泌かく乱物質説へと発展する彼女の独創的な発想の一部が宿っていた。コルボーンはこの抄録に次のように書いた。「本論では、汚染魚を食べる危険について考察する場合の重点を、がんや慢性、急性の影響からもっとわずかな不健康へと移すべきだと論じる。この考え方は、野生生物、実験室、およびヒトの研究で得た証拠に基づくものである。」(8) 彼女は、汚染魚を食べることのリスク決定にあたって、がん、慢性毒性、急性毒性のみに注視することは賢明ではないと論じ、発達の変化、発育遅滞、わずかな行動の変化といった影響についても考察すべきだと主張した。

三か月ほど前にはウィングスプレッド会議が開かれ、その成果としてウィングスプレッド合意宣言が発表されていたが、この公聴会はコルボーンにとって、同宣言に盛り込まれた結論と提言を議会に報告する絶好の機会となった。コルボーンは、ワシントンの鍛えられた活動家のような政治的鋭敏さを見せた。彼女は科学界内の合意を政治議論へと発展させた。それは委員会に衝撃を与えた。彼女はウィングスプレッド会議から次のような結論が出されたと指摘した。「現在、ヒトにおいて報告されている発達障害の一部は、ホルモン活性のある環境化学物質にさらされた親から生まれて成人した子どもたちに確認されています。こうした化学物質の環境負荷を低減して規制しない限り、人の集団レベルで大規模な機能障害が発生する可能性があるのです。[9]」

社会はこれまで胎児の曝露問題には目もくれず、がん死亡率、肉眼でわかる新生児の欠陥、それに、急性毒性にだけ注目してきたと、コルボーンは主張した。また人間と野生生物が、がんなどのような目に見える影響が出るレベルよりももっと低いレベルの化学物質にさらされている点を強調した。たとえ低いレベルでも、その曝露には、生命維持に重要な器官の正常な発達に悪影響を及ぼす力がある。

コルボーンの証言は非常に積極的に受けとめられ、委員から懐疑的な反応は出なかった。それどころか彼らは、事態がどの程度悪い状況にあるのか、取り返しのつかない影響なのか、議会がどのように対処すべきかなどと質問をぶつけてきた。この公聴会でコルボーンは、ホルモン活性のある環境化学物質に対して公衆への普及啓発を図ること、数世代にわたる動物を対象として化学物質の試験を行うこと、これらの化学物質のヒト影響について大々的な研究計画を進めること、ヒトの曝露量を低減する新たな方法を確立することなど、一連の政策提言を行った。初めての上院公聴会から二年以内に議会は上記の提言に沿って活動を開始し、五年足らずで最初の行動計画を策定した。

コルボーンは証言で、科学的裏付け証拠として二種類の研究を取りあげた。ミシガン湖の魚を食べた人々と妊娠ラットの研究である。彼女が引用したヤコブセンたちによる複数の研究は、魚をよく食べた妊婦が身体的欠陥と認知障害をもった子どもを出産したことを明らかにしていた。[10] これらの研究は、五大湖を汚染したＰＣＢのヒト健康影響をこの上なく明確に示していた。コルボーンは、ダイオキシンを一回だけ与えた妊娠ラットに測定可能な雄性喪失と雌性化が起きた諸研究についても、力をこめて説明した。胎生期に生体異物に被曝したために野生生物と実験動物の性の発達にかく乱が生じたという証言は、社会の抱いているがんだけを怖れる観念とはまったく異なっていた。

事情聴取のなかでコルボーンは、化学物質が生物の生涯のさまざまな段階で、はっきりとした、ときとして正反対の影響を及ぼす可能性をもつ、という強力な弁証法的考えを紹介した。彼女は「ダイオキシンは、胎仔においてはエストロゲン様効果を、成体においては抗エストロゲン効果を発揮するのです」と陳述した。(11) これは、内分泌かく乱物質のリスク評価を発がん性物質や急性毒のリスク評価よりも複雑にしている原因の一つである。発がん性化学物質が細胞に遺伝的変異を誘発しうることはすでに理解されていた。発がん性物質問題には、「善玉」と「悪玉」の間にあいまいさはなかった。だが環境エンドクリン仮説に批判的な者たちは、やがて善玉と悪玉のエストロゲン、あるいはエストロゲンと抗エストロゲンの紛らわしさを盾に、化学物質の危険性の不確実さを持ち出してきた。もし同じ化学物質が、ときにはエストロゲンのように、ときには抗エストロゲンのようにふるまうとしたら、ヒトについて決定的因果関係はどのように推断できるのだろうか。観察からは、動物の生涯のどの段階で被曝したかによって、その動物に及ぼすホルモン影響が異なるという結果が得られていた。このことが、発がん性の場合とは対照的に、内分泌かく乱物質の研究を複雑にしていた。内分泌かく乱効果の場合には、その影響を受けやすい一定の時期というものが存在した。

カリフォルニア州選出のヘンリー・ワクスマン議員は、一九九三年に下院の健康・環境小委員会の委員長を務めていた。この小委員会は、一九九三年食品品質保護法（ＦＱＰＡ、下院法案第一六二七号）という新法案の提出に関連して公聴会を開催した。この法案のねらいの一つは農薬再登録プロセスの速度を速めることであった。当時使われていた多くの農薬は、最初の登録時点で適切な評価を受けていないか、その後の法律の適用を受けないままであった。一九七二年以降、農薬メーカーには製品の再登録が義務づけられていたが再登録はなかなか進まなかった。法案のもう一つのねらいは、食品中に含まれる残留農薬濃度の規制をめぐる法律論争に終止符を打つために、一九五八年食品医薬品化粧品法のディラニー条項を廃止することであった。*農業関連企業は、加工品の残留農薬に適用されるディラニー条項の廃止を望んでいた。環境保護主義者たちは、乳児など影響を受けやすい集団について特別な配慮を払うこと、安全面で最終的に前進が得られるとの確約を求め、そうでなければこの条項をつなぎとめておきたいと望んでいた。

* ディラニー条項は、ヒトまたは動物によって摂取された場合に発がん性を示すいかなる物質も、加工食品中への使用を禁じると定めている。

化学物質の内分泌効果に関する英国とデンマークの報告書は男性の生殖と外因性エストロゲンに重点を置いていたが、ワクスマンの公聴会は、環境中のエストロゲン疑似化合物がヒトと野生生物の健康に及ぼす影響に重点を置いた。ワクスマンははじめの挨拶の中で、その日の公聴会で三つの重要な事項が明らかにされることを指摘した。まず彼は、エストロゲン様化学物質が、米国の乳がん発生数増加やこの五〇年間に世界中で起きている精子数の激減、それにフロリダのワニやアラスカのクマといった野生生物種の生殖障害の一因となっている可能性があることを挙げた。二つ目は、主に残留農薬としてエストロゲン疑似化合物が食品中に検出されていることであった。三つ目は、環境保護庁（ＥＰＡ）が日常業務として、危険なホルモン作用の面から農薬を評価してはいないことであった。

一九九三年九月二一日には、ワクスマンを委員長として、農薬の安全性と食品に関する上下両院合同公聴会が開かれた。このときオクラホマ州選出のマイク・サイナー議員は、農薬試験の遅さを次のように非難した。「一九七二年から約二万件の農薬が審査に回されているのに、再登録されたものはたった三一件に過ぎません。この速度でいけば、全部の審査が終わるのは西暦一万五五二〇年になってしまいます。私はもっと柔軟に対応すべきだと考えます。私は良い科学の存在は信じますが、地質年代のような長い時間をかけることは承服できません。[12]」一九九〇年代初めの頃は、内分泌かく乱物質と乳がんとの関係は、ある意味で奇妙に思われていた。というのは、外因性エストロゲンを乳がんの原因とする証拠がまったく推測的だったからである。それでも、乳がんとの関係はワクスマン公聴会の大きな焦点となり、その後数年間、この問題について内分泌かく乱物質論争が繰り広げられた。一七人の証人のうち、八人は乳がんを第一の問題分野だと証言した。デボラ・リー・デイビスはその一人だった。厚生省顧問だった彼女は、コーネル大学医学部のレオン・ブラッドローと共に、外因性エストロゲンと乳がんリスクの増加との関係に関して、ある代謝仮説を唱えていた（第一章参照）。

ワクスマンは、メディアによるこの公聴会の報道が一般の人々を不安にしかねないことを承知していた。彼は消費者をパニックに陥れないよう肝に銘じて、心して公聴会に臨んだ。アラール事件、すなわち、化学的生長調整剤の安全性に対するメディアの調査から一夜にしてりんごとりんご製品のボイコット運動が起こったことは、政策決定者の心に深く刻まれていた。ワクスマンは次のように語った。「ホルモン様農薬が健康に悪影響を及ぼすおそれがあることは警戒しなければなりません。ですが、この悪影響は証明されたわけではないのです。ホルモン効果についての証拠は、食べ物の摂取量を変えなければならないほど決定的なものではありません。特に一般の消費者は、果物や野菜などの食べ物を大いに摂りつづけるべきです。健康にとてもプラスになるからです。消費者はうろたえる必要もなければ食生活を変える必要もありません。さらに詳しい調査と規制措置の向上を図ることこそ急務です。[13]」

証言者の中には、シーア・コルボーン、アール・グレイ、ルイス・ジレット、ジョン・マクラクラン、アナ・ソトなど、ウィングスプレッド会議の仲間たちが多く混じっていた。しかしながら、環境内分泌かく乱物質のヒト健康影響をとても熱心に研究し深く考察してきた科学者たちでさえ、どの程度の確信をもって、内分泌かく乱物質が本当に人体に影響すると言えるかという重要な点については、各人各様の見解を示した。マクラクランは慎重に言葉を選び、「現時点で、環境エストロゲンとヒトの病気や障害との因果関係を断定することは不可能です」と、証言を締めくくっている。[14] マクラクランのような模範的な科学者は、因果関係を示す用語の使用には特に慎重である。彼は一つの系の一つの変数だけを操作してその結果を対照と比較して測定する方法を常用してきたが、この手法から化学物質のヒト影響の発見に成功することは、あるとしてもまれである。

それに反してコルボーンは、外因性エストロゲンへの曝露からくるヒト影響という問題について、一九九一年のときよりも思い切った証言をした。彼女は因果関係を示す用語を使うことには躊躇しながらも、野生生物の個体群についての観察結果を例に、次のように述べた。「私たちの生物圏は、機能障害を引き起こす化学物質であふれています。今や人間には、工業用化学物質と農薬の両方から負荷がかかっていて、その濃度は、野生動物にも実験動物にも内分泌、免疫、生殖に関して悪影響が報告されているほどの高さなのです。ですから人々の中には、内分泌かく乱物質に対する親の被曝の結果として影響が出ている者もある、という証拠は増えつづけているのです。[15]」

そのほか、因果関係が確実かどうか疑問だと証言した科学者もいた。シナイ山医科大学のメアリー・ウォルフは、「有機塩素化合物と乳がんとを関係づける発見を確認し、その根底にあるメカニズムを解明するには、今後多くのことをなさなければなりません」と証言した。またフロリダ大学の生殖内分泌学者ルイス・ジレットは、1‐ジクロロ‐2、2‐ビス・エチレン（DDE。DDTであるジクロロジフェニル・トリクロロエタンの代謝物）がワニの個体数減少に関与しており、単なる相関関係ではない、と証言した。彼は、「野生生物の個体群がエストロゲン様化合物に汚染されると胚の性発達が大きく変えられ、それによってその後の生殖の成功率が大幅に下がるという仮説」を裏付けるデータを握っていると述べた。ジレットは、野生生物がある特定の化学物質に被曝した場合の影響を実験室で再現することに成功していたが、因果関係を示す用語を使ってワニの個体数減少を説明することは控えた。アール・グレイも、ヒトとの類似性を引きだすために動物実験をした。彼も因果関係が仮のものだと強調して、「ビンクロゾリン［農薬］の活性代謝物も同じくヒトのアンドロゲンレセプターに結合して、男性の性分化に悪影響を生じるらしいのですが、まだ証明されてはいないのです。」と述べた。グレイは、実験動物に与えた用量がヒトの受けている曝露量とどう関係しているのかを決めることが今後の課題だと付け加えた。[16]

公聴会は、不確実な分野が三つあることを認識して終了した。第一は、内分泌かく乱物質がその効果を起こす作用機構は今も研究が続けられていること、第二は、ヒトの曝露と動物実験での用量反応との関係が今後解明されるべき問題だということ、そして最後は、体脂肪に蓄えられている複数の内分泌かく乱物質の相加効果についてはほとんど分かっていないこと、であった。また化学物質が工業と農業に導入される前に内分泌効果をスクリーニングするためと、すでに市場に出ている内分泌かく乱物質を特定するために、バイオアッセイ〔生物試験系〕の拡張が必要であることも確認された。

この公聴会で表明されたような不確実性があったので、議会はどちらかといえば控えめな方向に動くだろうと思われた。おそらく追加研究のための予算はつけるだろうが、内分泌かく乱物質のヒト影響についての理解が深まるまで法案の通過は遅らせるだろう、と誰しも予想した。だが社会的な圧力は、政府に何らかの手を打たせるような方向で高まっていた。この環境作りに一役買ったのは英国で制作されたきわめて刺激的なドキュメンタリー番組で、米国の有力な政策担当者たちの目に触れたことが大きかった。

英国のドキュメンタリー番組

メディアが環境エンドクリン仮説の幅広さを初めて大きく報道したのは、一九九四年に放映されたBBC制作の「男性への攻撃」〔邦題――精子が減ってゆく〕というドキュメンタリー番組であった。題名からも窺われるように、この番組では男性の生殖と発達の異常と化学物質とを結びつけるさまざまな科学的仮説が紹介された。

米国では、ディスカバリーチャンネルというケーブルテレビでこの番組が放送されたが、公共放送やネットワークテレビを通じて幅広い視聴者に届けることはできなかった。それには次のようないきさつがあった。ボストンの公共テレビ局WGBHの後援で制作されていた受賞番組「ノバ」シリーズは、BBCと年間数本の作品を共同制作する契約を結んでいた。どの作品と契約するかは、「ノバ」の制作者たちが作品の完成前に選定するのが通例だった。だが「男性への攻撃」の場合には、完成後の作品が「ノバ」の科学編集者に渡されて審査に回された。ＷＧＢＨが「ノバ」シリーズで一番大切にしていたのは、正確さとバランスであった。この作品を検討した審査官たちが、これは明確な一つの視角から作られていると評したため、編集者たちはこの作品を偏りのない内容に作り変えるのは、たいへんな作業になると判断した。共同制作契約の候補作品は他にもあったため、「ノバ」は「男性への攻撃」を却下した。ＢＢＣはすぐに、このドキュメンタリーの放映権をディスカバリーチャンネルに売った。

ディスカバリーチャンネルは、一九九四年九月の労働祝日前の日曜夜七時と当日月曜の午前二時にこの番組を放送した。ニールセンの視聴率調査によれば、午後七時放送分の視聴率は〇・六％でディスカバリーチャンネルの平均よりも低く、標準的なゴールデンアワー番組の約五分の一だった。この数字から、午後七時から見たのは三七万世帯、午前二時からは一五万世帯という結果が出た。これに対し「ノバ」シリーズの視聴者数は一五〇万から二〇〇万人がふつうだった。

だがこの番組は放送業界から喝采を浴び、一九九四年一〇月には「ドキュメンタリー及び時事ベストネットワーク」部門で英国環境メディア賞を受賞し、一年後の一九九五年九月には「優れた情報番組・文化番組」部門で、名誉あるエミー賞を受賞した。さらに特筆すべきことに、このフィルムのコピーがＷＷＦなどのエンドクリン仮説支持団体によって政策担当者や科学者に効果的に配布された。

この作品は、公共放送で流されていた初期の「ノバ」シリーズと同じように、科学ミステリー風に作られていた。英国の作品と米国の公共テレビ局で作られる科学番組との違いは、強烈なドラマ性にある。最初に画面に映し出されるのは、ワニの子どもを捜して闇に包まれたフロリダ州アポプカ湖の湿地を音も立てずに進む科学者の一団。彼らはワニの個体数減少と生殖異常増加の原因を突きとめようとしている。バックに流れるのは心臓の鼓動のように脈打つバスーンの音と、その合間に響くかん高い不気味な音色。効果音が危険で怪しげな雰囲気を醸し出す。

フロリダのワニに見られるペニスの大きさの大幅な縮小をはじめとして、野生生物の奇妙な生殖異常が画面に映し出されると、ナレーターが語り出す。フロリダのヒョウは一頭としてまともな精巣を持っておらず、五大湖のオスの魚は成熟せず、魚類には雌雄同体で生まれるなどの生殖異常が激増している、と。このドキュメンタリーは、悲観的な将来への暗示に満ちみちている。一人の科学者が「私たちはまるでエストロゲンの海の中で生きているのです」と語り、この作品を支配するイメージを投げかける。ヘリコプターが急降下し、高速モータボートがワニの巣を探して湿地の草をかきわけるように進むと、野生生物のメス化という劇的な影響が画面に映し出される。孵化したばかりのペニスのないワニの血液には、女性ホルモンが流れている。ワニ以外の種も同じく影響を受けている。カメの二〇パーセントは、環境エストロゲンに曝露したせいで、半陰陽の状態にある、と語られる。

場面がフロリダの野生生物から有名な科学者たちへと移ると、精子数減少やヒトの精巣がん、前立腺がんに関する最近の発見について、議論する声が聞こえてくる。どうしてこんなことが一度に起こっているのか、と問いかけるナレーターの声をバックに、生まれたばかりの赤ちゃんの精巣とペニスの異常という、この上なく恐ろしい映像が画面に広がる。科学者らは人間に尿道と精巣の病気が多発していることを語り、胚発生の時期にエストロゲン様化合物に余計に曝露すると、こうした影響が生じうるという一般化された仮説を持ちだす。

このドキュメンタリーでは英国人科学者が登場して、魚を入れたケージを下水処理場の放水口付近に放置して行った対照実験を説明する。雌雄同体と化した実験魚が映し出され、「オスの性が変化していると言えます」というナレーションが流れる。英国の科学者ジョン・サンプターが「放流水に含まれる何かが女性ホルモンのように魚に働きかけているのです」と結論する。国民を不安にさせないためにこの発見が二年間も秘密とされ、一般の英国人に知らされなかったことが視聴者に告げられる。

実のところ、放流水のどの成分が、性転換や雌雄の区別が不鮮明な性発達に関与しているのかは、一九九六年後半になるまで分からなかった。初めのうち英国の科学者たちは、下水中に含まれるエストロゲン様化合物が避妊用ピルから来ていると考えた。だが放流水からは合成エストラジオールを検出できなかったので、彼らは矛先を転じて、エストロゲンのようにふるまうことが分かっていた工業用化合物、特にプラスチックの製造に広く使われていたノニルフェノールという物質へと注意を向けた。

ノニルフェノールが環境エストロゲンのように働くことは、タフツ大学医学部のアナ・ソトとカルロス・ソンネンシャインが、ひょうたんから駒のような出来事から発見していた。ソトとソンネンシャインは、対照サンプル、つまりエストロゲン様物質を加えていない細胞がなぜ増殖しているのかを解明しようとしているうちに、偶然それを発見した。二人は、汚染源を突きとめようと何か月も調べ続けた結果、血清保存用に使ったキャップ付きプラスチック試験管から疑似エストロゲン(エストロゲンの生物学的機能を持つ物質)が滲み出し、それが対照サンプルの細胞を増殖させていることを突きとめた。こうしてこの対照サンプルは、研究者たちに実験室内の汚染物質に注意するよう警告していた。プラスチック試験管から浸出した化学物質は、プラスチックに柔軟性をもたせるための酸化防止剤、ノニルフェノールであった。

サンプターと同僚たちは、イングランドの河川における下水の内分泌効果を数年間研究した後に、意外にも、オスの魚をメス化させているエストロゲン様化学物質の一部は、ノニルフェノールあるいは有機汚染物質ではなく、女性の尿中に存在する三種類の天然エストロゲンと避妊用ピルに含まれる合成エストロゲンであることを突きとめた(17)(第三章参照)。だがこの英国の科学者たちは、エストロゲン様化合物がこれ以外から出ている可能性を排除はしなかった。

このBBCのドキュメンタリーは、経験に基づいた絶望感を表して幕を閉じる。ナレーターは、工業用化学物質が内分泌効果を持つことは事実ではあるが、分かっていない部分もある、と語って次のように締めくくる。「どの化学物質、あるいはその組み合わせがエストロゲン効果を引き起こすのか、我々がどのような曝露経路でエストロゲンにさらされているのか、水なのか、それとも食べ物か、何かほかに曝露の道があるのか、こうしたことはまだ謎です。しかし人間の生殖には現実に変化が起きており、エストロゲンの海から主犯を突きとめる捜索は今も続けられています。」

ゴールデンアワーに放送されたこの作品が、一般のアメリカ人にどのような衝撃を与えたのかを予想することは難しい。映像は強烈で、野生生物と人間との間に引かれた関係は驚くべきものだった。行動が緊急を要すると語る科学者の言葉に疑いをはさむ者は一人も登場しなかった。一人の科学者はカメラの前で最終宣言を下し、戦闘準備にとりかかれと呼びかける。「この五〇年間に地球全体に神経ガスをばらまいてきた、そう想像してみてください。あなたはうろたえますか？　私はどうでしょう？　答えはイエス。みんなおもてに飛びだして、金切り声で叫ぶに違いないのです。そう、私たちはそれと同じことをしたのです。世界中に内分泌かく乱物質をばらまいてしまい、それが免疫系や生殖系に根本的な影響を与えています。私たちは、野生生物と人間が影響を受けていることを示す優れたデータを持っています。うろたえるべきでしょうか。その通り。私たちは心の底からうろたえるべきなのです。今こそおもてに飛びだして、声を大にして叫ぶべきなのです。」

一九九八年に発表された魚類の異常に関する研究報告は、英国の大衆紙に大きく取りあげられ、工業汚染物質に対する新たな疑念を呼んだ。この研究では、イングランドの二つの川で試験を行い、コイ科ローチのオスの一〇〇パーセントにメス化の兆候が見られたという。精子を作る精巣の大部分は、卵を作る組織に変わっていた。

内分泌かく乱物質をテーマにして、ネットワークテレビで放送された初の米国制作ドキュメンタリーは、WGBH局の「フロントライン」という番組の「自然をあやつる」という一時間ものだった。これは一九九八年六月二日の夜九時からニューイングランド諸州の各地で放送された後、六月七日にも再放送されたほか、PBSの系列局で全米に放送された。BBCのドキュメンタリーとは違って、このPBSの特別番組では、人間が危険にさらされているという証拠をめぐる科学者の論争としてこの問題を扱った。「フロントライン」の制作者は、人間が疑惑化学物質から悪影響を受けているかどうかという問題に関して、この番組がはっきりとした視点を持っているとは見えないように、特別の工夫をした。それが一番鮮明に出るのはドキュメンタリーの最後の場面で、未決の科学を象徴するかのように、自分の立場を譲らず議論を戦わせる二人の科学者の声が遠くから響いてくる、という趣向だった。

ニールセン調査によると、PBSでは最初の放送の視聴率が三・〇パーセント、視聴者数にして約四一〇万人、つまり「男性への攻撃」の約八倍もの視聴者を獲得した。「フロントライン」はふつう二九〇のP

BS局で放送され、そのうちの三割では、最初に放送された週のうちに一回だけ再放送される。WGBH局がまとめている調査データによれば、再放送を見る人の九〇パーセントは新たな視聴者で、「フロントライン」の典型的な番組の一週間の視聴者累計は四八〇万人と推定されている。

すでに連邦機関は、「男性への攻撃」が放送されるよりも前に、ゆっくりではあったが、環境中のホルモンかく乱物質に対する理解を深めつつあった。初めのうちばらばらに調査活動を行っていた議会は、やがて内分泌かく乱物質に対する懸念を、食品安全性と安全な飲料水に関する新法の制定へと向けた。一九九六年三月、内分泌かく乱物質をテーマにした最初の一般書『奪われし未来』が出版された。この出版は、内分泌かく乱物質論に賛成して議論を持ちだす分岐点となったが、この本がお目当ての読者に届く頃には、すでにしっかりとした立法対策が進行していた。

米国の立法活動

一九九三年から一九九四年にかけて、環境内分泌かく乱物質に関する規定を盛り込んだ八つの法案が、上院と下院に提出された。一九九六年の第一〇四回議会では、六本の法案（うち三本は安全飲料水法の修正に伴うもの）が環境エストロゲン問題を扱っていた。これらの法案の大部分は、研究計画と試験計画という二つのテーマに焦点を当てていた。

女性の健康環境要因法（WHEFA、下院法案第三五〇九号）は、厚生省に対し、国立衛生研究所を通じて女性の健康に対する環境要因の影響について報告書を提出するよう命じ、その中に「ヒトのエストロゲン疑似化合物」に関する報告を含めるよう命じていた。もう一つの法案は、安全飲料水法第一四編を修正し（下院法案第三二九三号）、「エストロゲン様物質のスクリーニングプログラムの策定」という条項を追加するものであった。この法案に基づき、環境保護庁長官は、商業用に使われている化学物質が自然エストロゲンと同じような効果を持つかどうかを決定するため、厚生大臣と協議の上で、スクリーニングプログラムを策定するよう義務づけられた。

一九九六年九月に下院を通過した一九九六年包括民生科学承認法（ＯＣＳＡＡ）（下院法案第三三二二号）は、科学に関する主な連邦歳出予算案であった。その中の一章「一九九六年内分泌かく乱物質研究計画法」は、「内分泌かく乱物質のリスク特性をより正確に解析するために」さらに調整を図って研究を行うよう求めている。同法では、「科学的知識の現状によれば、内分泌かく乱物質がヒトの健康と環境にとって差し迫った深刻な脅威であるという結論と、結局そのリスクはとるに足らないもので誇張されているという結論のいずれも確かではない」として、環境エンドクリン仮説をめぐるジレンマを強調した。この法案はＥＰＡに、化学物質の登録承認や登録却下にあたって、分野間の研究調整をすること、リスク評価法を確かなものにすること、研究が科学的かつ合理的に行われるように見張ること、を求めた。

一九九三年にはじめて導入され、続く議会で連邦殺虫剤殺菌剤殺鼠剤法（ＦＩＦＲＡ）と連邦食品医薬品化粧品法（ＦＦＤＣＡ）を修正するために再度提案された法案は、連邦食品品質保護法（ＦＱＰＡ）と呼ばれる。この法案は、一九九六年七月に健康・環境小委員会と農業委員会から好意的な報告書が提出され、一九九六年八月六日に法律として承認された。この法律は、環境保護庁長官に対して「農薬が、自然エストロゲンと同じ効果またはその他の内分泌効果をヒトに及ぼすかどうかについて、データや情報を要求する」

権限を付与している。

一九九五年に下院の健康・環境小委員会で行われたFQPAに関する公聴会で、天然資源保護評議会（NRDC）のエリック・オルソン上級弁護士は農薬関連法を修正する根拠として、DDTの経験と野生生物研究からの証拠を持ちだした。NRDCは、米国で最も強硬に農薬反対を唱えている公益保護団体の一つである。オルソン弁護士は、「一九七〇年代に禁止されたにもかかわらず、現在もまだ『環境中にある』DDTその他の環境エストロゲンによる汚染のために、オスの野生生物は事実上メス化しています。雌雄同体や全くのメスになっているのです」と証言した。彼はスタンフォード大学の内分泌学者の言葉を引用し、人類が「エストロゲンの大海でおぼれかねない」という強烈なイメージを投げかけると同時に、こうした化合物の相加的、相乗的な効果を次のように力説した。「一例を挙げますと、一三の有機リン系農薬を対象にして急性毒性の相互作用について研究が行われました。その結果、一二一対の組み合わせでは相加的毒性、一八対では相加効果よりも弱い毒性、四対には相乗的な毒性が認められたのです。[18]」

FQPAにも修正安全飲料水法にも、エストロゲン様化学物質に関するスクリーニングプログラムを求める条項が盛り込まれたが、これは主に、ニューヨーク州選出のアルフォンス・ダマト上院議員が、同州選出のダニエル・モイニハン上院議員の支援の下に勝ちとったものだった。ダマト上院議員の選挙地盤は、ニューヨーク州内でも乳がん発生率の高いロングアイランドだった。ロングアイランドの女性たちは、乳がん問題を中心に活発な運動を展開しており、これが重要な要因となって、ダマト議員はエストロゲン様化学物質に注目し、スクリーニングプログラムを支持するようになった。強い影響力を持つ全国乳がん連合は、内分泌かく乱物質のスクリーニングプログラムの件では活発なロビー活動を行わず、乳がん研究資金の増額を求めるロビー活動に専念していた。今では、裕福なロングアイランドとマサチューセッツ州のいくつかの町における乳がん発生率の高さが、この病気を持つ女性たちの間に政治運動の新しい波を作る推進役となっている。

一九九〇年には「ワン・イン・ナイン」と称する女性グループが、ロングアイランドの乳がん発生について連邦政府の総合的研究の実施を求めてロビー活動を開始した。ワン・イン・ナインは、アトランタにある疾病管理センター〔CDC〕にこの研究を行うよう陳情したが、満足のいく回答は得られなかった。同グループの代表は、国立がん研究所（NCI）の代表にかけあったが、この種の研究には五〇〇万ドルかかると言われた。さらに、乳がん研究に政治を持ち込んでほしくないとはっきり言われた。だが代表のゲリ・バリッシュには、政治家の力を借りずに五〇〇万ドルもの大金を集めることは考えられなかった。彼女はダマト議員に接触し、理事会の委員を交えてロングアイランドの乳がん研究の件を話しあった。ダマト議員は、相手の悩みに心を動かされた。バリッシュ理事は次のように語っている。「彼は、我々のために国防総省から五〇〇万ドル調達してくれました……でも五〇〇万ドルが手に入った後、それも、資金をもらえると知らされたその翌日に、国立がん研究所が手を引いてしまったのです。その研究をするつもりはない、と言ってきたのです。私たちは電話でダマト上院議員に事情を話しました。すると一時間もしないうちにまた彼から電話があり、〔国立がん研究所が〕研究してくれることになった、と知らせてきたのです。」[19] 結局この研究費は見積額の五〇〇万ドルを超えたが、ダマト議員は、研究を完遂するための費用としてさらに一五〇〇万ドルを調達した。

この研究の遂行は、ワン・イン・ナインが乳がん患者のために行っている大きな活動の、ほんの一部であった。ワン・イン・ナインのメンバーらは、乳がん研究資金の全体的な増額と、農薬と食品中の残留農薬に対する規制の強化を求めてロビー活動を行っていた。ロングアイランドの女性たちは、この地域に乳がんが増えている原因が、農薬にあると考えていた。連邦乳がん研究資金は一九九〇年には九〇〇〇万ドルだったが、乳がん問題活動家が政治的に結集したおかげで、五年後には約五億ドルに達した。

ダマト上院議員は、一九九三年九月の上下両院合同公聴会で証言し、がんの原因としてエストロゲン様化学物質の問題を提起した。彼は、乳がん問題活動家と密接に関わりながら仕事をしていたデボラ・デイビス（当時、厚生省にいた）の研究と、シナイ山医科大学医療センターのメアリー・ウォルフの研究を引用した。ダマト議員が化学物質のエストロゲン能を試験するという考えを初めて提案したのは、この公聴会においてであった。「今や環境中には、農薬その他エストロゲン性をもつ化学物質が多数あって、女性たちのエストロゲン生涯曝露量を増加させ、それによって乳がんリスクを高めている可能性が明らかにされています。私は農薬規制法案に、定常的にエストロゲン能のスクリーニングを義務づける条項を入れることが極めて重要だと考えます……私は、農薬のエストロゲン能試験を義務づける条項を起草するつもりです。[20]」

二年後の一九九五年一一月二九日、ダマト議員は上院でのＦＱＰＡに関する陳述の中で、再度エストロゲン能試験に関する修正に触れた。「エストロゲン様化学物質のスクリーニングプログラムをＥＰＡで策定するという当方の修正案を、本法案担当者の修正案に加えていただいたことに対し、心よりお礼申し上げます……エストロゲンの作用をまねたり遮断したりできる環境化学物質と、野生生物やヒトに見られるたくさんの発達異常や生殖異常とを結びつける証拠が増えつつあることを考えれば、今回の修正はきわめて重要であります。最も警告的な研究結果によれば、これらの化学物質への曝露と、この数十年間に我が国で悲惨なほど目立つようになった乳がんの激増との結びつきが示唆されています。[21]」

ダマト議員はこのとき、シナイ山医療センターのメアリー・ウォルフの研究結果を改めて引用した。それは、PCBとDDEの血清中濃度が高いほど乳がんにかかるリスクも高くなるというもので、エストロゲン様有機塩素化合物への曝露がホルモンに敏感な乳がんの発生に影響しうることを示唆していた。ウォルフは、これより五か月前に下院の健康・環境小委員会で、「ホルモンのかく乱は、生殖異常、神経障害、免疫障害という広範な生物学的影響に関連する可能性があり」、内分泌かく乱物質は、乳房、前立腺、子宮、卵巣、大腸のがんに関与している可能性がある、と証言していた。[22]

内分泌かく乱物質とがんとの間に疑われている関係について、農業委員会はFQPA法案に関する報告書の中で次のように言及した。「当委員会は、農薬にはヒトと野生生物のホルモン活性を始動、亢進、遮断する可能性があると指摘している最近の科学論文を承知している。たとえば、エストロゲンをまねる化学物質への曝露と乳がんとの間には結びつきがあると示唆されてきた。ホルモンは、ヒトその他の生物種の生殖、成長、代謝といった基本的生物機能をつかさどることから、EPAが、FIFRA法の下で情報に基づく規制判断を下せるように、農薬の潜在的ホルモンかく乱効果データを取得することは重要であると考えている。」だが農業委員会は、化学物質の内分泌効果のスクリーニングを求めるようにFQPA法を修正する案には賛成しなかった。その代わりに「当委員会ではこの問題を審議検討した結果、現時点でもEPAには、当該効果に関して情報を要請する十分な権限があると判断した……したがって当委員会は、本法制定日より四年以内に、EPAがその必要性を評価し、必要ならば、FIFRA法第三条および第四条に基づく現行権限を行使し、データ要件に関する基準を設け、各農薬がホルモン活性をかく乱しうるかどうかを決定するよう、期待する。」と結論した。[23]

農業委員会のメンバーであるジョージ・ブラウン下院議員は、内分泌試験に関する修正条項をＦＱＰＡ法に盛り込むべしとする少数派意見を表明し、乳がんと内分泌かく乱物質との関係への懸念をあらわにした。「私は、農業委員会の折りに、ＦＩＦＲＡ法第三条および第四条の現行権限に基づいて、ホルモン活性農薬のためのデータ基準を策定するようＥＰＡに義務づける修正案を提示しましたが、後日それを撤回しました。内分泌かく乱物質と一般に呼ばれるこれらの物質は、ヒトその他の生物の生殖や発達などの基本的な生物学的機能に干渉すると考えられています。また、いくつかのタイプの乳がんとの関係も示唆されています。[24]」ブラウン議員は、法案が下院本会議に上程された際、この委員会の消極的な勧告よりももっと踏み込んで、内分泌試験に関する法的修正を求めるつもりだと表明した。下院の商務委員会は、七月二三日にＦＱＰＡ法の修正が好ましいとの報告を行い、エストロゲン様物質のスクリーニングに関する修正をこちらの法律に含めた。そしてこの法案は、ほとんど反対もなく上院を通過した。

このスクリーニング関連の修正条項は、ＥＰＡ長官に内分泌効果の評価権限を付与しただけでなく、さらに踏み込んで次のように厳しい期限を設定した。「本条制定日より二年以内に、ＥＰＡ長官は、厚生大臣と協議の上で、スクリーニングプログラムを策定しなければならない。[25]」また、スクリーニングおよび試験プログラムを三年目に施行し、四年以内にプログラムの報告書を議会に提出することが定められた。この日程はかなり問題だった。というのは、内分泌変調化学物質の特定とスクリーニングに関する科学が当時まだ産声を上げたばかりだったからである。この法律の文言はＥＰＡに対して、不確実性に満ちた分野で科学者間のコンセンサスを作るという重圧を課した（第四章参照）。

ＦＱＰＡ法が可決された時点では、科学界に懐疑主義者が多かったことは確かだった。彼らは、環境中レベルの工業用化学物質と農薬が、内分泌機能に干渉してヒトの健康に悪影響を与えているとは考えていなかった。ヒト内分泌系に関する有力誌『エンドクリノロジー〔内分泌学〕』は、問題の仮説にほとんど目を向けていなかった。産業界の代表は、人間のホルモンが攻撃されているという理論を、塩素化合物やその他の残留性有機汚染物質を禁止しようとする環境保護主義者たちの作りだした絵空事だと称していた。国連欧州経済委員会の主催による交渉過程では、国連長距離越境大気汚染条約に基づいて二つの国際的議定書が作成された。両議定書は一六の物質を対象としている。そのいくつかは内分泌かく乱物質か、あるいはおそらく内分泌かく乱物質である。

当初、特定の産業団体からは反環境主義的な姿勢も見られたものの、内分泌かく乱物質のスクリーニングを義務づける新しい農薬法の条項への反対は極めて少なかった。産業界からの反応が低かったのは、過去一〇年間彼らの頭が農薬をめぐるディラニー条項の問題でほぼいっぱいになっていたことに一因があるかもしれない。一九五八年の修正食品医薬品法に初めて導入されたディラニー条項は、投与量にかかわらず、ヒトまたは動物に発がん性が示された食品添加物について、耐容量ゼロを要求している。ただしこのゼロ基準は一度も残留農薬には適用されなかった。今でも残留農薬は、生鮮食品にも加工食品にも見つかっている。

一九九二年、天然資源保護評議会（ＮＲＤＣ）は、残留農薬も一種の食品添加物だからディラニー条項を適用すべきだと主張し、ＥＰＡを相手どって訴訟を起こした。ディラニー条項によれば、当時使われていた多くの農薬は市場から回収されなければならないはずだった。ＮＲＤＣの訴えはやがて連邦地裁に支持され、彼らはこの勝訴を踏まえた同意判決という形で、農薬禁止の例を増やすことに成功した。

行政府と立法府が、産業団体と環境団体との妥協点を見つけようとしてとった方策が、やがて成功を収めることになった。産業界のスポークスマンたちは、「ゼロリスク」という基準を「無視できるリスク」という基準に置き換えることを要求した。一方、環境保護団体は、乳児用、小児用を中心とする食品中の残留農薬に関する安全基準を引き上げるよう望んでいた。

その成果としてFQPA法に盛り込まれた条文は、過去数十年間の環境法の中で、最も反対の少ないものとなった。最終的にこの法案は、農業、食品加工業、流通業、環境保護団体を含む五五の利益団体に支持された。商務委員会では、内分泌スクリーニング修正を盛り込んだFQPA法案を四五対ゼロで採択した。下院では一九九六年七月二三日に四一七票対ゼロで通過し、上院でも七月二四日に全会一致で通過した。

FQPA法の成立は、環境論争を解決する取り組みとして利害関係者が交渉して得られた勝利だった。当然ながら、二〜三の環境保護団体（公共利益調査グループ、全国農薬誤用反対連合など）は、ディラニー条項にあるゼロリスク基準の削除に反対だった。また、リスクを高める化学的シナジズム（相乗効果）が新しい論文で報告されていたことから、単一の農薬の効果に重点を置くことにも反対だった（第三章参照）。しかしながら、この幅広い支持を受けた内分泌かく乱物質に関する立法対策が、大反響を呼んだ一般書の出版よりもかなり前に開始されていたことは注目に値する。また、有毒廃棄物の投棄が明るみに出たラブキャナル事件や、インドのボパールやイタリアのセベソでの化学物質放出事故と違って、メディアの大々的な報道や大災害がきっかけではなかったことも、実に注目すべき点である。

利害関係者と影響力を持つ科学者から成る小さなグループによって支持されて成立した内分泌かく乱物

質スクリーニングプログラムは、新たな法律のおまけ部分として何の異議も受けず、産業界にとって直ちに脅威になるとは見られていなかった。ＦＱＰＡ論争では農薬とディラニー条項が大きな争点であったので、そんな中で「エストロゲン様物質のスクリーニングプログラム」という見出しで法案に盛り込まれた短い条項はほとんど人々の関心を呼ばなかった。このプログラムの下でＥＰＡは、「物質が、自然界に存在するエストロゲン様の効果、あるいは、長官が指示するその他の内分泌効果をヒトに与える可能性があるかどうか」を、制定日から三年以内に決定することになった。(26)

内分泌かく乱物質を真剣に考えることを公衆が支持するかどうかについていかに疑問があったとしても、一九九六年三月に『奪われし未来』が出版された後は、そのような疑問はすべて消えてしまった。

『奪われし未来』

シーア・コルボーンは、内分泌かく乱物質はすぐにも真剣に注目すべき問題であるという自分の仮説を裏付ける証拠が増えてきたのでこれをまとめた一般向けの本を書こうと考えていた。すでに、内分泌かく乱物質の野生生物への影響に焦点を置いた当時の実験室研究と現地調査を考察する章の草稿を書き上げていた。一九九一年のウィングスプレッド会議以来、コルボーンは、環境エンドクリン仮説を前進させ、それに新たな考えを吹き込んでくれる科学者たちを結びつけようと奔走していた。彼女の時間は急激にきつくなった。コルボーンが科学的発見をしたといううわさが環境団体や産業団体に広まるにつれ、多くの講演を受けるようになった。出席する学会が増え、合意宣言の草案も、論文も書かなければならなかった。

やがてコルボーンは、仮説のための人脈作りと科学的基盤固めをしながら一般向けの本を書く時間などとれない、と悟った。彼女は、ウォルトン・ジョーンズ財団のピーターソン・マイヤーズに、執筆を手伝ってくれないかと頼んだ。マイヤーズは承知したものの、彼のスケジュールもぎっしりで、協力し合っても執筆がはかどるとは思えなかった。それだけでなくコルボーンは、大勢の読者をつかむには、自分が科学畑の人間だということとその文体が邪魔になることを自覚していた。そこでコルボーンは、三人目の協力者として、プロの科学作家を捜しはじめた。

ダイアン・ダマノスキはマサチューセッツ州の中心部で育ち、ヴァッサー・カレッジを卒業した。一九六〇年代半ばにエール大学の大学院に入学して国語の博士課程をとったが、一九六八年の大統領選挙戦中、学位を取得しないうちにエール大学を離れて公共テレビ局に勤め、その後に出版・新聞業界で仕事をするようになった。一〇年間『ボストン・グローブ』紙の記者として働いたダマノスキは、その間に、原子力の安全性や酸性雨の問題など、環境分野のトップ記事を数多く手がけた。

一九九二年一二月、ダマノスキは、タフツ大学医学部で行われたコルボーンの招待講演に出席した。講演が終わってからダマノスキは、研究のことで何か話が聞けるかもしれないと思い、コルボーンにインタビューをした。コルボーンのテーマの重大さを感じとったダマノスキは、『ボストン・グローブ』紙に内分泌かく乱物質の連載記事を出そうと編集長に提案したが、うまく説得できずに計画は流れた。その後ダマノスキは、ある会議でコルボーンと再会した。その会議でコルボーンはピュー基金の受給研究者であり、ダマノスキの方は記者への対処法の議論に科学者を参加させるよう頼まれて参加していた。それから一か月してコルボーンは、環境ジャーナリスト協会の会合に出席した折りに、マイヤーズと一緒に書こうとしている一般向けの本に協力してもらえないかと、ダマノスキに持ちかけた。申し出にびっくりしながらも、ダマノスキは即座に承知した。ダマノスキは、『アンティオーク』誌の記事の中で、コルボーンがこの共著の話を持ち出したときの様子を次のように語っている。

私は、コルボーンが記事にしてほしくて最新の科学的発見について話したがっていると思い、ノートを手に出向きました。確か、ほとんど何の前置きもなくコルボーンは問題の核心を持ち出してきました。本の執筆を手伝ってくれないか、と。私は啞然としました。とんでもない話だと思いました。私はコルボーンを知らなかったし、コルボーンも私のことを知らなかった。私は本を書いたこともありませんでした。生態学とオゾン層破壊の化学についてはかなり知っていましたが、内分泌系のことなど何も知りませんでした。ホルモンがどう働くかについては、おぼろげに頭に浮かぶ程度でした……私はコルボーンが、この数十年で最も重要な問題の一つ――オゾン層破壊と同じくらい大きな何か――になるような証拠をつかんだのだと感じました。コルボーンは、レイチェル・カーソンの二代目のようですが、カーソンと違って作家ではありませんでした。(27)

ダマノスキには、この大仕事に対してまったく何の準備もなかった。ただコルボーンからは、広範にわたる科学的な研究や観察やカナダ人科学者らとの過去の議論を、未完成ながらも数章にまとめた詳しいメモを手渡された。膨大な科学的研究と個人的思考の数々を、一貫したテーマのもとに組みたてなければならなかった。また一般の読者を引きつけるには、科学を軸にしながらも社会的背景や人間関係という肉付けも必要だった。作家という仕事がら、ダマノスキは、インタビューや自分で集めた情報をもとに文章を組み、自分の作品に仕上げるのには慣れていた。コルボーンから受け取ったメモ書きの資料を前に、ダマノスキは、初めからやり直すか、それともコルボーンの書いたメモをかなり手直しし編集して章立てするか、決断を迫られた。

それから二、三か月の間、ダマノスキ、コルボーン、マイヤーズの三人は、活発に意見を出しあった。科学的証拠の現状や、この問題をどのように一般の読者に提示するのがよいのかなど、話し合いを重ねた。本の構成について三人の意見がまとまると、ダマノスキは、科学者にインタビューしたり、自分で過去の学術文献にあたったりして、研究部分を補った。四か月しないうちに見本の章と提案書が完成すると、入札にかけるために出版社数社にそれを送った。これは売れる、と踏んだE・P・ダットン出版の役員はこの本に強い興味を示し、出版社間での入札にかけられないように、会社として三人の著者に先買を申し出た。これについてダマノスキは次のように語っている。「有名人の本でもスキャンダル本でもないのに、かなりの前払い金をいただきました。おかげで、私たちの金銭問題はたちまち片づいてしまいました。もう新聞の仕事から離れていてもお金はあるし、旅費も研究費も十分でした。」(28)

三人は、未解決の科学ミステリーを追うようにこの物語を展開している。ポール・デクライフの古典的作品『ミクロの探検隊』の伝統にならって、ダマノスキはナレーター役を演じ、科学者の経験や調査を使って、農薬や工業用化学物質と野生生物やヒトへのホルモン影響とを結びつける証拠を探っていく。コルボーンは当然ながらこの科学ミステリーの中心人物であり、名探偵に扮すると同時に懸案の問題についてやがて情報を与えてくれる多くの科学分野から、複合的な効果を引き出す社会的触媒の役である。本の表紙に推薦文を書いてもらえないかと打診を受けたゴア副大統領は、なんと序文を書こうと申し出て、著者と出版社を驚かせた。序文の中で副大統領は、この作品をレイチェル・カーソンの『沈黙の春』になぞらえている。当時、ゴア副大統領は、ホートン・ミフリン社から出される『沈黙の春』の改訂版に序文を寄せたばかりだった。副大統領は、一九九二年に出版した自著『地球の掟』の中でカーソンの作品には触れたものの、コルボーンや内分泌かく乱物質については一言も触れていなかった。しかしながら彼は、農薬にも家畜へのホルモン投与にも反対していた。この序文が大きくものを言い、『奪われし未来』は社会的に注目される存在となった。

執筆にあたってダマノスキが最も心がけたことは、科学について正確に、正直に、そして科学者以外の読者からそっぽを向かれない程度に詳しく、書き綴ることであった。ハードカバーで出された『奪われし未来』の初版には、三三ページ（二五〇ページの本文からすると一五パーセント弱）に及ぶ注釈が巻末に収められている。この本の参考文献は各章の土台となっているものの、一般書の体裁にならって本文中に文献番号は記載していない。このため学者から見ればこの本の価値は低くなるが、一般の読者には読みやすくなっている。

この本では、野生生物研究と管理された実験室研究をもとに、化学物質がヒトの内分泌系にどのような影響を及ぼすかという事件を追いかけている。我々の運命は動物と共にある、著者らはそう繰り返す。これは、『沈黙の春』全体に流れていたテーマである。内分泌かく乱物質が悪さをしている証拠は増えつづけており、この本に引用された野生生物研究は、そうした証拠のほんの一部分に過ぎない。著者らは、この仮説の根拠を、一つの決定的な実験や議論の余地のない一つの研究（そのようなものは無かった）で固めたいというよりは、むしろこの本が示す証拠の重さや状況の多様さから、政界が揺さぶられるだろうと考えていた。内分泌かく乱物質の野生生物への影響については、議論の土台とする証拠に不足はなかったが、ヒトへの影響は違っていた。

ダマノスキは、内分泌かく乱物質のヒト健康影響に関するコルボーンの文献調査の中に、欠けている部分があることに気がついた。生物学や毒性学、あるいは環境衛生について全くの素人だったダマノスキは、免疫、がん、生殖に関する部分を書くにあたって、効果的なインタビューができるようにと、ヒトの内分泌系について科学文献を読みはじめ、科学者に相談し、入門書を読みはじめた。コルボーンは、ダマノスキが各章を書く準備として参考となる中心的な科学論文をいくつか選びだす。だがダマノスキは、そうした科学文献を解釈して、一本のおもしろい筋書きの中に埋め込まなければならなかった。科学者でもあり、科学の伝達者でもあり、またコルボーンがこの問題をどのようにとらえているかを理解していたマイヤーズは、科学的解釈を全体の枠組みの中に収めるのに協力した。コルボーンがその解釈に手を加えると、ダマノスキはそれを一貫性のある議論の中に組み込んだ。このように、研究のことで頭がいっぱいの科学者と、読者の心をつかむ筋書きを作ろうとする科学作家の間をとりもつ役目を果たしたのが、マイヤーズだった。

八か月かかって各章の草稿を書き上げたダマノスキは、マイヤーズとコルボーンにそれを送って意見を求めた。三人は定期的に会合をもち、各章の草案を検討した。章の中で個々の科学者を取りあげているものについては、関連部分を本人に送って内容を検討してもらった。自分のことを書かれた科学者の中には、まるで伝記物のように外見や感情あるいは人間性に触れられることに難色を示した者も二、三あった。科学的記述と読み物風の部分とのぎくしゃくした印象はもうそれほど目立たなくなった。このようにぶつかりあう文体をならして読みやすくするのは、ダマノスキの仕事だった。

レイチェル・カーソンは、『沈黙の春』を短い寓話（「明日のための寓話」）から始めている。草木は枯れ、鳥の姿は見えず、魚は死に、家畜は仔を生まなかったと、そこにはアメリカの小さな田舎町が、生命の火の消えた町と化した様子が描かれている。彼女は次のように綴っている。「本当にそのものずばりの町があるわけではない。だが、多かれ少なかれこれに似たことはアメリカでも他の国でも起こっている。ただ、私がいま書いたような禍がすべて揃った町が、現実にはないだけのことだ。こうした禍の一つ一つは、現実にどこかで起こってきたし、禍を数多く抱えて、苦しんできた町も多い。[29]」カーソンは、作家として思うままに、自分の観察事項から環境喪失という架空の事態を推定し、その時代の科学的知識不足からしばしば抜けだすために文学的手法を利用した。これと同じように『奪われし未来』の著者も、事実と創作を組み合わせた章（「地の果てまで」）を用意して、マサチューセッツ州西部で生産されたＰＣＢが、どのように北極圏にいる北極グマの体脂肪にもぐりこむに至ったかを描きだした。

ダマノスキは、この部分の重要性ともろさを次のように説明する。「北極グマの章は、本の提案書に添付する見本として私が最初に書いたものでした。このような方法がとれたのは、ピート［マイヤーズ］とシーア［コルボーン］が喜んで賛成してくれたおかげだと思います。おそらくこの点について科学者から文句がでるだろうということは、二人とも承知の上でした。それは、一般の読者を取り込みたいという気持ちの表れだったと思います。この本の中で、科学者以外の読者から一番意見を頂戴したのは、この章についてです。[30]」だが予想どおり、この章は一部の科学者から批判のやり玉に上げられた（第三章参照）。彼らは、科学的根拠に基づいたまじめな環境災害の説明の中にフィクションの入り込む余地などない、と主張した。この批判は、『沈黙の春』に収められた寓話への批判を思い出させる。カーソンの伝記を書いたリンダ・リアは、次のように書いている。「あの寓話は、たとえ話の基本を理解できない評論家たちからほぼ一様に愚弄されました。彼らはあの寓話を材料にカーソンの科学者としての信頼性を傷つけたのです。[31]」だがPCBのたとえ話が「一般の人々によってしっかりと受けとめられる、いかにもありそうな科学的に信頼できるシナリオだ」という見方をする者もおり、環境問題研究家バリー・コモナーが一九七一年の著書『閉じた環 *Closing Circle*』に示した主張、すなわち、彼が「生態系の第一法則」と呼んだ「生物圏全体が相互に関連し合っている」という主張を想起させた。

すでに見てきたように、政府の政策担当者らは、『奪われし未来』が出版される何年か前から、コルボーンの発見に注目しはじめていた。政府機関の科学者は重要な会議に招かれ、その結果を同僚たちに報告した。議会の公聴会の内容はワシントンの政策関係者を通して広まった。欧州各国も、有機塩素化合物に対して大きな懸念を表し、内分泌かく乱物質を重視する姿勢を見せていた。

こうした状況の中で、『奪われし未来』の出版は、環境中の残留性有機化合物の役割に対する関心を一つにまとめる触媒の役を果たした。一九九九年までには一六の海外版が出版された。イギリス、フランス、スペイン、ポルトガル、ブラジル、ドイツ、ポーランド、スロバニア、オランダ（雑誌に連載）、スウェーデン、デンマーク、ノルウェー、韓国、日本で出版されたものと、二種類の中国語版（中華人民共和国版と台湾版）である。日本の出版社だけでも、一九九九年はじめまでに一七万三〇〇〇部が印刷され一二万部が売られた。米国では、一九九九年一月三一日までに六万二〇〇〇部を超える販売数を記録した。内分泌かく乱物質に対する認識は、世界中で根を下ろしはじめた。この世界的認識の高まりを受けて、米国の規制当局は、大統領府級の組織の主導で対策を講じる態勢に入った。

行政府の取り組み

一九九〇年代の半ばまでには、ホワイトハウスも内分泌かく乱物質に注意を払うようになっていた。地球環境問題に対して知識も関わりもあったゴア副大統領は、この問題に理解を示した。彼は、一九九二年の『地球の掟』を書き終えた後でこの問題を知ったものとみられ、BBCのドキュメンタリー番組「男性への攻撃」を見る機会もあったことが窺われる。また、『奪われし未来』の序文を書くにあたって、その本の校正刷を読んだことも確かである。

ゴア副大統領はその序文の中で、コルボーンがレイチェル・カーソンの業績を継ぎ、合成化学物質に対する警鐘を鳴らそうとした努力をたたえ、次のように述べている。「『奪われし未来』はカーソンの志を継ぎ、合成化学物質と、性の発達異常や行動と生殖の障害とを結びつける膨大な科学的証拠を考察している。こうした科学的研究で考察された証拠の大半は動物の個体群や生態学的影響に関するものだが、人間の健康にとっても重要な意味を含んでいる。[32]」これを精力的とみる環境活動家たちと、あさはかで早計とみる環境保守派たちの反応は対照的だった。

ビル・クリントン大統領は、大統領府の組織再編中の一九九三年一一月、行政命令を発して、国家科学技術会議（ＮＳＴＣ）という閣僚級の委員会を設置した。この委員会は、連邦政府全体にわたる科学技術問題について優先順位を決め、それに対する施策の調整を図ることを任務とした。クリントンより前の大統領は、科学技術政策局長を務める科学顧問から、科学政策問題について助言を受けるのが通例であった。新たな閣僚級機関が設置されたことで、クリントン政権における科学技術の重要性は高まった。

ＮＳＴＣは、原則として大統領が議長を務め、閣僚級高官、副大統領、大統領主任科学顧問で構成される。この会議は九つの委員会を通じて運営され、各委員会では政府高官と科学技術政策局のメンバー一名ずつが共同議長を務める。ＮＳＴＣの各委員会は、研究の優先順位とそれを反映した予算決定について大統領に進言する。行政管理予算局長はこの会議のメンバーで、局内には会議の各委員会の担当が置かれている。ＮＳＴＣの決めた優先順位は、理屈の上では、大統領のお墨付きを得ていることになる。この行政構造は、大統領府からすべての政府機関の長を通じてトップダウン型の連携を意図している。

ＮＳＴＣの委員会の一つ、環境天然資源委員会（ＣＥＮＲ）は、一四の連邦政府機関を代表する二六名の政府内科学者からなる省庁間グループの作業をとりまとめるために設置された。一九九五年一一月、同委員会は、地球温暖化、自然災害、環境モニタリング、北米対流圏〔地表近く〕オゾン削減戦略、内分泌かく乱物質の五項目を、国家の優先的研究課題とすることを決定した。内分泌かく乱物質に関して、環境天然資源委員会の作業グループは、連邦政府機関全体にわたる総合的研究戦略策定に向けて、次の四つの目的を設定した。すなわち、内分泌かく乱物質のヒト健康影響と生態学的影響に関する連邦政府の研究の枠みを立案すること、連邦政府資金で行われている研究の目録を作成すること、研究の行われていない部分を特定すること、足並みを揃えた省庁横断的な研究計画を策定すること、であった。一九九六年一一月までに、同委員会の作業部会は、「内分泌系かく乱物質のヒト影響および生態学的影響——計画作成の枠組み」と題する枠組みを作成した。一九九六年の夏には、ホワイトハウスの特別部会が、連邦資金によるすべての内分泌かく乱物質関連研究の目録作成に着手した。できあがった目録には四〇〇件近くのプロジェクトが収録され、PCB（一〇九件）とダイオキシン（八七件）に焦点を当てたものがその半分以上を占めた。そのほかに、DDTとDDE関連が四一件、植物性エストロゲン関連が二五件、有機塩素化合物関連が一八件、経口避妊薬関連が一一件その他があった。

NSTCの優先課題五項目に当てられた一九九七年の連邦予算額を見ると、地球温暖化におよそ一九億ドル、自然災害に一〇億ドル、環境モニタリングに六億ドル、対流圏オゾン削減に一億五〇〇〇万ドル、内分泌かく乱物質におよそ三〇〇〇～五〇〇〇万ドルとなっていた（予算上、内分泌かく乱物質に対する資金は、地球温暖化のように個別勘定項目として計上されていない。したがって研究予算推定額には、環境エンドクリン仮説によって提起されている問題を解決するための資金だけでなく、連邦政府機関の目録編纂の過程で、関連性があると見なされたその他多くの分野に関わるものが含まれている）。

『環境科学技術 *Environmental Science and Technology*』誌によると、ホワイトハウスの担当官は、内分泌かく乱物質そのものを中心とした研究に対する連邦政府の支出額を年間約三〇〇〇万ドルと推定しているが、内分泌かく乱について間接的に調べた研究まで含めると、支出額は簡単に五億ドルまで跳ね上がるだろうとしている。[33] ホワイトハウスの特別部会が作成した内分泌かく乱物質研究プロジェクト目録のおかげで、現在の研究を新しい整理方法で仕分けられるようになった。実際、内分泌かく乱物質関連の研究資金総推定額のうちで、新規の取り組み分はほんのわずかな部分だった。それでも、生殖毒性と発達毒性を内分泌かく乱物質の文脈の中で重視することによって、政策担当者は、ばらばらの研究計画を同一のテーマとして分類することができた。

国立環境衛生科学研究所（NIEHS）は、内分泌かく乱物質から生じうる問題を考える舞台に、最初に登場した連邦政府機関である。この研究所の取り組みが認識されるようになったのは、ジョン・マクラクランの功績によるところが大きい。マクラクランは、NIEHSの生殖・発生毒性試験室に二一年間在籍し、一九八八年から一九九四年まで、その所内研究部長を務めた。一九八七年、マクラクランは『環境衛生展望』誌（NIEHSの公的雑誌、『EHP』誌と略記する）に「エストロゲンと発達」と題する共同論文を発表し、環境エストロゲンに曝露するとほ乳類の発達に影響が及びうると推定した。論文の抄録にはこう書いてある。「ヒトを含むほ乳類の生殖器の正常な発達は、ホルモンのコントロールの下にある。女性ホルモンのエストロゲンが、このプロセスでどのような役割を果たすのかは、いまだによく分かっていない。だが実験動物やヒトが強力な外因性エストロゲンのジエチルスチルベストロール（DES）に曝露すると、発達中の分化に永続的な影響が生じる。環境中の多くの化学物質には弱いながらエストロゲン能があるので、ホルモンを通して分化が変更される可能性を考えなければならない[34]。」

外因性エストロゲンに関するマクラクランの主張はDESの研究から生まれた。シーア・コルボーンが野生生物研究に興味を覚えたのは一九八七年に環境保全基金で働きだした頃であり、マクラクランの主張よりも後だった。マクラクランとその共同研究者は、出生前にDESに被曝したヒトについて報告されている異常の多くを、自分たちのDES投与マウスにも見つけた。たとえば、子宮の構造的奇形、複数の生殖器異常、卵母細胞の奇形、明細胞腺がんなどである[35]。この強力な外因性エストロゲンのマウスにおける影響とヒトにおける影響の間の強い相関関係は、エストロゲン疑似化学物質と拮抗物質を研究するためのマウスモデルの信頼性を確立した。

一九九五年から一九九六年に、NIEHSは、「女性の健康と環境」というプロジェクトの下で研究提案を募集した。このプロジェクトは、環境エストロゲンが、がん、子宮内膜症、骨粗しょう症、良性腫瘍、生殖障害、神経内分泌障害、自己免疫障害の発生に果たす役割に関する研究を行うよう呼びかけていた。同研究所の要請文は、DES被曝によるがんの発生はまだピークに達していないものとみられると述べ、DES被曝患者の疫学調査を続行するよう求めるとともに、DESを他のエストロゲン様化学物質のモデルとして用いた基礎研究を行うよう要請した。

環境保護庁（EPA）は執行機関であり、科学を政策へと転換する。一九九〇年代の同庁の戦略計画には六つの優先的研究課題があり、内分泌かく乱物質はその一つであった。これと並んで、生態系保護、飲料水消毒、ヒトの健康の保護、粒子状物質削減、汚染防止が優先課題に挙がっていた。一九九六年にEPAは、高濃度の有機塩素化合物、一般下水処理水、工業排水、それに植物性などの天然エストロゲンに被曝した野生生物からの証拠を示し、一連の作業部会を開いた後に、当時の生殖毒性研究プロジェクトを内分泌かく乱物質研究計画の下に統合した。この計画で掲げた目標は、内分泌かく乱物質に関連して生じうる健康影響を評価し、現在の曝露レベルを決定することであった。EPAは、内分泌かく乱物質を「恒常性の維持および生殖と発達のプロセスの調整を司る体内の自然ホルモンの産生、放出、輸送、代謝、結合作用または排泄を妨害する一切の外因性物質をいう」と定義した。同庁は、内分泌かく乱物質のヒト健康影響、生態系の健康影響、ヒト曝露評価、生態系の曝露評価という大きな四つの分野で、研究提案を募った。同庁は一九九六年度、内分泌かく乱物質研究計画に三五〇万ドルを投じた。

こうしたＥＰＡの措置は、ＮＳＴＣの「内分泌かく乱物質に関する国家研究戦略」への対応としてとられたものだった。ＥＰＡは、「内分泌かく乱物質の健康と環境に対する影響のリスク評価のための研究の要請」と題した作業部会で、独自の優先順位を設定した。この作業部会の報告は『ＥＨＰ』誌に発表され、参加者が内分泌仮説の証拠をどのように解釈しているかが作業部会宣言の序文に示された。

ヒト、家畜および野生生物が、その内分泌系に介入する環境化学物質への曝露から来る健康上の悪影響に苦しんできたことを示す証拠は、山積している。今日までこれらの問題は主に、ＤＤＴとその代謝物、ＰＣＢ、ダイオキシンなどの有機塩素化合物、または自然界に存在する植物性エストロゲンに対して、比較的高濃度で曝露した家畜と野生生物において確認されてきた。一般の人々にも同じような影響が起きているかどうかは分からないが、比較的高濃度で被曝した集団にも、悪影響が出たという証拠がある……重要な問題は、内分泌かく乱化学物質が一般の人々の健康に悪影響を及ぼすに足るほど高濃度で環境中に存在するかどうかである。[36]

作業部会の参加者は、仮説の有効性の評価、内分泌かく乱物質の生殖発達への影響、曝露評価の向上、化学物質の複合効果に的を絞って今後の研究を行うべきであると結論した。ＥＰＡはまた、農薬と工業化学物質について発達と生殖への影響を評価するための新しい試験ガイドライン案を発表した。この案では、同庁の意図が内分泌かく乱物質スクリーニング法にあることを明確にした。

その後まもなく、ＥＰＡはこの発達・生殖毒性試験ガイドラインを改訂し、精子の数、質、活動度、女性の生殖周期におけるホルモンの変動など、内分泌系に敏感なエンドポイントに関する試験を勧告した。そして、一九九六年六月の報告書の中で、内分泌かく乱物質を規制するにあたって直面している六つの不確実性を特定した。

一、どの化学物質類が内分泌系に影響する可能性があるのか。
二、これらの化学物質にどの程度被曝すると悪影響が生じるのか。
三、ヒトと野生生物は、どのように曝露されているのか。
四、複数の内分泌かく乱物質への曝露は、どんな複合的影響を生じるか。
五、被曝したヒトと野生生物には、現在どんな影響が生じているか。
六、現行の化学物質試験ガイドラインは、こうした影響を適切に予言できるか。

ＥＰＡはこうした疑問の答えを追い求めて、他の政府機関とも協力しつつ自らの研究にも資金を投じる一方で、内分泌効果という面から規制政策を見直しはじめていた。同庁は、内分泌かく乱物質として作用する四つの有機塩素系農薬、すなわち、ジコホル、メトキシクロール、リンデン、および、エンドスルファンが依然として市場に出回っていることを挙げ、それについて再評価していることを明らかにした。一九九六年の時点では、内分泌かく乱物質だという理由だけで、ＥＰＡが市場からその化学物質を閉め出すことを正当化できるような状況にはなかった。それでも同庁は、内分泌かく乱を招くことが疑われる化学物質を、憂慮すべき新たな指標として見はじめていた。一九九七年、ＥＰＡの科学者による技術委員会は、内分泌系を変調する化学物質に関する知識の現状をまとめた報告書を発表した。おかしなことにEPAは、すでに同じような分析を米国科学アカデミー（NAS）に委託していた（おそらく、得られる知識の不十分さに少し配慮したものとみられる）。コスト削減の時代の中で規制の有効性を高めるために、科学的データを政府内部にできるだけ集めておくのは当然である。

EPAと内務省は、NASの環境研究毒性学委員会と契約を結び、環境中のホルモン関連毒物に関する文献を批判的に検討するよう、専門家による研究を委託していた。研究費用は八六万ドルに設定され、そのうち二二万ドルをEPA、六四万ドルを内務省からの拠出とした。公式目標は次のとおりであった。「環境中のホルモン関連毒物に関する文献を批判的に検討すること。分かっている、および疑われている毒性学的作用機構と、魚類、野生生物、ヒトに対する影響を特定すること。重大な不確実性、知識の限界、得られている証拠の弱点を明示すること。観察されている現象を評価するための、科学に基づいた概念の枠組みを作成すること、研究、モニタリング、試験について、優先順位を勧告すること。[37]」このNASの研究は、内分泌かく乱物質に関する知識の現状についての合意点を明らかにし、研究、モニタリング、試験についての優先順位を勧告するものと期待された。さらにこの専門家からの報告は、ホルモン・レセプターに結びつく性質を持つ化学物質を特定し、内分泌かく乱物質が引き起こすことが分かっている問題と、引き起こす可能性のある問題について、その特性を指摘すると見られた。

環境研究毒性学委員会は、「環境中のホルモン関連毒物委員会」という名の研究委員会を設置した（これは後に「環境中のホルモン活性物質委員会」とされた）。NASとその研究機関である全米研究評議会（NRC）はこの種の研究に対して、次のような複数の階層からなる審査構造を作った。作業委員会が報告書草案を作成し承認する。外部の審査パネルがその草案を検討し変更を勧告する。NRCの職員と作業委員会がその草案を書き直す。そして作業委員会のとりまとめ役から承認を受け報告書となる。それがNASのライフサイエンス委員会内のNAS／NRC交渉係によって査読される。NAS／NRCのライフサイエンス担当理事が最終承認を下す。

この作業委員会は一七名の科学者で構成された。すでに内分泌かく乱物質に関する見解を表明していた者もいれば、公式の立場を定めていない者もいた。委員の一人、テキサスA&M大学獣医生理薬理学部のステファン・セイフ教授は、最も頻繁に公の場に登場して、生体異物がヒト健康に影響するという主張を批判してきた人物であった。逆に、委員の中には公に仮説を支持する立場をとってきた者も数名おり、フロリダ大学のルイス・ジレット教授もその一人だった。作業委員会は一九九五年一〇月に作業を開始し、五回の会合を開いた後に合意文書を作成し、一九九七年後半にそれを発表する予定であった。だが何十回も統一見解を出そうと試みたものの、結果は不調に終わり、コンセンサス達成は予想したよりもはるかにむずかしいことが判明した。一九九八年八月後半、NAS／NRCの報告書草案は、少数派の意見書を添えて外部審査に回された。外部審査官たちは、予想以上に、少数派の立場の部分に賛成であった。この研究の運営にあたっていたNAS／NRCのスタッフたちは、内分泌かく乱物質仮説に対して穏健派と見られる数名の委員に、もう一度だけ統一見解をまとめる努力をしてほしいと依頼した。結局、委員会は、少数派の意見書を添付という形でなく一つの文書に仕上げることで概ね合意し、その中に、合意に達しなかった分野について説明する項目を組み込むことを決定した。ヒトの生殖能力が減少しているかどうか、報告書にどの研究を載せ、どの研究を力説するのか、一部の野生生物種に起きている発達異常の原因は何か、ヒトは環境中レベルの内分泌かく乱物質からどの程度のリスクを受けているかなどについては、見解が真二つに分かれた。

侃侃諤諤の論戦で調査は難航し、報告書の発行日は契約から約二年遅れの一九九九年まで延びた。一九九九年の五月まで問題は依然くすぶり続けたが、それでも報告書の結論は、次のような方向に収束するものと見られた。すなわち、委員会は、環境中の内分泌かく乱物質が国の即時対応を必要とするほど大きな脅威を一般大衆に与えているかどうか、確信をもって断言することはできない。しかしながら、内分泌かく乱物質の与えうる脅威を無視すべきではない。なぜならこれらの物質については、野生生物の個体群に悪影響を及ぼしたことがわかっており、また脊椎動物の発達と生殖の過程に影響を及ぼしうることが、実験室での研究で明らかにされているからである。また委員会は、野生生物とヒトの個体群に関する慎重なモニタリングと、外因性内分泌効果の機構に関してさらなる研究を行う必要について合意した。

ＮＡＳを注意深く観察している者からすれば何ら驚くにはあたらないが、科学を経済価値や政治と切り離すことは、一国の最高学術機関といえども、通例というより例外である。内分泌かく乱物質（報告書では、これを婉曲的に「ホルモン活性物質」と呼んでいる）に関するこの最終的な学術報告書が、ある者にとってはヒトと野生生物の健康影響の現実の原因としての（またある者にとっては、そうした原因となりうるものとしての）当該化学物質の重要性に対して、この学術団体からのお墨付きとなることはまず間違いないだろう。さらにこの学術研究が、ウィングスプレッド合意宣言に署名した数十名の科学者から提起された問題の一部を正当化することも、きわめて確実であろう。

その間、ＥＰＡはＮＡＳの作業委員会からの報告発表を待ちきれず、一般大衆に対して紛らわしいメッセージを伝え、NASの役割をバイパスするかのように見受けられた。[38] 同庁の科学者たちは、実験動物、ヒト、野生生物に関する研究で専門家の評価済みのものを、三〇〇件近く調べあげた。その中に驚くようなものはなかった。この調査報告書は、内分泌かく乱物質による動物への影響が示されているものもあったが、例外的な場合を除けば、内分泌かく乱物質とヒトの病気や異常との因果関係を引きだすことはできなかったと述べた。このEPAの報告書に対して、メディアは、内分泌かく乱物質のヒト健康影響は不確実であり、さらなる研究を必要とすると結論づけた。この報告書を、上手なあいまい表現の練習帳ととらえた者たちもいた。たとえば、報告書に署名した者たちは、内分泌かく乱化学物質に関する理論について言うときに「作業仮説」という言葉を使った。結論には「いくつかの例外を除けば、ある特定の環境物質への曝露と、内分泌かく乱を介して作用するヒトの健康への悪影響との因果関係は、確立されていない」[39]と述べられている。報告書が挙げた例外には職業曝露とDESが含まれていた。この報告書は、内分泌かく乱物質への環境曝露と不妊や乳がん、前立腺がんとを結びつける証拠が決定的ではないことを強調した。

確証は得られていないとしたEPA報告書の性格と、NASの研究結果発表の遅れにもかかわらず、他の連邦機関は環境化学物質のホルモン影響に対する新たな懸念への対応としてすでにプロジェクト資金の分類を組み直していた。三つの機関（NCI、EPA、NIEHS）からなる国立がん研究所（NCI）合同研究プロジェクトでは、農薬への曝露が、がん、神経障害、生殖異常、こどもの発達障害その他慢性疾患に果たす役割を評価するために資金を出しあった。その一つの研究は、ノースカロライナ州とアイオワ州で農村の大人と子ども一一万二〇〇〇人を対象に追跡調査を行い、食生活や生活習慣がこうした疾患や障害の発生に果たす役割を評価した。米国魚類野生動物庁は、PCB、ダイオキシン、有機塩素化合物、金属が猛禽類、海鳥、鴨などの長期的な生存率と繁殖力に及ぼす影響を評価する研究プロジェクトを数多く立ち上げていた。内分泌かく乱物質の野生生物への影響に世間が騒ぎだすことはなく、ヒトに関するデータがやっと手に入りだしたばかりの時期であったが、野生生物は生物学的見張り役であって化学物質がヒトにも危険であることの先触れだという『奪われし未来』のメッセージは、ゆっくりながらも次第に政策担当者たちに浸透していった。一方、米国だけでなく欧州諸国やアジア先進数か国もまた、環境内分泌かく乱物質の新たな脅威に対策を講じつつあった。

国際活動

ＯＥＣＤと呼ばれている経済協力開発機構は、一九六一年に二〇か国が加盟して発足した。現在では、アジア、ヨーロッパおよび米国を含む米州諸国から二九か国が参加し、一九九五年に加わったチェコ共和国が最も新しい加盟国となっている。

ＯＥＣＤには、化学物質の規制管理と、その試験、リスク評価、取扱いに関するガイドラインの策定を中心に所管する環境衛生安全部が置かれている。その取扱い対象には、農薬、食品添加物、医薬品、近代バイオテクノロジー製品などが含まれる。一九九六年にこの部署が、内分泌かく乱物質への対応を促進する活動に乗りだした。その年の九月、ＯＥＣＤ試験ガイドライン計画の各国調整官らは、新ガイドラインの策定、または既存ガイドラインの改訂によって、内分泌かく乱物質をＯＥＣＤの化学物質試験手順に組み込む方針を提案した。それと同時にＯＥＣＤは他の国際団体との連携を開始し、欧州連合（ＥＵ）、世界保健機関（ＷＨＯ）と手を組んで、一九九六年一二月に内分泌かく乱物質に関する作業部会を英国のウェイブリッジで開催した。この作業部会から、現実の内分泌かく乱物質とその可能性のあるものについての作業定義が生まれた。作業部会の参加者は、内分泌かく乱化学物質を「内分泌機能の変化の結果、無傷の生物またはその子孫に健康上の悪影響を引き起こす外因性物質」とし、その可能性のある物質を、「無傷の生物に内分泌かく乱を招くと予想されうる特性を持つ物質」と定義した。[40] どちらの定義も、内分泌かく乱物質を特定する上でインビボ試験〔生物を用いた試験〕の重要な役割を強調している。インビトロ試験〔細胞を用いた試験〕の結果は、示唆するものではあるが、作業定義からすると動物での試験が行われなければ、その化学物質を内分泌かく乱物質に分類する基準としては十分ではない。この姿勢は、化学物質を試験する場合には生化学的アッセイから始めても、最後には必ず動物で試験をするという一連の段階的スクリーニングを含めるべきだという考え方と一致する。ウェイブリッジの定義によれば、ホルモンレセプターに結合すると分かった化学物質であっても、そのホルモン類似物質が健康に悪影響を引き起こすことが示されるまでは内分泌かく乱物質に分類されない。これは、政策のための基準としてはあまりにも厳しいものと言えよう。

このほかに、国際的に整合性を図り、取り組みの重複を避けるために、欧米間での共同作業が立ち上げられた。一九九六年一一月には、国連環境計画（ＵＮＥＰ）、ＥＰＡ、ＯＥＣＤによる一連の作業部会の第一回会合が、ホワイトハウスの環境天然資源委員会（ＣＥＮＲ）の後援で開かれ、一九九七年には、ＥＰＡ、ＯＥＣＤ、世界保健機関（ＷＨＯ）の国際化学物質安全性計画（ＩＰＣＳ）の三者間でもう一つの国際協力がスタートした。この協力の目標は、内分泌かく乱物質に関する科学の現状を国際的に評価し、世界の研究活動の目録を作成することなどであった。この協力の成果は、『内分泌かく乱物質に関する科学の現状評価報告書』として発表されることになっていた。

内分泌かく乱物質の文献を調査していれば誰でも、この研究が複数の学問分野にまたがり、細分化されていることに気づく。生物医学系の学者が決まって目を通す学術誌はせいぜい五、六冊どまりである。ところが、化学物質に対する曝露とヒトの生殖発達面での影響との因果関係について主張をまとめようとすれば、細胞や分子レベルの研究から、果ては労働衛生や疫学の研究まで、様々なタイプの文献にあたらなければならないだろう。メドラインのような標準の電子データベースでは扱う研究範囲が狭すぎることが多く、内分泌かく乱物質の環境影響について貴重な知識を与えてくれる研究を幅広く検索することはできない。そこで、従来の学問分野の垣根を越えた研究目録の作成に向かって、速やかに国際協力が動きだしたのである。すでにＥＰＡは、内分泌かく乱物質関連の研究プロジェクトに関して、国内目録の作成に取り組んでいた。欧米間協力のねらいは、このＥＰＡの目録を拡張して、政府、企業、非政府組織に分類された世界規模の内分泌かく乱物質データベースとして、インターネットで利用できるようにすることであった。

一九九六年と一九九七年は、内分泌かく乱物質に関する国際活動が急速に広がった年である。内分泌かく乱化学物質（「環境毒物」とも呼ばれる。企業では「内分泌変調物質」とか「内分泌活性物質」を好んで使う）によって定義される生態およびヒト健康問題は、動物とヒトの健康に関するばらばらな研究間のつながりを見きわめる新たな枠組みと組織化の原則を提供した。科学の境界線は引き直されつつあった。野生生物の繁殖、化学物質の胎盤通過、甲状腺障害――内分泌系という大枠の中で関連するテーマ――を研究していた科学者は、初めて自分たちが同じ研究目録に載っていることを知り、互いの論文を読みあい意見を交換する理由があると気づいたのである。一九九七年三月頃の欧州内分泌研究目録には、ヒトと野生生物に影響する内分泌かく乱物質を扱う研究プロジェクトが八九件収められていた。

一九九六年一二月から翌年の五月にかけて、OECDは、内分泌かく乱物質に関する加盟国の活動状況と見通しを把握するために調査を行った。加盟二九か国中二一か国が回答を寄せた。少なくとも回答国の半数は、内分泌かく乱物質を大問題だと考えていた。どの国も内分泌かく乱物質候補物質を将来の規制対象や勧告対象と考えていたが、米国以外は、規制措置を講じておらず準備もしていないと回答した。大半の国は、OECDの現行ガイドラインではこの問題に十分対処できないと考えていた。過半数の国が、WHO、欧州連合（EU）、UNEPなど内分泌かく乱物質のリスク管理に取り組む国際活動にすでに参加していると答えていた。回答からは、OECDが内分泌かく乱物質のスクリーニングおよび試験法作成に中心的役割を果たすことが期待されていることが明らかになった。

一九九七年四月、OECDは、「内分泌変調物質と野生生物――評価と試験」という欧州専門家会議に参加した。この会議では、初期評価からスクリーニング優先順位決定へと進み、最後に内分泌かく乱物質の危険な濃度または摂取量を決定するためにインビボ試験をするという、三階層式の試験法をとるべきであるとの勧告が出された。翌一九九八年の春、OECDは、加盟各国が内分泌かく乱物質の特定と評価に取り組む方法についてすでに合意したと発表することができた。一九九八年三月には、OECDの内分泌かく乱物質試験および評価作業部会の第一回会合がパリで開かれた。その目標は米国EPAに置かれた作業部会と同じで、内分泌かく乱物質の効果を試験する方法と試験を評価するための計画作成であった。一九九八年後半、欧州議会は、一般的に認められた有害物質目録の完成前であったが、欧州市場からホルモンかく乱化学物質を漸次撤廃することを四九七対四票で可決した。

日本では、男性の精子数が一九七〇年代の水準よりも一〇パーセント減少し、ホルモンかく乱物質が港や河川で検出されたとの報告が当局よりなされ、政府が一〇〇億円の資金投入案を提出した。この案には、環境内分泌効果を専門とする研究センターを国立環境研究所内に設立することも盛り込まれた。同じく日本では、この新たな政府事業の研究の方向性を決める一助となるように、科学者らが日本内分泌攪乱化学物質学会〔通称環境ホルモン学会〕を発足させた。一九九八年一二月には、内分泌かく乱物質に関する日本初の国際会議が開かれた。

第一回ウィングスプレッド会議からたった数年のうちに規制の歯車が回りだしたのは、四半世紀にわたる環境運動の賜である。だが政府の事情に通じている者なら分かるように、議会の風向きが変わることもあるので、動きを持続するには議会や政府機関に対して常に圧力をかける強力な外部支持者が必要である。NGOからなる独立セクターには、政策形成の上で少なくとも二つの役割がある。一つは、公益保護団体ないし圧力団体として行動することであり、議会スタッフや政府機関の職員に直接働きかけて政策に影響を与えることである。もう一つは、幅広い社会へのパイプ役であり、自分たちの取り組みに賛同する人たちの輪をつないで支持層を固めていくことである。インターネットの役割が拡大していくなかで、公益保護団体も企業の御用団体も、内分泌かく乱物質に関する世論形成に向けて、地球をつなぐこの新しい自由形式の伝達手段に投資しはじめていた。

内分泌かく乱物質への懸念が国際社会に広がるにつれ、歴史のあるなしにかかわらず、さまざまなNG

Oが動きだした。ある者はその事態を国の環境規制を強めるチャンスと見た。また、化学業界の仲間に支えられて、ホルモンへの影響を疑われている化学品の防衛にまわる者もいた。

非政府組織の役割

環境政策を動かす知識という面からすれば、NGOは下流側で活動するのがふつうで、ほとんどの公益保護団体が、自分たちの擁護運動の裏付け情報を政府や学術関係者から入手している。だが今や、彼ら自身も次第に研究に携わるようになってきている。天然資源保護評議会（NRDC）では専任の科学者を置いて、食品中に残留する農薬の子どもへの発がんリスクを評価した。その研究結果の内容とそれがメディアで注目されたことから、大衆が自発的なアラールのボイコットに動き、結局はこの農薬を市場から閉め出した。NGOの中には、連邦政府の科学データを自分なりにまとめて、その解釈を一般向け報告書に載せるものもある。一例として環境ワーキング・グループは、一九九八年一月に農薬と幼児用食品に関する調査報告を発表し、特に幼児に対する残留有機リン農薬の危険性について説明した。

最初は別の名前で呼ばれていた内分泌かく乱物質は二〇年にわたって連邦政府の資金で研究されてきたけれども、シーア・コルボーンの環境エンドクリン仮説の公式が、膨大な数の科学者や政策担当者の目にとまることができたのは、環境保全基金や世界自然保護基金（WWF）、ウォルトン・ジョーンズ財団といった非政府系公益保護団体の支援があったからである。企業団体によって創設または支援されたNGOは、工業製品を脅かす主張に反論することによって、環境団体の盛り上がりとメディアの分析に対抗した。以下では、一九九五年から九七年にかけて内分泌かく乱物質に的を絞ったNGOの活発な動きについて、簡単に述べてみたい。特別な事件があったわけでも、ヒトの病気の決定的な証拠があったわけでもないのに、この問題がこれほど短期間に爆発的にクローズアップされたことは、近代環境史上まれにみる現象である。

「沈黙の春研究所」

一九九四年に創設された沈黙の春研究所は、女性の病気と環境との関係について研究する非営利の科学研究機関である。一九九三年、がん登録制度を敷いていたマサチューセッツ州は、ケープコッド半島にある一五町のうち九町で、閉経後の女性の乳がん発生率が州平均よりもかなり高いというデータを発表した。この研究所は乳がんと環境要因との間にどのような関連パターンがあるのかを探る研究委託費を州から与えられた。これが、後に「ケープコッド乳がん環境研究」と呼ばれるようになる。

この研究では、飲料水中の内分泌かく乱物質が乳がんのリスク因子となる可能性を調査項目に入れた。マサチューセッツ州のこの地域では、コケモモを栽培している広い沼地での農薬の空中散布、ゴルフ場の芝用の化学物質、家庭における溶剤使用、軍駐屯地から汚染物質が混じった煙の排出などがあったために、乳がんの原因として内分泌かく乱物質が疑われた。この研究は、州全体のがん発生データをもとにして環境内分泌かく乱物質のヒト健康影響を探ろうとした初の取り組みとなった。

沈黙の春研究所は、ケープコッド半島の町々で住民の啓蒙運動も行っていた。ホルモンかく乱化学物質とはどういう意味か、なぜそれが乳がんに関係するのかなどの説明を載せて、タウン情報誌を配布した。研究所は、研究計画案概要に次のように書いた。「我々の目を［環境要因］へと向けさせた第三の要素は、一般に飲料水の重要な汚染源である廃水にはエストロゲン能のあることが分かっていること、そしてエストロゲンは一般に乳がんの強力なリスク要因だと考えられていることである。最近の研究では、農薬をはじめとする多くの化学物質がエストロゲンのようにふるまうことが示されている。こうした研究結果から、人工化合物への曝露が乳がんリスクを高めるかもしれないという仮説が立てられる。[41]」

沈黙の春研究所は、E‐スクリーンアッセイ（培養地中のヒト乳がん細胞を使ってエストロゲン能を測定するもの[42]）の開発者であるタフツ大学医学部のアナ・ソト教授とカルロス・ソンネンシャイン教授と契約を結び、そのアッセイを使って、廃水、公共飲料水、私設飲料水のサンプルを検定するよう委託した。この二人の研究者と沈黙の春研究所は、E‐スクリーンアッセイ用サンプル調製のための抽出方法を完成させて、外因性エストロゲン分析技術を前進させることができた。外因性エストロゲンに対するヒトの用量－反応関数は分かっていなかったので、研究所は、環境サンプルから慎重に抽出しなければならない微量の化学物質に対して、E‐スクリーンを適用する必要に迫られたのである。タフツ大学の二人は、エストロゲン当量を測定する方法を完成させた。それを使えば、複数の化学的混合物を比較して、外因性エストロゲンの「カクテル」の強さを評価できることになる。彼らはこの方法を使って、廃水サンプルと飲料水サンプルに含まれる化学混合物のエストロゲン活性を検出できた。化学物質のうちのどれが活性のあるエストロゲン化合物かを知る必要はなかったのである。

ケープコッドがん研究の第一段階では、この地域における乳がん発生増加の謎を解き明かせなかった。E‐スクリーン分析では、廃水中には高濃度の、地下帯水層中には中濃度の内分泌かく乱物質が検出されたが、得られた少ないサンプルでは、ケープコッドの飲料水の濃度が特に高いという結果は示せなかった。

少なくともこの研究の初期段階では、この地域におけるがん発生数増加を説明することはできなかった。

「専門学会」

内分泌かく乱物質が、主流派の科学者からは見向きもされない単なるポスターセッションのテーマから脱皮して、シンポジウム全体の最重要テーマとなるに及んでも、専門学会は環境エンドクリン仮説に対してなかなか腰をあげようとしなかった。それでも、NASの調査が発表され、新たな資金獲得の道が開かれてからは、いくつかの専門学会が本格的にこの問題に関心を寄せるようになった。

生殖研究学会Society for the Study of Reproductionでは、「環境関連化学物質による生殖機能かく乱――新たな作用機構」と銘打ったミニシンポジウムを開いているが、一九九三年の開催時に一回のポスターセッションを設けたのを皮切りに、一九九四年には五回、一九九五年には一二回のポスターセッションを行うほどの成長ぶりを見せた。一九九三年の議論はダイオキシンに限られていたが、一九九五年には有機塩素系農薬と自然界に存在するエストロゲン様化合物もテーマに加わった。

環境毒性学・化学会（米国のSETACとその欧州版に当たる欧州SETAC）は何年もの間、ダイオキシンの内分泌かく乱効果をモニタリングしてきた。一九九五年の米国SETACの会合では、ダイオキシンの及ぼす生殖、発達面への影響だけに重点が置かれた。一九九七年、この米国の学会は、初めて内分泌かく乱物質に関する一日がかりのシンポジウムを開催し、欧州SETACも同じテーマで会議を開催した。

アメリカ動物学会（現総合比較生物学会Society for Integrative and Comparative Biology）では、一九九五年と一九九八年の会議の際、野生生物の個体群に対する内分泌かく乱化学物質の影響をテーマにしたシンポジウムを開いた。また五大湖研究会議 Conference on Great Lakes Research は、一九九六年のトロント大学での会議の折に内分泌かく乱物質をテーマにシンポジウムを開き、引き続きこの種の物質への注意を喚起した。一九九五年一〇月二九日から一一月一日までアーカンソー州ホットスプリングズで開かれた国際神経毒性学会議では、それを「内分泌かく乱物質の発達神経毒性学会議――ダイオキシン、PCB、農薬、金属、精神活性剤、治療薬」と銘打って、ヒトと野生生物への影響を示す証拠を取りあげるとともに、リスク評価技術を改善する方法にも取り組んだ。このときの会議録は、この分野の科学雑誌である『神経毒性学』誌に概ね発表されている。

民間コンサルタントグループを率いている科学者クリス・ウィルキンソンは、所属する国際規制毒性学薬理学会 International Society of Regulatory Toxicology and Pharmacology の企画委員会に、内分泌かく乱物質に関する会議を開くよう申し入れたが、二年間聞き届けられなかった。だがその願いは、一九九七年の会議でようやく実現された。一つのテーマに的を絞って開かれる年会で、その年のテーマが「有害な内分泌媒介効果のリスク評価」となった。毒性リスク評価の形式にしたがって、会議は、用量反応問題、内分泌活性化学物質へのヒト曝露、内分泌を媒介した効果の試験法、内分泌リスクの特性解析に分けられた。ヒトを研究している内分泌学者は、環境由来のホルモンかく乱物質のもたらしうる効果についての情報になかなか反応を示さなかった。一九九〇年代の初めには、一流の『内分泌学会』誌にもほとんど論文は発表されなかった。だが一九九七年には状況に変化の兆しが見られ、内分泌学会と国際内分泌学会の合同会議では、ホルモンへの環境影響に関して二つのセッションが開かれた。

科学者、医者、民間組織の間に芽生えた関心と参加の輪は広がって、ほどなく学会の外へと伸びていった。一九九六年の国際ビジネス・コミュニケーションズ会議は、内分泌かく乱物質の問題をテーマにした。産業界は、規制についての雲行きが〔まだ定まっていなくて〕変り易い分野では、学習曲線に乗り遅れないことが重要だと分かっていた。公益保護団体や擁護団体は、内分泌かく乱物質に関する懸念を、自ら取り組む環境問題の中にすばやく組み込んだ。

「グリーンピース・インターナショナル」

グリーンピースは、塩素化合物が世代を超えて影響を及ぼすことを根拠に、その全面禁止を唱えてきた。彼らは、化学物質を個別ベースで規制する現在の方法ではせいぜい地球環境中のレベルを安定化する程度で、毒物はヒトや野生生物の組織中で濃縮されつづけると主張した。グリーンピースの全体戦略には、「予防原則」（リスクが仮説にすぎず、確かめられていない場合であっても、問題の活動や製品の製造を停止すべきだとする原則）の奨励、有機塩素化合物を禁じる国際条約の締結、塩素生産への累進課税、職を失う人たちを助けるための一時的基金、有機塩素化合物に依存している開発途上国や零細企業への財政援助などが盛り込まれている。塩素系化学物質反対キャンペーンの中でグリーンピースは、「一部の有機塩素化合物は、特に女性ホルモンのエストロゲンや男性ホルモンのテストステロンなど、成長と性に影響するステロイド系ホルモンをまねしたり遮断したりして被害を及ぼすおそれがある」と力説した。[43]

「ウォルトン・ジョーンズ財団」

ウォルトン・ジョーンズ財団は、内分泌かく乱物質に関する研究と教育計画を支援する主力の民間財団である。この財団は、「持続可能な世界計画」の下で、特に農薬と内分泌かく乱物質に配慮して、子どもの健康に影響する汚染の撲滅をめざすプロジェクトに多額の資金を投じてきた。一九九四年には一一〇万ドル以上、一九九五年には一八〇万ドル以上を、内分泌かく乱物質と農薬に関する理解と、使用削減の研究、普及啓発、草の根活動の助成につぎ込んだ。ジョン・ピーターソン・マイヤーズの指揮の下で、この財団がシーア・コルボーンの初期の研究を支えた。それは、コルボーンがこの財団と世界自然保護基金の上席研究員だった頃のことである。野生生物とヒトの健康に対する内分泌かく乱物質の影響評価を目的として、チューレーン大学の研究者らが行ったルイジアナ州の沿岸生態系に関する調査も、この財団の援助で行われたものである。また、ウィングスプレッド会議のいくつかにも資金を拠出している。

「世界自然保護基金（WWF）」

野生生物についての証拠が五大湖周辺に山積するようになって以来、WWFは、有機塩素化合物と内分泌かく乱物質に対して強硬姿勢をとってきた。この基金は上席研究員（後に上席科学者）のシーア・コルボーンを内分泌かく乱物質の影響に関する研究面で支援することにより、この種の化学物質に関する科学の進歩のみならず、リスクについての普及啓発と公共政策の形成にも積極的に貢献した。この基金は、環境エンドクリン仮説を内部事項として抱きかかえている。たとえばWWFカナダは、機関誌『イーグル・アイ』の一九九五年夏号の中で「今や、いくつかの合成化合物は、体内の内分泌機能をかく乱するものと示された」と述べている。WWFカナダは「ホルモン・コピーキャット」と題するビデオで、シーア・コルボーンのメッセージを活動家や教育者、政策担当者などの幅広い視聴者に伝えている。

「健全科学推進連合 Advancement of Sound Science Coalition」

ワシントンに本部を置くこの連合は、「公の政策決定で健全な科学が用いられることを目的」とする企業系の先進的な団体である。革新的な企業監視組織のマルチナショナル・モニターは、この連合の建前と本音を見分けている（公式目標は「政策決定の拠り所となった不健全な政府研究の実例に目を集めて、不適切な科学が招く結果と戦うこと」を掲げているが、真の目標は、「あらゆる安全あるいは健康に関する規制に反対すること」である[44]）。『奪われし未来』の出版後に新聞に掲載された次のくだりは、この連合の姿勢を如実に表している。「事実によらず、恐怖をもって公衆に警告するだけの、部分的で不完全な科学である」というのが、先頃出版され世間の評判を呼んでいる『奪われし未来』に対するガリー・カラザーズ（健全科学推進連合会長、元ニューメキシコ州知事）の評である。彼は、『合成化学物質が我々の生活様式を破壊していると訴え』ている本だと言っている。」この新聞記事では、本の主張に批判的な科学者一〇名のリストが発表された。その中にテキサスA&M大学のステファン・セイフ教授がいた。彼は内分泌かく乱物質について検討するＮＡＳの委員会の委員で、この仮説の批判者のなかでは最も目立つ人物であった。

もう一人のダートマス大学化学部のゴードン・グリブル教授は、記事の中で、『奪われし未来』は「ジュラシックパーク」のようだ。どちらにもわずかに科学が入っているが、ほとんどはＳＦだ。現在の科学と医学の知識からすれば、二つの本に書かれている推定は全く正当化できない。重力や光合成を止めることができないように、有機塩素化合物も禁止することはできない。わずかな化合物の毒性を理由に、合成塩素化学物質全体を我々の社会から閉め出すべきではない。」とコメントしていた。グリブル教授は、『奪われし未来』に流れるメッセージを、グリーンピースなどの環境団体による有機塩素化合物使用反対キャンペーンと結びつけた。教授は自身の書『塩素と健康』の中で、こうした反対姿勢に抗議している。

「環境内分泌効果研究センター」

センターの広報資料によれば、この研究センターは、「主にがん、生殖系障害、受精能、免疫系機能障害、神経障害など、人類が合成したか非意図的に生成した内分泌かく乱物質あるいは「ホルモン類似物質」がヒトと野生生物の健康に影響を及ぼしうるという、最近浮上してきた問題の調査に着手すること」を目的として、一九九四年に設立された。このセンターは、独自の科学総説を配布しており、そこで環境化学物質とヒトおよび動物の健康との関係について、現在の知識と不確実性の現状を評価している。このセンターは、環境内分泌かく乱物質の問題について定期的に報告書を作成するほか、メディアを啓蒙することと、この問題に関して一般の人が利用できるデータベースを作って維持することをも任務だととらえている。また資金源は公的なものと私企業からのものの両方と書いているが、「科学委員会がそれを知ったために外部の意向を受けることにならないように」具体的な資金源は秘密にしているという。*

＊ 一九九七年の同センター科学委員会委員は次のとおり。ルイビル大学医学部薬理・毒物学科教授ウィリアム・J・ワッデル、ミシシッピー大学薬学部薬理・毒性学科教授ウィリアム・H・ベンソン、グェルフ大学環境生物学教授キース・R・ソロモン、テキサス大学サン・アントニオ校保健科学センター薬理学教授ジョン・A・トーマス。

「科学と健康アメリカ委員会」

石油化学工業を主な資金源とする非営利のシンクタンクで、国の科学政策に対する産業界の強力な代弁者として知られるこの団体は、『奪われし未来』の出版を手厳しく批判する立場をとった。毒性学博士号をもつエリザベス・ウィーランの指揮の下で、この委員会は『奪われし未来』の内容に逐一反論し、本の主張は、憶測に基づき、エストロゲン様化学物質への極端な曝露例を強調し、リスクを過大に述べており、体制に歯向かう異端科学者の話で米国の民衆を「惑わそう」としていると断じた。「この本は科学的効果ではなく、明らかに政治的効果をねらって挑戦的態度で書かれた人騒がせなしろものだ。読めばすぐに『沈黙の春』が頭に浮かぶように、『奪われし未来』は、合成化学物質の正しい姿を紹介していない。ヒトの健康と環境に及ぼすプラス、マイナスの影響を並べて論じれば、偏りのない全体像を簡単に描き出せるはずなのだが。[45]」一九九六年六月一二日、ウィーランは、「環境メディア・サービス」社主催の朝食討論会で、シーア・コルボーン、ピーターソン・マイヤーズと意見をぶつけあった。ウィーランは、「予防原則」反対を強調した。環境メディア・サービスの記事は、彼女が次のように主張したと伝えた。「合成化学物質のわずかな残留物に、取りざたされているような危険があることは、決定的なものとして実証されたわけではありません。環境中には内分泌系を変える力をもつ化学物質が存在するが、それには人間が作りだしたものもあれば、自然界に存在するものもあります。この分野の体系的な研究はまだ始まったばかりで、さらなる研究が必要なことは明らかです。[46]」自然のエストロゲンと合成エストロゲンの区別立てと、両者の相対的曝露量が、やがて、内分泌かく乱物質のリスク評価論争で一役買うことになる。

「業界団体」

一九九六年六月、ヨーロッパの化学会社約二〇社が加盟する業界団体「欧州化学工業会」は、内分泌変調物質調査委員会 Endocrine Modulators Steering Group を設置した。目標の一つとして、一流の専門科学者による研究プログラムの設置を掲げた。加盟企業は、当初三年間で約一二〇〇万ドルを内分泌かく乱物質の研究に投じた。委員会は、すでに観察されている精子数減少などの健康影響が、化学物質ではなく、どの程度まで食生活などのライフスタイル要因によるものなのかを探る計画を打ちだした。それと同時に、大豆やナッツ類などの植物に含まれる天然エストロゲンが発揮しうる効果の研究も支援した。こうした研究結果は、それを望ましい、信頼されている食品と結びつけることで、推定されている内分泌かく乱物質の影響を中和するために広報で使えるものであった。

五つの化学系業界団体は、一九九五年にエンドクリン問題連合を結成した。これに加わったのは、塩素化合物評議会（ＣＣＣ）を抱えていた化学品製造業者協会（ＣＭＡ）、プラスチック工業協会、米国農作物保護協会、米国林産物製紙連合会、米国石油協会であり、いずれも世界で最も強力な化学系団体である。同連合は総合研究費として五六〇〇万ドルを用意したが、これには内分泌かく乱物質を同定するための第一階層スクリーニング技術として重要であるエストロゲン、アンドロゲン、プロゲステロンのレセプター結合を研究するためのインビトロ酵母系の開発が含まれていた（第四章参照）。ＣＭＡは、化学工業毒性学研究所の三か年研究計画に対し、一二〇〇万ドルの助成金を支給した。同研究所は、一九九六年以来一五〇万ドルの内部研究予算を内分泌研究に割り当てた[47]。ＣＣＣは、一九九五年から一九九六年の間に、乳がんとＤＤＴとの関係、ヒト精子の質、野生生物に対する内分泌かく乱物質の影響の研究に五〇〇万ドル以上をつぎ込んだ。米国最大の化学会社デュポンは、化学物質のホルモン効果研究用として二五〇万ドルを用意した。

一九九九年一月、CMAは、「化学工業界の健康・環境影響研究プロジェクト」の下で、米国の化学業界が化学物質の健康影響を探る六か年研究計画に対し、一二億ドルを支出する予定だと発表した。そのうち五億ドル以上は、一万五〇〇〇種の化学物質を対象としたホルモンをまねる性質の試験費に当てられた。同じ頃、科学と健康アメリカ委員会は、消費者製品に含まれるフタル酸化合物の安全性を見直すため、元公衆衛生局長C・エバレット・クープを代表とする「ブルーリボン委員会」を召集したと発表した。

内分泌かく乱化学物質理論との戦いに備え、各国の化学業界がかなりの軍資金を貯めこんでいるのは明らかだった。この戦いがどのように展開するのか、その鍵となる浮動票は世論の手に握られていた。そして、大衆と直接にやりとりできる最新の舞台とも言えるのがインターネットであった。

インターネット上の内分泌かく乱物質

何千万人というパソコン利用者がインターネットを使えるようになったのは、一九九〇年代で、内分泌かく乱物質が公共問題として浮上した頃と一致していた。コンピューター技術が発展したおかげで、一般家庭でも豊かな資金に恵まれた組織と同じように効果的にネットワークを構築できるようになった。一九九五年頃には、ホームページがあらゆる公共団体、非営利団体、営利団体などの分身となるほどに普及していた。何百万という個人や組織がURLアドレスを登録して、いわゆるサイバースペースの正式住民となっていた。内分泌かく乱物質のように論争の渦中にある環境問題にとって、インターネットは、ロンドンのハイドパークにある演説コーナーの地球版として機能する。インターネットのサーバーとつながっているパソコンがあれば、誰でもどんな問題にでも自由に意見を述べられ、その内容は「ネットサーフィン」をしている無数の人々の目に触れる。

インターネットは、利用者なら誰でも平等に張り合える土俵であり、そこで自分の考えを述べ、正しい情報も間違った情報も流すことができ、また主義主張を述べることもできる。けれども、インターネットに投稿される文章は専門家の審査を受けておらず、情報掲示板の内容は正確だと保証されているわけではない。新聞や雑誌やテレビニュースと違って、インターネットには情報の品質を保証するための見張り番がいない。「読み手は注意せよ」――これが究極の思想自由市場の「掟」である。マスコミの報道が下火になり、ある話題に対するニュース雑誌の関心が薄らいでも、インターネット上の情報はずっと消えずに残っている。サイトの開設者や管理者がそれを維持し続ける限り、一日二四時間何か月でも何年でも、その情報を読むことができる。インターネットでは四六時中ゴールデンアワーなのである。

ここで、一九九七年九月に私がウェブサイトで見つけた科学論文のことをお話しようと思う。そのサイトは、オークリッジ国立研究所衛生科学研究部リスク分析課分子毒性学班後援による、と書かれていた。その研究所はエネルギー省の出資で、テネシー州オークリッジにあるロッキード・マーティン研究社が管理している、とも書かれていた。内容から見ると、このサイトが所管政府機関の開設によるものだと見てとれた。その論文では挑発的な主張がなされており、内分泌かく乱物質に関して、私がそれまで文献で見たこともないような新発見が書かれていた。論文には、「分子毒性学班は、広く一般に使われている食品用合成着色料赤色三号が、エストロゲンやＤＤＴとまったく同じように、培養されたヒト乳腺細胞を刺激して増殖させることを発見した。食事に含まれるこの着色料の量は、農薬やダイオキシンなどの汚染物質に対する日量曝露合計の一〇〇万倍から一〇〇〇万倍も高い」とした上で、さらに、赤色三号がヒト乳腺細胞の遺伝物質に損傷を与える疑似エストロゲンである、と書かれていた。この研究班とウェブサイトの関係者として、七人の研究者の氏名（うち五人は写真入り）が書かれていた。

この研究班に問い合わせようとオークリッジ国立研究所に連絡した私は、すでに組織が再編されたことを知った。分子毒性学班もリスク分析課もすでになく、衛生科学研究部の名前は生命科学部に変わっていた。さらに突っ込んで聞いてみると、その時点の研究所員の中にはあのウェブサイトに書かれていた科学者など一人もおらず、再編後の新しい部署の全員がサイトの中身を有効とは認めないことがわかった。内分泌かく乱物質に関して、生命科学部の職員が引用できるような内部文書や印刷論文はない、とのことであった。この問い合わせから一週間もしないうちに、このウェブサイトのページは削除された。

インターネットのホームページが、論争中の問題に対する公衆の姿勢にどのような影響を与えるかは、まだ誰にも分かっていない。それでもワールド・ワイド・ウェッブ（WWW）が、市民に情報を与えて啓蒙する新たな地球規模の情報源ネットワークの中心になるだろう、との期待は膨らんでいる。人々の考えと選択を形づくることを仕事とする者は、インターネット上に戦略的な足場を築こうと積極的に動いてきた。インターネットが説得と啓蒙の新技術となったのと時を同じくして内分泌かく乱物質の問題が熟したとすると、それはインターネットでどう扱われただろうか。我々は、科学論争におけるインターネットの役割について何を学びとれるのか。内分泌かく乱物質の話題はひどいが誇張やデマだという証拠は、インターネットに載っただろうか。

私はこうした疑問を解こうと、一九九七年六月にインターネットで内分泌かく乱化学物質の関連サイトを調べてみた。広く使われているいくつかの検索エンジンで、「内分泌かく乱物質」「環境エストロゲン」「ホルモン変調化学物質」をキーワードに検索したところ、全部で二七のサイト（ＵＲＬが同じサイトは一と数えた）が見つかった。内訳は、非政府系環境団体のサイトが八、企業または企業の支援するサイトが五、政府のサイトが五、大学のサイトが二、個人やメディア団体その他によるサイトが七であった。二七のうち一三のサイトでは、内分泌かく乱物質の問題に対してはっきりと擁護する立場をとっていた。

内分泌かく乱物質の科学とその解釈をめぐる論争は、ホームページに発表された政治的な論調に現れている。米国農作物保護協会、ＣＣＣおよびジャンクサイエンスのホームページを見れば、それは一目瞭然である。米国農作物保護協会の基本的な考えは業界穏健派と相通じている。「環境エンドクリン仮説は未解決の新しい科学論争である」、「仮説の有効性について、科学者間でほとんど合意が得られていない」、と簡単に述べている。この協会のホームページが提供する文献は、精子数と精子の質、前立腺がん、精巣がん、停留精巣、尿道下裂、乳がん、子宮内膜症の七つの推定健康影響に対する疑念を強調したものである。このサイトによれば、環境エンドクリン仮説は誤った警告、つまり「科学より先に走って、未熟で誤った結論に達しかねない早まった判断」だと書かれていた。

ＣＣＣは、一九九三年にＣＭＡによって設置された。ＣＣＣの第一の任務は、塩素ガスの使用を擁護することだが、今やその対象を工業用と農業用塩素化合物にまで広げている。ＣＣＣのサイトでは、環境エンドクリン仮説に基づいた主張の一つひとつに反駁していた。ＣＣＣは、この仮説の主張で実証されたものは一つもないと断言している。しかし、彼らはヒト健康影響だけを取り上げていて、『奪われし未来』の本の中の主張だけを相手にコメントしている。評議会の見地に立つと、人間が被曝する高濃度の疑似エストロゲンは工業用化学物質ではなく、食品（乳製品や大豆が豊富に含まれている）からきていることになる。この団体は、人間がこの天然エストロゲンを摂取する量は、非意図的人工エストロゲンの量よりも桁違いに多いと報告していた。

ＣＣＣのホームページでは、工業用化学物質への批判に対する反論の矛先を、アメリカ随一の環境ヒロインとされるレイチェル・カーソン（「レイチェルの愚考」という文書を掲載）と、環境運動における彼女の「知的後継者」にまで広げている。そこでは、カーソンの作品に二つの大きな間違いがあると力説している。一つは、人間の発明の才（たとえば、新しい化学物質を作りだす能力）こそ人間の最大の敵だと論じたこと、二つ目は、化学物質の禁止には何らリスクがないと論じたこと（ＣＣＣは、環境保護主義者たちが工業用化合物のリスクのみを考慮し、それがない場合のリスクを考慮していないと主張）である。

ジャンクサイエンスという名のホームページ（www. junkscience. com）は、健全科学推進連合というワシントンに本拠地を置き科学の番犬と自称する団体の理事、スティーブ・ミロイが作った。一民間組織が運営するミロイのホームページは、環境エンドクリン仮説などの科学的主張を広く選びだしてやり玉に挙げ、信用を失墜させることを目的としている。『大きく膨らむ未来 Our Swollen Future』という表紙を作ってホームページに載せたり、『奪われし未来』の書評に「彼らがいかに我々の知能を侮辱しているか」という副題をつけるなどは、冷やかしの手口の例である。

環境保護団体のホームページの主張には幅がある。情報チャンネルの役もあれば、個人的行動の選択肢を読者に提供するものもある。『奪われし未来』の著者らは、ピーターソン・マイヤーズの指揮のもとにホームページ（http://www.ourstolenfuture.org/）を開設して、本の批判に応え、内分泌かく乱物質に関する科学の最新情報や、内分泌かく乱物質仮説を裏付ける重要な証拠の概要を提供した。質問ボタンをクリックすれば、このホームページの訪問者は、質問やコメントを送ることができる。

グリーンピース・インターナショナルは、独創的な活動主義のスタイルで環境問題に取り組んでいることで有名である。これまでにも、遺伝子組み換え種子を押収する、不法な海洋投棄漁船とその乗組員を妨害する、核実験区域に船を乗り入れるなどの活動を行ってきた。攻撃的なイメージのグリーンピースだが、ホームページの内分泌かく乱物質を取りあげている部分では穏やかな論調を選んでいる。内分泌かく乱物質に関するページでは、工業用化学物質がホルモンによる生殖障害の原因である可能性があるという考えにはっきりと共感しながらも、団体としての主張には慎重で、環境エンドクリン仮説に異議を唱える研究の存在を認め、仮説の証拠が明白とは言い切れないと書いている。次の記述がこれを表している。「しばらく前から、ヒトの精子数がこの五〇年間に五〇パーセントも減少したことが疑われている［文献あり］。これには地域差があるものとみられ、精子の質は低下していないという研究報告もあるが［文献あり］、最近の研究により、一部の地域でヒトの精子が質、量ともに低下しつつある証拠が追加された。」グリーンピースは、精子の数と質がはっきり低下したと断言してもいないし、精子の質の低下と化学物質との関係を無批判に認めているわけでもない。ホームページはさらに次のように続く。「そこで重要な問題は、何がこの（地域的な精子減少の）原因なのかということである。環境中に広範にわたって存在するホルモンかく乱化学物質なのか、それとも何かほかの説明があるのか。タバコが原因だと言う者もいれば、生活様式の変化が原因だと言う者もいる。」グリーンピースはさまざまな研究や論文を引用しており、そのすべてが一般仮説に共鳴しているわけではない。このサイトは、攻撃的な純理論派と言われる団体としては珍しく、疑問文で締めくくられている。

一九九六年の初めから、さまざまな公益・私益団体が、内分泌かく乱物質の問題を守備範囲に加えようと、インターネットに主張を載せるようになった。工業界のメッセージは、「問題の仮説は回答のない疑問を満載した未証明の理論を代表している」というものだった。環境保護団体は、従前から批判してきた有機合成化学物質の一員に内分泌かく乱物質を位置づけた。簡潔に言えば彼らのメッセージは、おそらく内分泌かく乱物質から生じている影響について、行動するのに充分な情報がすでにあり、重大なリスクを示す現在の状況証拠が、予防的行動を正当化する、というものだった。米国政府機関のメッセージは、自分たちはこの問題に良い科学を適用している、この化学物質を選別するようにとの議会からの要請に応じるつもりである、リスク評価プロジェクトを実施する、しかし、現時点で消費者に報告することは何もない、というものだった。また、入念に作られた政府のホームページには、環境エンドクリン効果研究センター（SEEE）などの企業系団体や、グリーンピース、WWFなどの公益保護団体へのリンクが張られていた。以上見てきたように、インターネットには、内分泌かく乱物質に関する技術情報、主義主張、規制情報が満載されていた。ただし、それのすべてが信頼でき、依りどころとなりうるものではなかった。一般の人々の手に渡されたインターネット情報は、主張と反主張のごたまぜだった。

第一回ウィングスプレッド会議から五年の内に、コルボーン、マイヤーズをはじめとする人々は、目ざましい成果を達成した。すなわち、内分泌かく乱物質を、主要工業国の科学と政治議題に載せた。一部の化学会社や化学製品メーカーが困惑したことに、内分泌かく乱物質に関する科学とその主張が、研究や市民活動や政策推進のための最新型環境家内工業となってきた。

企業のトップたちが最近の環境脅威、すなわち収益の減少、新しい規制の推進、製品代替の義務化等に対抗する戦略を練っている間、メディアはこの新しい理論に全力で反応していた。

メディアの反応

環境問題に関するメディアの報道は、原子力問題、野生生物保護、有毒物質の漏出、生物多様性など、分野別に分かれているのがふつうである。このように分野がはっきりと分かれていれば、編集者は、どの分野に精通しているかで記者を振り分けることができる。健康問題が得意な記者には大気汚染問題を任せ、自然資源が得意な記者には絶滅危惧種保護の問題を任せればよい。ところが「環境内分泌かく乱物質」という言葉を聞いた途端に編集者は頭を抱え込んだ。この用語が通常の分類に当てはまらなかったからである。それまで、精子数減少、野生生物の生殖障害、DESの影響、乳がんに関する記事は、それぞれまったく別々に取り扱われていた。だが環境エンドクリン仮説が登場したおかげで、作用方法と原因がまったく異なりうる広範な事象をつなぎ合わせ、環境問題を総合的にとらえるという考えが生まれた。この総合的な考えは科学界ではゆっくりと尊重されるようになり、他方で、環境報道を活気づかせた。またこの考え方のおかげで、新聞の編集者や記者は、ホルモンへの介入を通じた何らかのプロセスによって動物とヒトに影響を及ぼす化学物質を、一つの同じ概念の中で考えざるを得なくなった。

この総合的概念の重大さは、ばらばらで余り注目されない数々の事象の重要性を高める点にある。ある意味で「環境エンドクリン仮説」という言葉は、メディアで使う「がん」という言葉と似ている。型が異なっていても、形が異常で調節のきかない浸潤性の細胞をもつという共通点があれば、十把一からげに「がん」という名前で呼べる。それなのに、原因、作用機構、その結末は、非常に異なる場合がある。ところが、こうした型の異なる病気を一つに統合する単一の概念があれば、個々の病気に対する大衆の関心は高まるのである。新聞記者のなかには、一つの組織化の原則として、あるいは数々の病気と発達異常とのつながりを見るレンズとして、次第に「内分泌かく乱物質」を受け入れる者が出はじめた。農薬はもはや、ただの「有毒物質」や単なる「発がん性物質」ではない。農薬は、内分泌かく乱物質であり、フタル酸化合物やフェノール類などの工業用化学物質についても同じことが言えた。

この新たな組織化の概念が、メディアと大衆の意識の中にしっかりと浸透したのは、「環境内分泌かく乱物質」という用語を組み込んだ仮説の科学的地位とは、多くの点で無関係である。非常に多くの症状がこの用語と結びついているので、単にこの言葉がメディアで頻繁に使われただけで、大衆の心の中にこの概念が具体的なものとして浸透する。なぜそうなるのかは、次の言葉から窺われる。「五つの原因と弱い相関をもつ五つの病気が独立にあったとしても、これらの事象を何かでよく説明できるケースだとは思われない。しかし、この五つの病気がそれぞれ一つの原因と弱いつながりがあるならば、印象は全然違ってくる。」

環境エンドクリン仮説は、科学とメディアのための組織化原則として、環境関連記事の報道の仕方に影響を与えはじめた。前立腺がん、精子数減少、正常の性から逸脱したカモメが、同じ記事の中で取りあげられるようになった。だがこれは一つの原因があったからというよりはむしろ、こうした事象を結びあわせる一つの発想、すなわち、ホルモン伝達物質への干渉という発想があったからである。この発想には、我々の対がん戦争のときの「細胞の突然変異と制御されない増殖」と同じくらいの威力が秘められている。

メディアは、一九九〇年代の初め頃から、環境エンドクリン仮説について報じるようになったが、大々的に取りあげるようになったのは一九九六年に『奪われし未来』が出版されてからである。内分泌かく乱物質や環境エンドクリン仮説について書かれている新聞や雑誌の記事を調べてみると、一九九〇年代初期から中期にかけて、この問題に対するメディアの関心が爆発的に高まったことがよくわかる。

一九九六年の一一月に、ネクシスのデータベースを使って、一九九〇年一月一日から一九九六年一一月二一日までのニュース記事で内分泌かく乱化学物質という言葉が使われているものを検索してみた。ただし、次のものは検索から除外した。科学誌、業界紙、通信社電に載っていた記事、重複記事、投書、議会の公聴会に関する政府発表、議会での証言記録その他立法府や行政府の発表、内分泌かく乱物質に関係のない記事、テレビやラジオ放送の記録*。

* ネクシスのデータベースで実際に使った検索語は、「内分泌かく乱、ホルモンかく乱、環境エストロゲン、疑似エストロゲン、外因性エストロゲン、ホルモン類似物質」であり、検索したファイルは、ネクシスの「ニュース」ライブラリにあるCURNWSとARCNWSである。

この一般向け印刷物を対象とした調査で明らかになったのは、環境エンドクリン仮説が記者に知れわたるようになるにつれて、環境化学物質のがん以外の影響に関する記事が一段と頻繁に、さまざまな種類の印刷物に登場するようになったことである。このネクシスのデータベースでは、一九九一年が〇件、一九九二年が二件、一九九三年が一〇件、一九九四年が六七件、一九九五年が五〇件、一九九六年（一一月まで）

が一七七件という検索結果が得られた。

環境エンドクリン仮説は一般のメディアにも徐々に顔を出しはじめたが、最初に口火を切ったのは、一九九二年三月に『ニューヨーク・タイムズ』紙の科学面に掲載された記事と、[48] 同四月に『サンディエゴ・ユニオン・トリビューン』紙に掲載された同じ記者によるその姉妹編であった。[49] どちらの記事にも、前年に開かれたウイングスプレッド会議の成果がまとめられており、環境化学物質が野生生物とヒトに対してがん以外の問題を引き起こす可能性があるという環境エンドクリン仮説の最重要ポイントが力説されていた。

一九九三年には、内分泌かく乱物質に関して一〇件の記事が掲載されたが、掲載日の一番早い『USAトゥデイ』紙の記事では、[50]『ランセット』誌に発表されたシャープとスキャケベクの研究[51]をとりあげて、精子数の激減について論じていた。科学者らが、下院小委員会で開かれた内分泌かく乱物質に関する公聴会で証言に立った後の一〇月には、立て続けに記事が発表された。公聴会を報じた記事の大半は広範にわたって生じうる病理学的な影響を取りあげていたが、見出しのほとんどは乳がんと環境化学物質との関係に焦点を当てていた。たとえば、一九九三年一〇月二二日付『ロサンゼルス・タイムズ』紙の見出しには、「農薬が乳がんに関係している可能性あり、科学者は警告」とある。[52] 公衆衛生協会の年次会合からのレポートを載せた『ダラス・モーニングニュース』紙では、乳がんと環境化学物質との関係の相矛盾する証拠について論じていたほか、乳がんに関連性があると考えられる化合物の廃止を訴える環境保護団体、グリーンピースの要求についても論じていた。[53]

一九九四年に掲載された内分泌かく乱物質に関する新聞や雑誌の記事は、前年の六倍を上回る数になった。内容は、がんに関するものと、それ以外のエンドポイントに関するものとがほぼ半々であった。学会や記者会見、議会の活動などがあったために書かれた記事もあったが、その反面、これといった出来事の報道抜きで、一般的な総括記事を載せていたものもあった。後者の例には、エンドクリン仮説に関する広範な検討と批判を載せた『ニューヨーク・タイムズ』紙の記事[54]や、「ジェンダー戦争――化学物質は性の境界をあいまいにするか」という過激な見出しを付けた『ロサンゼルス・タイムズ』紙の三回シリーズなどがある。[55]記者たちにとって、環境化学物質が生殖と発達をかく乱する可能性があるという考え方は、さして珍しいものではなくなりつつあった。地方紙の記者たちは、野生生物の異常を報じるレポートの中で内分泌かく乱物質というテーマをとりあげた。一例として、『ソルトレーク・トリビューン』紙の記事では、オレゴン州の鳥類の異常とその原因を突きとめようとする研究者たちの取り組みについて報じている。[56]この記事では、ウイスコンシン州のグリーンベイにおける内分泌かく乱物質の証拠と鳥類の異常についても説明しており、同じような原因によるものだと匂わせている。

メディアによる報道が一九九四年に増加したのは、その年の初めに、二つの重要な会議が開かれたことにも一因がある。一月に、国立環境衛生科学研究所（ＮＩＥＨＳ）の後援によりワシントンＤＣで「環境エストロゲン会議」が開かれたことは、米国の大手日刊紙や一般向け科学雑誌がこの問題に関する記事を載せるきっかけになった。このときの報道では、がんとの関係よりはむしろ、野生生物とヒトの生殖への悪影響を示す証拠に重点が置かれた。たとえば、ジャネット・ラロフが『サイエンス・ニュース』誌に載せた記事は、「性を歪めるもの――環境『ホルモン』は野生生物を去勢しているのか？」という見出しであった。[57]二週間後に出された続報では、「エストロゲンのいたずら――そのメス化効果。男性は胎児期と幼児期の『ホルモン』毒物曝露で被害？」と題する記事を載せて、雄性喪失について探った。[58]『ワシントンポスト』紙は、「環境エストロゲン——汚染物質は生殖能力を脅かすか？」[59]と、生殖能力の問題を強調する大見出しを掲げて、NIEHSの会議に関する記事を載せた。一九九四年二月には、米国科学推進協会の年次会合が開かれ、そこで提出された論文をきっかけに乳がんとの関係をとりあげる記事が立て続けに載った。この動きはイスラエルの研究者が提出した論文によって引き起こされたもので、そこには、DDTが禁止されて以来、彼の国で乳がん発生率が減少したことを報告していた。[60]

この二つの会議の後に出された新聞記事や雑誌記事のおかげで、多くの米国市民は初めて環境内分泌かく乱物質という考え方を目にした。また公益保護団体は、現在の科学的発見について自ら分析を進めようという意欲をかき立てられた。全米野生生物連盟は「瀬戸際の生殖能力——化学時代の遺産」という報告書を発表し、それが全米の新聞で取りあげられた。[61]このときの記事は、内分泌かく乱物質は低用量でも生殖や成長や免疫を損なう可能性があるのに、政府の規制は依然として高用量の発がん性効果に重点を置いている、という同連盟の主張を強調していた。

一九九四年九月に、ディスカバリーチャンネルで「男性への攻撃」〔邦題——精子が減ってゆく〕が放送されると、いくつかの論評が掲載された。週刊誌『ピープル』に載ったのもその一つで、「このサスペンス風科学ミステリーは、今年のテレビ番組の中で一番ぞっとする内容かもしれない」と伝えていた。[62]『ニューヨーク・タイムズ』紙は、週末のテレビ欄に「何者かが男子胎児の生殖器を攻撃している」という見出しで、このドキュメンタリーの論評を掲載した。この記事は、「とんでもない。『男性への攻撃』なんて、ボビット家には他人ごとさ」と、夫の暴行に嫌気がさした奥さんが急所を切断してしまった話から切り出していた。[63] 米国の主流メディアはおしなべてこの番組を軽んじて笑いの対象として扱い、ヒトの健康リスクを暴くまじめなドキュメンタリーという番組本来の目的を卑しめた。

一九九五年を見ると、内分泌かく乱物質に関する記事の数は前年よりも約二五パーセント少ない。その年の一月、『発達心理学』誌にＤＥＳの投与と成人した子の性的選り好みとを関連づける論文が発表されると、環境曝露と性的趣向とを結びつけるかなりセンセーショナルな記事が続々と発表された。たとえば『アリゾナ・リパブリック』紙には、「レズビアン傾向、エストロゲンと関係」という記事が掲載された。[64] 「男性への攻撃」が放送されてから数年間は、精子数減少の問題が内分泌かく乱物質関連報道のかなりの部分を占めることになった。この年の初め、パリの男性の精子数が過去二〇年間に三〇パーセント減少したと報告するフランスの研究結果が発表されると、大衆紙はこぞってそれに反応した。『アトランタ・ジャーナル・アンド・コンスティテューション』紙は、「精子数減少は警告する」と題する社説を出し、[65] クリーブランドの『プレイン・ディーラー』紙は、「男性の生殖能力は減少している」という見出しの記事を載せた。[66]

一九九六年までには、内分泌かく乱物質は主要な環境衛生の話題に仲間入りしていた。精子の数と質の低下はメディアが大きく関心を寄せた話題だった。その年の一月に文芸雑誌『エスクワイアー』（「低下する運動能」）[67] と『ニューヨーカー』誌（「沈黙の精子」）[68] に記事が掲載されたのに続き、この問題は日刊紙でも大きく取りあげられた。男性の生殖能力に及ぼす内分泌かく乱物質の影響へのメディアの関心は、イギリスの二つの研究論文が発表されるに及んで一段と高まった。その一つは、オクチルフェノールとフタル酸ブチルベンジルという疑似エストロゲンを低濃度でラットに投与したところ、精巣が小さくなり、精子数が減少したことを報告していた。またもう一つの論文は、一九七〇年以降に生まれたエジンバラの精子提供者の精子数が、一九五九年以前に生まれた精子提供者に比べて二五パーセント減ったことを報告していた。

一九九六年に報道記事が劇的に増加した理由は、その年の三月に『奪われし未来』が出版されたことにある。[69] 多くの記事が精子数減少を重点的に取りあげた。『USニュース・アンド・ワールド・レポート』紙の記事では、この本に提示された証拠を「沈黙の来春を調査か?」という見出しで考察し、さらに、精子数減少に関するフランスとイギリスの研究も引用していた。この二つの研究は『奪われし未来』の出版近くに発表されたために、本の中では触れられていなかったものである。[70]『奪われし未来』を取りあげた『タイム』誌の記事は、「我らの精子のどこが悪い?」という見出しを掲げて、再び精子数論争に的を絞っていた。[71]『ニューヨーク・タイムズ』紙は、『奪われし未来』の書評を掲載するとともに、精子数論争をめぐる姉妹記事「精子の数——減少は事実か、データ不足か、割れる専門家の見解」を掲載した。[72]

『奪われし未来』の中心テーマに対する活字メディアの反応はかなりさまざまだった。『ニューヨーク・タイムズ』紙は、そこに書かれた科学結果をきわめて控え目に伝えるとともに、エンドクリン仮説に対する反証を引き合いにだした。たとえば、科学担当記者ジーナ・コラータの書いた「我が国の男性の生殖能力、低下か?『ノー』と出た最近の研究結果」という見出しの記事は、二件の新たな研究を引用した。それらの研究は、米国人の精子数が全体的に減少していないことを示し、内分泌かく乱物質と男性の生殖能力低下との関係について疑問を投げかけていた。[73] 同じく『ワシントンポスト』紙は、『奪われし未来』への懐疑主義とその意味あいを表明した姉妹記事、「ホルモンとでっち上げ」「ヒトのホルモンに及ぼす汚染の影響——恐怖が証拠よりも大きいとき」を掲載した。[74] このほか、大手とまではいかない新聞や雑誌は誇大報道に走り、本に書かれた発見をはるかに通り越した結論を引き出した。『ボストン・ヘラルド』紙は、「人類滅亡のおそれか？　農薬とプラスチック、男性ホルモンを脅かす可能性」というタイトルで、でかでかと全面記事を掲載した。(75)

『奪われし未来』の出版は、「環境エストロゲン」「内分泌かく乱物質」という言葉を、科学の専門用語から大衆文化へと引きずり入れた。公益保護団体は、農薬や有害物質に反対する自分たちの広報戦略にすぐさまこの概念を取り込んだ。各紙が『奪われし未来』の精子数論争という面を強調したために、文芸誌や環境雑誌の特集記事で火のついた精子数論争に寄せる大衆の関心は、一段と大きく長く続いた。実際のところ、精子数減少が強調されるあまり、この本で訴えられているもっと幅広い主張がいく分隠されてしまった。

一九九六年における活字メディアの関心は、このほか数件の出来事からも内分泌かく乱物質へと向けられた。この年の六月、『サイエンス』誌に載ったチューレーン大学グループによる研究では、内分泌かく乱農薬が相乗的に作用して、その効果が増幅されることが発見されていた。(76)ところが、この研究結果が同じ研究者らによって一年後に撤回されたときには、ほとんど報道されなかった（第三章参照）。また一九九六年には、子どもへの危険性を力説する記事がイギリスの新聞に大きく出たが、米国の新聞にはほとんど取りあげられなかった。それは、内分泌かく乱物質と疑われているフタル酸化合物による粉ミルク汚染の恐怖について書かれたものだった。(77)米国では公聴会が開かれたことなどもあって、この年の七月から一一月にかけては、安全飲料水法と食品品質保護法（ＦＱＰＡ）という二本の法案がメディアの関心をさらった。両法案には内分泌かく乱物質に関する条項もあり、それが再三にわたり新聞で報じられた。

以上をまとめると、一九九二年以降、メディアはしだいに内分泌かく乱物質に関する話題を知るようになり注目するようになっていった。最初に公聴会や新たな科学的発見などの大きな出来事がメディアの関心をつかんだ。メディアの注意を引くような出来事は、ニュース報道をつくる上で依然重要だったが、至るところに存在する環境化学物質が生殖や発達に干渉するという考え方が一般的な環境記事に頻繁に顔を出しはじめた。内分泌かく乱化学物質は、環境報道記事の一部として認められるようになってきた。その結果、奇形のカエルや性の異常な魚が見つかった話など、突飛で奇怪とされるような多くの話が、今や環境エンドクリン仮説の大きな枠組みの中に座を占めるようになった。

人々の認識と正統性

内分泌かく乱物質をめぐって大々的な報道が長期的に繰り広げられたことから、一部の民衆層は、それをさらなる試験を要する強力な推論とは受けとらず、確認済みの科学的発見ととらえるようになった。この誤解の一端は、公益保護団体の行動にも原因があるだろう。彼らは、公衆の健康が工業用化学物質から危険にさらされているという主張を固めるために、新たな証拠とあればどんなわずかなものでも利用しはじめていたからである。

「ホルモンかく乱」という概念の放つ強烈なイメージは、大衆の「心配事リスト」にたちまち組み込まれた。推論から受け入れられた事実へと昇格した例は、『ニューヨーク・タイムズ』紙に載った投書に表れている。それは、全国乳がん啓発月間を利用したことに対して英国の医薬品会社を非難する投書であり、もし同社が「本当に乳がん発生を抑える気があるなら、最近、女性の体内のホルモン作用をかく乱することが発見された塩素系化学物質の製造を止めるはずだ[78]」と糾弾していた。『奪われし未来』が出版される一年以上前から、環境保護団体は、コルボーンの見解を作業仮説・組織化仮説として採り入れていた。天然資源保護評議会の発行誌『アミカス・ジャーナル』の記事の中で、ケニス・ワップナーは、内分泌かく乱物質に対する化学的曝露のヒト健康影響を事実であるかのように語っただけでなく、ほぼ「禁句」に等しい性同一性についても次のように触れた。「シーア・コルボーンの作品は根源的恐怖に触れていて、未来における我々の繁殖能力と性の概念に疑問を投げかけている。我々の生殖器は変更されつつあり、合成化学物質は、我々の体内、そして子どもたち、孫たちの体内にも入り込んでいる。[79]」

この問題には人類滅亡の日を予見させるような面があるが、大衆向け週刊誌はそこに目をつけ、「縮む男[80]」とか「性化学物質[81]」とか「性犯罪者[82]」など、どれも環境化学物質が我々の性生活をめちゃくちゃにしていることを匂わす見出しを並べたてた。このように、発行部数を増やそうとするマスコミの宣伝手口のような記事もあったが、その一方で、れっきとした『ＥＨＰ』誌の論文にも、「この数十年間、多くの国で、男性の生殖健康が悪化してきた」という書き出しの抄録が掲載された。[83]

ヒト疾患の内分泌モデルの支持層を広げようと、他の取り組みも始まった。たとえば、世界資源研究所は、「農薬と免疫系」という題の普及啓発レポートを発表した。また「社会的責任のための医師団」は、『危険にさらされる世代 Generations at Risk』という報告書を配布した。この報告書は概ね生殖毒に重点を置いているが、将来世代に対する内分泌かく乱物質の影響に関する章も入っている。ワールドウォッチ研究所のレスター・ブラウン編集による『地球白書』（年刊）は、地球環境の動向を扱った本の中で最も広く読まれ、高く評価されているものの一つである。その一九九四年版には「環境衛生リスクを評価する」という章が設けられ、水質、土壌浸食、人口、生物多様性などの問題に詳しい読者に、内分泌かく乱物質というテーマを紹介した。「最近の証拠は、この環境エストロゲンによる負荷がヒトの生殖にあまねく影響を及ぼす可能性があることを示唆している」のような文章とともに、環境エンドクリン仮説は国際的環境問題の場でしっかりと成熟期を迎えた(84)。

これまでに見てきたように、ホルモンに対する化学的影響の問題は、インターネットが主義主張や普及啓蒙のための電子手段として急拡大しているさなかに絶頂期を迎えた、初めての大きな環境政策課題である。最もよく引用される電子ニュースレターの一つに、電子メールで自由に再回覧されている『レイチェルの環境と健康ウィークリー Rachel's Environmental & Health Weekly』というのがある。このニュースレターは、内分泌かく乱物質の問題をとてもきめ細かく追いかけており、新たな科学的証拠を報じたり、仮説のあらをほじくり出そうとするメディアの報道を非難したり、科学的会合から出された合意宣言の記録を発表したりしている。

ますます多くの科学者たちが、内分泌かく乱物質に現実の問題と潜在的な問題の両方があることを認めることにより、エンドクリン仮説の正統性をさまざまなかたちで受け入れるようになってきた。これに反し、業界寄りの雑誌は、ヒト健康影響が不確実だという点を切り札に、この問題を中途半端な科学だとか空想物語だと断じてきた。この分裂のありさまは、一九九六年の『ケミカル・ウィーク』誌に載った「内分泌かく乱物質、でっちあげか科学か」というカバーストーリーの見出しによく現れている。この見出しの調子とは裏腹に、記事の本文では次のように述べて仮説の科学的根拠を受け入れている。「人間の健康にとってどのくらいの脅威になるのかは今後確定しなければならない問題だが、人間が危険にさらされていることは明らかである。[85]」

公益保護団体の行動計画を調べてみると、環境エンドクリン仮説が行動の枠組みになってきたことが窺われる。イメージで勝負しようとする政治的な取り組みがいつもそうであるように、科学的には仮説であるものが、政策変更を担う柱となる。すでにしっかりした態勢のもとで残留性有機汚染物質反対を唱えていた多くの公益保護団体は、既存の行動計画を強化しようと、内分泌かく乱物質のイメージや研究結果を取り込んだ。

一方企業は、不確実性、研究結果のあいまいさ、〔隠されている〕交絡変数の存在、さらなる研究の必要性を並べあげて、「良い科学」の重要性を強調しはじめた。科学と環境政治学の結合が始まっていた。どんな科学、どんなシンボルが公共的議論の輪郭を定めるのだろうか？　次の章では、化学物質が引き起こす病気に対する新たなパラダイムの登場をめぐって、科学界でどのような懐疑主義が見られたのか、その現状を探るとともに、異議の差し挟まれている知識が、政策方針の選択にどのような役割を果たすのかを探ってみたい。

第三章　不確実性、価値観、科学の責任

科学では、変化は簡単には起こらない。科学者は一定のアプローチや手法や理論に縛られているものである。これらはときに、パラダイム、テマータ、フレームなどと呼ばれる。こうした科学の構造が、研究可能な問題、すなわち正当性を獲得し一つの分野として確立されるような問題は何か、を決定する。研究しようとしている分野を支配しているパラダイムに合致しない仮説、あるいは問題提起には、研究資金が得られない時期がある。多くの実験を行えば、型破りの仮説を裏付ける証拠を挙げられるはずであっても、資金がなければ実験はできない。こうした科学特有の保守主義は、科学的発展のための安定した基盤と厳格な基準を保つ上では重要だが、そのために発見が遅れたり、逃したりすることもありうる。物理学者のマックス・プランクは、自伝の中で、きわめて優秀な同僚たちの中には新しいアイデアを受け入れるとはなかなか言わない者がいる、と書いている。そうではない物理学者たちと語り合う中から、「すばらしい事実」を学んだとも書いている。プランクは、「新しい科学的真理は、それに反対する者たちを納得させ説き伏せることによって勝利するものではなく、反対者たちが死んだために、また、その真理になじんでいる新しい世代が育ったために勝利するのである」と書いている。(1)

トーマス・クーンは、科学において根本的変化がゆっくりと進行することについて、古典的名著『科学革命の構造』の中で次のように述べている。

初めのうち、新しいパラダイム候補はごく一部の支持者を得るだけであろうし、時には、支持者たちの動機が怪しいこともある。それでも、支持者たちが有能なら、そのパラダイムを改良し、その可能性を広げ、そのパラダイムに導かれた新たな領域に属すものは何かを示すであろう。このように進行していって、もしそのパラダイムが究極的に勝利する運命にあるものなら、好感を得るような説得的議論の数と力が増すだろう。そうなるとますます多くの科学者が改宗して、新しいパラダイムの探求を進めるようになるだろう。次第にそのパラダイムに基づく実験、装置、論文、書籍の数が増していく。新しい考えのすばらしさを確信する人がさらに増えて、彼らは通常科学を実行するのに新しいモデルを採用するようになり、最後にはただわずかの年老いた頑固者だけが残ることになる。(2)

プランクやクーンの述べた理論ほど劇的ではないが、現代の例として、胃潰瘍の原因が細菌にあるとした医学の仮説を挙げることができる。それはほとんど無名のオーストラリア人医師、バリー・マーシャルとロビン・ウォーレンが打ち立てた「胃炎と消化器官の潰瘍は、腸管内におけるピロリ菌のコロニー形成による」という仮説である。二人の考えは猛反発を受けたため、マーシャルは自らピロリ菌に感染し、我が身を実験台にして自説を立証しようと試みた。(3) マーシャルとウォーレンの理論が一般に認められるようになったのは、それから一〇年以上経った一九九四年一月のことで、国立衛生研究所がピロリ菌性消化器官潰瘍に関する統一見解を発表した後であった。胃炎と消化器官潰瘍に関する治療法は、このようにして従来の胃酸調整薬から抗生剤治療へと根本的に変更された。

科学の保守的な傾向は、専門誌の編集者などその分野の見張り役たちが、スケールの大きい推測的な仮説の受け入れに消極的なことにも現れている。こうした姿勢は、頑固な経験主義を土台とする分野で特に目立つ。多くの伝統的な実験研究ではデータから離れないことが美徳であり、あまり遠く離れた分野にまで踏み込むことは否定的に受け取られる。この感覚は、環境エンドクリン仮説に貢献する研究を行った数名の科学者からも表明された。すなわち彼らは、自分たちの研究をまず専門誌に発表することは、化学物質と病気に関する大仮説を唱える場として適当ではないと述べている。専門分野の枠を越えた大胆で総合的な発想は、専門家による審査の行われる専門誌ではなく、一般書で人の目に触れるのがふつうである。

科学、特に生物医学は、原因論の推定においても保守的である。統計学的関連性や臨床での観察は、無作為二重盲検法による臨床試験に代わることはできない。マーシャルが自ら実験台となって消化器官に潰瘍を発症させ、抗生物質でその治療に成功したという発表は医学界からかなりの注目を集めたものの、潰瘍がストレス性疾患であると信じきっていた胃腸病学者たちの考えを改めさせるには不十分だった。マーシャルとウォーレンは、消化器官潰瘍と診断したほぼすべての患者の胃からピロリ菌を検出したが、この所見だけではピロリ菌原因説を確立するには至らなかった。彼らの仮説に対しては、一九九三年に『ニューイングランド医学』誌が対照群との比較研究による決定的な結果を発表するまで、懐疑派が主流だった。この比較研究では、消化器官潰瘍患者に胃酸調整薬、にせ薬、抗生物質を投与して治療効果を比べた結果、抗生物質による治療が最も有効であることが示された(4)。

仮説は、一般性が高く対象範囲の広いものになればなるほど、懐疑主義と曲解に対して脆弱となる。環境エンドクリン仮説に備わる多くの特徴を見れば、科学者集団から好意的には受け入れられず、きわめて懐疑的な眼差しを向けられることは予想できる。この仮説は、ヒトと野生生物に生じる異常の多くを全面的に説明できる作用機構を示すことなく、これらの広範な異常を説明しようとしている。低レベル（環境中レベルの程度）の化学物質とヒトの病気を関係づける決定的な実験があるわけでも、確定的な疫学データ

表2　環境エンドクリン仮説の因果関係を考えるための枠組み

化学物質	実験分野	提起されている悪影響	化学物質と影響の関係	証拠
合成有機化学物質	動物実験	認知障害	因果関係	強く確立
植物エストロゲン	ヒトの臨床報告	行動障害	随伴関係	弱く確立
金属	野生生物の研究	生殖異常	相関関係	強弱混在
	ヒトの疫学研究	発達障害	状況証拠的	反証
	インビトロの細胞研究	がん	示唆的	
	生化学試験	経世代影響		
		免疫障害		

があるわけでもない。ヒトにおける因果関係をめぐる仮説には、きわめて複雑な生化学プロセスと数々の化学物質が絡んでいる。この生物システムの複雑さゆえに、多くの病気と発達異常を統一的な病因論で説明しようとすれば、それに対する懐疑主義は高まる。科学者は、提起されているのは必要原因なのかそれとも十分原因なのか、想定されている原因がなくても結果は生じうるのか、その原因があっても予測される結果が生じないことはありうるのか、一つ一つの化学物質だけで結果が生じうるのか、化学物質が組み合わさる必要があるのか、などを問う。

出版物、新聞、雑誌などに掲載された科学者の言葉にみられる、環境エンドクリン仮説に対する批判的な反応について検討する前に、科学的懐疑主義が主にどの領域で見られるのかが分かるように、因果関係の枠組みを示してみたい。私の枠組みは、外因性化学物質への曝露を病気や生殖異常に結びつけて説明する仮説を、五つの基本要素で分けている。［一］化学物質、［二］証拠の出所となった実験分野、［三］提起されている一連の悪影響、［四］化学物質と観察された影響との結びつきの強さ、［五］化学物質とその影響との間に推定されている関係を裏付ける、あるいは反する証拠の性質である。この五つの要素の順序が仮説の幅と範囲を決定し、裏付け証拠（弱いにせよ強いにせよ）を作りあげる構成成分を記述する。化学物質によって誘発される内分泌効果に関する理論の全体的枠組みには、個々の化学物質を別々の病理と結びつけるけれども必ずしも同じ作用機構によるとは限らない、大小入れ子の仮説が含まれている。

因果関係の枠組み

最も一般的な形の「環境エンドクリン仮説」は、ある種の化学物質がヒトと野生生物に見られるさまざまな悪影響と結びついていると主張する。この悪影響は、生物の発生初期段階や生涯の各段階におけるホルモン制御因子の作用への介入に関連している。この介入は、外的因子（生体異物）が体内の自然ホルモンになりすましたり、それと相互作用を起こしたり、あるいはその機能を阻害するとき生じる。この種の物質は、次のようにいくつかの名前で呼ばれている。

「内分泌かく乱物質」——内分泌系の正常な機能に介入する物質のこと
「外因性エストロゲン」——生物エストロゲンの役割をまねる人工化学物質のこと
「ホルモン変調汚染物質」——生物のホルモンレベルに影響する外来化学物質全般のこと

生物にとっての異物である一連の化学物質が、生物の生涯におこる何らかの悪影響の発生に関与していると言われる。曝露は、短期のものもあれば長期にわたるものもある。こうした物質は長い間に生物の脂肪組織や血液中に蓄積しうる。悪影響を引き起こす犯人は、化学物質が他の物質と結合した代謝物の場合もある。化学物質に曝露した結果から生じる影響は、被曝した成体には現れずにその子どもに現れたり、最初の曝露から何年も経ってから現れることもある。

科学の役割は、外来化学物質と生物学的影響との関係を唱えるさまざまな仮説を評価することである。ある科学実験からは、仮説を裏付ける弱い関連性や状況証拠的な関係しか得られないこともある。別の実験系から因果関係がはっきりすることがあるかもしれない。科学は常に、弱い因果関係よりも強い因果関係を好むものだが、現実には、化学物質がヒトに及ぼす生物学的影響について強い因果関係が示されることはまれである。政策決定者は、疫学的研究から導き出された統計的関連性のように、決定的とまではいかない証拠を信頼することが多い。

科学は、事象がどうして起こるかについて機構を説明することを好む。環境エンドクリン仮説の場合、機構の説明には、その外来化学物質が生物にどのように作用して病気を起こすのかを理解することを含まなければならない。科学者の中には、影響の裏にある生化学的機構を詳しく説明できなければ、化学物質とその影響との因果関係を主張できないと信じている者もある。だが健康に関する分野にいる科学者の大半は、化学物質が病気を引き起こすという結論に達するのに、そこまでの証拠基準を求めてはいない。

化学物質を生物学的影響に結びつける仮説を裏付ける証拠は、すべて、化学物質と影響との関連性が（強弱、原因論か統計論かの別はあるにしても）発見されるはずの実験系から出て来なければならない。化学物質と影響との関連の有無をテストするための方法は、分野ごとに別々のものが好まれている。現在用いられている実験系には、野生生物の研究、インビトロの細胞培養アッセイ、動物実験、ヒトの疫学的解析、ケース対コントロール研究などがある。

動物モデルで研究している者たちは、内分泌かく乱化学物質の作用に関して動物系とヒト系での酷似性を見いだしている。動物系で化学物質への曝露と影響との間に強い結びつきがあるなら、それは、その影響がヒトにも生じうることを示す確実な証拠だと見ている。だが臨床試験でヒトだけを研究している者たちは、動物からヒトへのこうした外挿について、もっと懐疑的かもしれない。最強の説明系は、たとえば野生生物とヒトの疫学的証拠とが一致する場合のように、実験の帯域を超えて矛盾しない一貫した結果を出すものである。

作用物質

環境エンドクリン仮説で内分泌かく乱物質と呼ばれる作用物質は、内因性ホルモンの作用をまねたり、それに拮抗したり、かく乱したり、あるいはヒトや動物の系内にある自然ホルモンの合成や代謝を改変したりする化学物質類である。

「ホルモン」という言葉は、動くきっかけを作る、あるいは働かせるという意味のギリシア語に由来する。ホルモンは、血流に乗って体の隅々に行きわたり、そのホルモン専用のレセプターを持つ標的組織の細胞に働く化学物質である。このように、ホルモンは我々の代謝プロセスを活性化し、制御する。科学者は、ホルモンが専用のレセプターと結合して生物活性分子を形成する様子を、鍵と鍵穴の関係にたとえることがある。組織はあらかじめプログラムされていて、ホルモンとレセプターの結合分子によって合図され、または促されて特定の活動を始める。ホルモンのレセプターは、細胞のどこに位置するかで二種類に分かれる。一つは、ポリペプチドとカテコールアミン系ホルモン用のレセプターで細胞表面にあり、もう一つはステロイド系ホルモン用のレセプターで細胞内にある。

現在最も関心を寄せられている自然ホルモンは、ステロイド系ホルモン（エストロゲン、アンドロゲン、プロゲステロン）と甲状腺ホルモンである。だが原則として、環境エンドクリン仮説には、ヒトや動物の発達のさまざまな段階で作用する自然ホルモンのすべて、つまり、視床下部、下垂体、松果体、甲状腺、副甲状腺、副腎、膵臓、卵巣、精巣などの内分泌腺から分泌されるすべての化学物質が含まれる。

エストロゲンはほ乳類の成長と生殖にとって重要なホルモンである。エストロゲンの主な役割は細胞増殖にあり、特に女性生殖器官など生殖に関連する組織の成長を促す。また、乳房と乳腺の発達を促し、骨組織の発達や融合を促す。女性の体内では少なくとも六種類の自然エストロゲンが作られ、そのうちの三種類はかなり多く作られる。β - エストラジオールは最も強力なエストロゲンである。

化学物質を「環境エストロゲン」であると特定するには、いくつかの方法がある。科学者は、化学物質が子宮などの生殖器官で細胞増殖を誘発する能力を評価するために、動物を用いる（インビボの子宮成長アッセイ）。β - エストラジオールなどのエストロゲンを投与された動物のメスでは、子宮の細胞層が厚くなる。シーア・コルボーンと共著者らによれば、「化学物質がエストロゲン活性を持つか否かの判定の第一は、個体発生の初期、思春期、成人における女性生殖管組織における有糸分裂（細胞分裂）の促進である」という。[5]

化学物質のエストロゲン活性の高感度測定法として、幼若マウスの子宮の反応を用いる。少なくとも二p

pbのβ‐エストラジオールの入った飼料をマウスに与えると、測定できるほどに子宮が肥大する。米国食品医薬品庁（FDA）は、ジエチルスチルベストロール（DES）の公式検出法として、このマウス子宮アッセイを一九六三年に承認している。

インビトロ・アッセイ〔培養細胞を用いた試験系〕が、外因性エストロゲンを特定する第二の方法である。化学物質のエストロゲン能のスクリーニングによく使われるアッセイは、培養されたヒト乳がん細胞からなるE‐スクリーンである（エストロゲンに感受性のある細胞株はMCF‐7株とされている）。このアッセイでは、自然エストロゲンのβ‐エストラジオールが培地中の乳がん細胞を増殖させる能力と、被検物質の能力とを比べることによって、被検物質のエストロゲン能を測定する。このアッセイによるエストロゲン能の決定は比較的よく分析されており、E‐スクリーン試験を満たすおよそ五〇の物質が、すでに確認されている。だが、エストロゲン能の決定にこの試験法を用いるべきだということに納得しない者もいる。アシュビーらは、非エストロゲン因子もヒト乳がん細胞を分裂させることができるし、「インビトロで観察されるすべての活性がインビボでも起こるとは限らない」という理由から、E‐スクリーンの使用を疑問視している。(6) アシュビーによれば、培養された細胞のエストロゲンレセプターに結合できる外来分子は、生物にエストロゲン反応を誘発する可能性があるけれども、必ずというわけではないという。

エストロゲンレセプターとの結合に信頼を置くインビトロ・アッセイ系として、細胞のゲノムにヒトのホルモンレセプターを埋め込んだ酵母変異株からなるものがある。この酵母細胞はヒトホルモンレセプターを泊めておく家の役目をしている。そのレセプターに結合する外来化学物質は、ヒトのレセプターにも結合するだろうと期待される。このホルモンレセプターに結合することによって、外来化学物質は酵母内で生物活性を誘発する。酵母のホルモン反応誘発能を測定することによって、外来化学物質の活性を定量する。だがこの細胞アッセイは、生きている生物に何が起こるのかを予言する良いアッセイだろうか？　科学者の中にはラムなどのように、細胞培養における内分泌効果の研究は複雑な生体プロセスを些細な現象に矮小化する傾向がある、と言う者もいる。彼らは、細胞を化学物質に曝露するという単純な実験系は、内分泌系以外の生体プロセスを無視しているので、そこからは、内分泌効果に対する簡単な結論すら導き出せないという。ラムは、生物系の複雑さを次のように強調する。「内分泌系は単に配位子とレセプターだけではない。生体は多くの制御水準と制御方法を持っている。レセプターは細胞ごとに違っていて、様々である。細胞の応答に影響を与えるホルモン応答の要素は多様である。組織、細胞、分子の各レベルで制御は行われている。一つの細胞中のレセプター濃度さえ、一定ではない。[7]」

科学者は、ホルモンがレセプター結合能以外にも、多くの生化学的な情報伝達機能を持つことを発見しつつある。ホルモン信号間の「クロストーク〔相互対話〕」は、ホルモン―レセプター―細胞―DNA―タンパクといった比較的簡単な仕組みには要約できない、複雑にからみ合った生化学的相互作用を表すのに使われる言葉である。たとえば、エストロゲンのレセプターと結合しない化学物質でも、DNA配列の中のホルモン・プロモーター領域にある重要な遺伝子を切断することによって、間接的にエストロゲンの合成を妨害することがある。

現在のところ、内分泌かく乱化学物質によるリスクを同定ないし定量化する試験として、広く合意されているものは一つもない。内分泌かく乱物質、あるいはもっと狭めてエストロゲン様化学物質について、汎用のインビトロ・アッセイあるいはバッテリー・アッセイを開発できるかどうか、次のような理由を挙げて危ぶむ者もいる。「エストロゲン様化合物の効果は、用量、タイミング、組織のタイプ、生物、および他のホルモンとの相互作用と代謝によって変わりうるので、ある試験系で無害に見えた物質でも、別の試験では劇的なエストロゲン効果を生じることがある。[8]」一方アシュビーらは、「内分泌かく乱物質という総称が一般に使われるようになってきたが……それはまだ定義されていない」と主張している。[9] **表3**は、一九九七年にイリノイ州環境保護庁が、ヒトまたは動物において「既知の内分泌かく乱物質」、「おそらく内分泌かく乱物質」、または「内分泌かく乱物質の疑いのあるもの」に分類した七四の化学物質（類）の暫定リストである。これと同じ年、東京の国立医薬品食品衛生研究所のデータベースには、インビトロ試験、動物実験、野生生物の研究のいずれかで一度だけでも内分泌を変調する効果が示された化学物質として一四〇種が掲載された。同じ時期、世界自然保護基金ではもっと控えめな見方をして、五五の化学物質（類）を内分泌系かく乱物質もしくは生殖系かく乱物質としてリストアップした。米国では、内分泌かく乱物質のスクリーニングおよび試験が法的に義務づけられたことから、関係者間で内分泌かく乱化学物質の定義を定めるための合意形成作業が始まった。その結果、こうした化学物質を特定し、その強さを測定するための試験系を開発するように、環境保護庁（ＥＰＡ）に勧告がなされた。ＯＥＣＤ内部でも同じような取り組みが行われていた（第四章参照）。

実験的研究の領域

環境エンドクリン仮説は、機能性によって定義された一連の化学物質と、ヒト内分泌系を介して起こるさまざまな健康影響とが関連しているという立場をとる。この結びつきは、次のような実験系の一つ以上

表3　動物、ヒトまたはインビトロにおける内分泌系の影響に関連する化学物質の暫定リスト

内分泌かく乱物質とわかっている	おそらく内分泌かく乱物質である	内分泌かく乱物質と疑われる
アトラジン	アラクロール	アルジカーブ
クロルデン	アルドリン	フタル酸ブチルベンジル
クロルデコン（キーポン）*	アミトロール(アミノトリアゾール)	tert-ブチルヒドロキシアニソール†
――（DDD）	ベノミル	p-sec-ブチルフェノール†
1,1-ジクロロ-2,2-ビス・エチレン（DDE）	ビスフェノールA†	p-tert-ブチルフェノール†
ジクロロジフェニル・トリクロロエタン（DDT）	カドミウム*	カルバリル
1,2-ジブロモ-3-クロロプロパン*	2,4-ジクロロフェノキシ酢酸（2,4-D）	シペルメトリン
ジコホル（ケルセン）	フタル酸ジ(2-エチルヘキシル)	2,4-ジクロロフェノール†
ディルドリン	エンドリン	フタル酸ジシクロヘキシル
ジエチルスチルベストロール（DES）*	ヘプタクロール	アジピン酸ジ(2-エチルヘキシル)†
ダイオキシン類(2,3,7,8-)	ヘプタクロールエポキサイド	フタル酸ジ-n-ブチル†
エンドスルファン類	ヘキサクロロベンゼン	フタル酸ジ-n-ヘキシル
フラン（2,3,7,8-）類	β ヘキサクロロシクロヘキサン	フタル酸ジ-n-ペンチル
リンデン	鉛*	フタル酸ジ-n-プロピル
メトキシクロール	マンネブ	エスフェンバレレート
p-ノニルフェノール	マンコゼブ	フェンバレレート
ポリ塩化ビフェニール類(PCB)	水銀*	マラチオン
トキサフェン	メチルパラチオン	メソミル
トリブチルスズ	メチラム	メトリブジン
	マイレックス	ニトロフェン
	p-オクチルフェノール	オクタクロロスチレン
	パラチオン	p-iso-ペンチルフェノール†
	ペンタクロロフェノール	p-tert-ペンチルフェノール†
	ポリ臭化ビフェニール類(PBB)	ペルメトリン
	スチレン*†	多核芳香族炭化水素(PAH)
	2,4,5-トリクロロフェノキシ酢酸（2,4,5-T）	ジラム
	トリフルラリン	
	ビンクロゾリンジネブ	

出典：イリノイ州環境保護庁（1997:3）
*動物およびヒトにおける影響
†インビトロでの影響

から提唱され、裏付けられている。

——一般の人々に関する疫学的研究
——標的母集団に関する職業疫学研究
——動物バイオアッセイ
——野生生物の研究
——臨床観察
——特殊な母集団に関する曝露研究
——インビトロ用細胞培養

たとえば、さまざまな野生生物研究は、エストロゲン能があると特定された化学物質（ジコホル、ジクロロジフェニル・トリクロロエタン〔DDT〕、ポリ塩化ビフェニール類〔PCB〕）と特定の種の生殖異常を関係づけた。臨床観察を適用した調査も同じく、これらの実験的研究領域に入る。クロルデコン製造工場の労働者に対して臨床観察が適用され、その結果から農薬のエストロゲン性が原因とされた。またその手法は、DDTの代謝物とその他の農薬の残留分が乳がんに関与するかどうかを決定するために、女性を対象とした研究にも用いられた。だが環境エンドクリン仮説に批判的な者たちは、高濃度の職業曝露に関する研究はヒトにおける低濃度曝露の影響を予言するものではなく、野生生物の研究はヒト影響の指標とはならず、さらに、ヒトの疫学的研究から、低い環境中レベルの内分泌かく乱物質とヒトの病気との結びつきが見つかったことはないと主張する。しかし、たとえば子宮内のエストロゲンレセプターと殺虫剤の相互作用度のような生化学試験を高濃度曝露の臨床研究と組み合わせるというように、複数の実験分野を組み合わせれば、一分野からのものよりも大きな証明力をもつことができる。[10]

前述した実験分野のいくつかは、内分泌かく乱物質に関する毒性情報、特にその強度と用量反応特性に関する情報を得るために用いられてきた。毒性学の原理と手法は、工業用化学物質、食品添加物および医薬品のヒトの健康に対する影響を研究する必要から発達したものである。一九〇〇年代初頭、米国農務省化学局の局長ハーベイ・ウィリーは、自分の局の職員一二名からなるボランティアチームを指導して、ドライフルーツに使われる硫黄など、高濃度の混和物を含んだ食品を食べさせた。人間をモルモットにしたこの実験は世間の注目を引きつけ、初めての食品医薬品法となる一九〇六年食品医薬品法成立に国民の支持が集まることとなった。医薬品の試験に人体を使うことは、その医薬品の効能と毒性の評価に不可欠だが、工業用化学物質を評価するために人体で試験することは、倫理にもとるというのが一般の見方である。最近でも、複数の化学会社がボランティアを被験者として農薬の試験を行ったことが報じられ、ＥＰＡは目下、こうした倫理的に好ましくない実験で得られたデータを受け入れるかどうかを検討中である。[11]

二十世紀初めの数十年間、生まれたばかりの毒性学が直面した第一の問題は、各種の化学的曝露に対するヒトの反応の測定方法を開発することであった。初期の研究の多くは、急性毒性と発がん性を対象としていた。一般に、比較研究の対象として人を使うわけにいかなかったので、毒性学者たちは用量―反応の関係を評価するための間接的方法を考案しなければならなかった。こうして、米国では五〇年以上、各種のインビトロ・アッセイと組み合わせた動物のバイオアッセイが、化学物質規制制度を守る砦となってきた。

毒性学は、独自の重要な法則をひっさげて登場した。その一つは、「用量が毒を作る」というものである。天然、合成を問わず、どのような物質も十分に高用量の場合には生物にとって毒になりうる。また逆に、毒性が高いとされる物質でも、十分に低用量（数分子程度など）ならば、生物にとって無害であるとしている。毒性学で広く受け入れられている第二の重要な法則は、化学物質の用量が致死量以下ならば、用量が増えるほど毒性が強まるというものである。用量―反応の関係は単調、すなわち用量が増えれば反応が強まるとされる。もしも、信頼性と再現性のある研究によって、ある化学物質がある用量で生物に悪影響を及ぼさないことが示されたなら、それよりも少ない用量では、生物はその化学物質から悪影響を受けないだろう、というのが伝統的な考えである。毒性研究における研究設計は、少なくともある決定的な曝露範囲内に関しては、こうした前提に立っている。工業用化学物質の使用と医薬品の臨床応用に関する法規則もまた、同じ前提に立っている。

だがフレデリック・フォン・サールとダニエル・シーハンは、内分泌かく乱物質が動物の発達に影響するかどうかの研究から、化学物質の低用量効果を予測する上で、毒性学の公式見解を覆す結果が得られたと論じてきた。彼らの研究は、妊娠マウスに与えた高用量のエストロゲン様化学物質が、生まれたオスの仔の前立腺の正常な発達を妨げたことを示した。一方、その一万分の一の低用量を妊娠マウスに投与したところ、オスの仔の前立腺のサイズが永久的に肥大した。二人は、単調な（右方上がりの）用量―反応曲線を前提とする従来の毒性学の論法では、発達中の生物に対する低用量効果を見逃すおそれがあるとして、次のように主張する。「内分泌かく乱物質に対する反応については、広範な用量全般にわたって単調な曲線を描くと仮定することはできない。環境中の内分泌かく乱物質の濃度は、毒性研究で用いられる用量よりもはるかに低いかもしれず、そういうレベルで独特の反応が起こる可能性がある。[12]」

化学物質の急性毒性を研究する毒性学者は用量—反応関数を使って仕事をすることが多いが、この関数の形は低用量域でよく分かっておらず、中用量域では線形や放物線に見え、高用量域では先の方が平らになったS字型になるとされている。そして、用量が高すぎれば生物は死んでしまう。一方、フォン・サールによれば、内分泌効果に関する用量—反応関数は、増加関数というよりは逆U字型のようだという。生物の反応はごく低用量で高いことがあり、中〜高用量にかけてはゼロに近く、それからまた上がる可能性がある。つまり、用量が十分高いと内分泌効果が遮断される可能性もある。シーハンとフォン・サールは内分泌毒性学には新しい考え方が必要だと考えており、次のように記している。「パラダイムの転換が進行している。我々は、毒性のリスク評価に使われている重要な仮定のいくつかを再検討し、化学物質試験への取り組み方を設計し直さなければならない。新しい取り組みには、現在試験されている高用量ではなく低用量の使用、あるいは高用量に加えて低用量の使用を盛り込み、低用量に感受性のあるモデルを用いるべきである。」[13]

フォン・サールによれば、急性毒性と発がん性の推定に一般に用いられているように、実験から導き出された用量—反応曲線の高用量域の結果を低用量域に外挿しても、内分泌効果について信頼できる結果は得られないだろうという。このことを踏まえて、ＥＰＡの内分泌かく乱物質諮問委員会は、化学物質が内分泌かく乱の性質を持っているかどうかを確認するための一連の試験系から始める、スクリーニング手順を提案した。この最初のスクリーニングは用量—反応分析に基づくのではなく、内分泌かく乱のメカニズムに基づいている（第四章参照）。

影響の結果

ヒトと野生生物に対する外因性内分泌かく乱物質の作用には二〇以上の種類があると言われており、その中には、かなり強力な証拠によって裏付けられているものもある。こうした影響のほとんどは、子宮内での曝露からきていると考えられている。外因性エストロゲンのヒト影響のうちで最もよく調査されているものは、妊娠中にDESを与えられた母親から生まれた娘の膣や子宮頸部に見られる明細胞腺がんである。だがDESは、目下疑われている化学物質のほとんどとは違って、医薬品である。内分泌かく乱物質がヒトと野生生物に及ぼすと言われているその他の影響を、文献から**表4**にまとめる。EPAの一九九七年特別報告書では、「特定の環境化学物質への曝露と、内分泌かく乱作用を通したヒトの健康悪影響との間の因果関係は確立されなかった」と結論しているが、科学的証拠を検討した米国と欧州の政府機関は、DESの臨床使用を例外として、このEPAの結論に同調している。[14]

個々のエストロゲン様化学物質は、複数の生物種に複数の影響を引き起こす可能性がある。逆に、複数の化学物質が一つの結果に結びついている可能性がある。たとえば、PCBとDDTの両者はオスのメス化と関連づけられている。環境エンドクリン仮説の予測能力はいくつかの方法によって改善できるし、その予測範囲も拡大できる。第一に、内分泌かく乱効果を示す多数の化学物質を発見することによって、原因の範囲を拡大できる。第二に、統計学的に強力な、より良いケース対コントロール研究で再現性が得られれば、一つの化学物質とそれによる影響との関係は強化される。第三に、一つの化学物質が数種の生物にまたがって一つ以上の特徴的影響を持つことが示されるなら、この仮説の力は強まる。最後に、何らかの特性を共有する複数の化学物質が同一の内分泌効果と結びつけられたならば、仮説はさらに強められる。

表4　環境内分泌かく乱物質がヒトと野生生物に及ぼすと推定される影響

1. 精子数減少／受精不能
2. 精巣がん
3. 前立腺がん
4. 停留精巣（男子乳児の睾丸の下降不全）
5. 異常に短いペニス
6. 子宮内膜症（骨盤腔内に子宮内膜組織が発生する）
7. 免疫障害／自己免疫疾患
8. 精巣の発達異常
9. 早熟な乳房発達
10. 思春期の早発
11. オスの魚にビテロゲニン（卵黄タンパク）検出
12. ステロイド生合成の低下
13. 卵の殻が薄くなる
14. 性比の変化――オスの減少
15. 羸瘦〔急激にやせる〕
16. 卵巣がん
17. 認知機能低下
18. 半陰陽（メス化または雄性の低下した個体群）
19. 乳がん
20. 甲状腺ホルモンの欠乏
21. 各種の生殖・発達異常
22. 甲状腺腫
23. 胸の女性化（男性の乳腺の過剰な発育）
24. テストステロン減少
25. 胚の高死亡率
26. 尿道下裂（男性の尿道異常）
27. ADHD などの行動異常

インビトロの研究でエストロゲン能が示された複数の化学物質が、職業曝露研究で男性の不妊と関連づけられるというような場合がこれである。他にもたとえば、フロリダのアポプカ湖のワニが工場事故で湖に流出した農薬によってエストロゲン効果を受けたという仮説が、湖での曝露と同濃度の農薬の溶液をワニの卵に塗って実験した結果、新生仔に同様の影響が見られたことによって確かめられた。

逆に、環境エンドクリン仮説を適用して推定される結果と現実の証拠とが矛盾するときは、その適用で仮説の力は弱められる。血清と組織サンプル中の残留有機塩素と乳がんとの相関を突きとめようとした研究は、この例となった。ヒトの研究で、矛盾のないパターンは示されなかった。第二に、もし異なる動物種でデータに一貫性がなければ、仮説は弱められる。たとえば、もしも環境化学物質がヒトの精子の密度減少や質の低下の原因ならば、野生生物や家畜にも同じような効果が期待されて当然である。化学物質がヒトの精子に悪影響を与えるにもかかわらず、動物には悪影響を与えないなら、その違いについて何らかのきちんとした説明が必要である。複数の研究で結果が一致しないのは、何らかの交絡因子が実験条件に差を作り出しているしるしであることが多い。したがって、異なる集団からボランティアを募って精子数を調べた二つの研究の結果が一致しなくても、その原因は環境曝露の違いよりも文化的な慣行の違いにあると結論されることもありうる。

結びつきの関係

二つの変数を結びつける関係を見いだすことが、科学の中心的役割である。その手法とそのような決定をするための基準は各専門分野に固有のものだが、一つまたは一連の化学物質へのヒトの曝露が特定の影響に関連していることが分かったと広く認められるためには、矛盾のない再現性のある結果を示す一群の論文が必要である。

「結びつきがある」と、最も強い確信をもって言えるのは、「普遍的（法則的）な因果関係」である。この条件は、原因と結果との関係が予測可能で普遍的で決定論的である（つまり、原因が存在すれば常にその結果が生じる）場合に満たされる。だが生きているシステムにおいては、二つの生物は同一ではない。二つの生物に（化学物質などの）同じ刺激を与えたとしても、それは必然的に、多少異なる二生物に作用していることになる。実際、生物の遺伝形質の違いと、生涯のいつ曝露したかという時期の違いのどちらが、因果関係に差（同じ動物種でも、その化学物質からあるものには影響が出て、あるものには出ないというような）をもたらしているのかは、経験的にしか分からない問題である。このような状況の場合、科学者は「統計的因果関係」という言葉を使う。妊娠中にＤＥＳで治療を受けたすべての母親の娘が珍しいタイプのがんを発症したわけではなく、この病気にかかった娘は一〇〇〇人に一人だった。それでも、この娘たちではＤＥＳがんを起こしたと、科学者は言うだろう。

統計的因果関係が成り立つ最低条件は、被検生物の母集団がよく定義された条件下で作用物質に曝露した場合に、同様の条件下だがその物質が存在しない場合の観察結果と比べて、高い割合で効果を示すことである。原因と推定された物質と一つの効果との間の関係が、因果関係のメカニズムや予測試験の支持がないままに統計的手法だけで決定される場合、これを「随伴関係」と呼ぶ。統計的関連の強さは、サンプル数、交絡因子を説明する際の研究者の賢明さ、偶然で起こったかもしれない確率（p値）によって決まる。だが統計的関連が強いと判明しても、それを因果関係だと唱えることはできない。（確定的にしろ統計的にしろ）「因果関係」という言葉は、予想と管理が可能な実験条件下で、物理的に操作できる実験系内の変数に対して使われる。

ほとんどの化学物質の場合、ヒト影響に関して因果関係の基準を満たすことはむずかしく、曝露レベルが低い場合には特に困難である。因果関係を確立する上での第一の障害は、治療目的ではない物質を使って実験的なヒト毒性試験を行うことが、倫理的に禁じられていることである。厳格な因果関係よりも弱い結びつきの関係を示すために文献中で用いられる用語に、随伴関係、疑われる原因、あるいは相関がある。推定されている原因と効果との関係には、類推的論法から引き出される推論も含まれる。たとえば、実験室で外因性エストロゲンに対する動物の曝露試験を行った結果、セルトリ細胞（精巣の細胞で精子産生に関与）の数が減少したとすれば、その試験は同様の結果がヒトでも起こることを示唆するものだと論じることができる。こうした動物実験で、ヒトの精子数減少や精子の質の低下を説明することができる。種を超えて共通だと判明している生物学的メカニズムがある場合は、因果関係を立証する際に、動物とヒトとの類似性をもっと効果的に使える。ホルモンレセプターを介した反応のメカニズムは、動物とヒトに現れる影響の間の結びつきを確立する上で最も有望なものの一つである。

疫学的研究だけから導き出された随伴関係の推論は、対照群が設けられておらず、かつ作用機構を提示しないブラックボックスのような代物だという理由で、科学の一角から懐疑の目を向けられることが多い。科学においてはメカニズムが絶対である。科学者の中には、メカニズムの説明抜きで、原因と結果との間に強い結びつきの関係を打ち立てることはできないと言う者もいる。セイフとラマムーシーは、次のように記している。「野生生物とヒトに関する疫学的研究を行えば、問題が存在することは分かるかもしれない。化学物質と悪影響とを結びつける相関研究を行えば、内分泌かく乱物質がヒトと動物に悪影響を引き起こす容疑者だと示唆される可能性はある。しかし、内分泌かく乱のメカニズムを完全に理解しようとするなら、原因と結果を分子レベルで確立しなければならない。[15]」ウォルフとランドリガンは、DDTが乳がんリスクを高めうるメカニズムの可能性を二つ挙げているが、そのうちの一つがエストロゲン能であるに過ぎない。[16] 内分泌かく乱物質と乳がんとの随伴関係を示した研究は、反対の試験結果が出されたり、試験可能な生化学作用経路がなかったりすれば、簡単に信用をなくす。一方、スタイングラーバーは、メカニズムを理解することが我々の公衆衛生政策の指針であってはならないとして、次のように主張する。「私は、化学的代謝物、細胞レセプター、ＤＮＡの間のみごとな相互作用の絆に他の生物学者と同じように魅せられているが、公衆衛生政策は、メカニズムに関する問いの答えによって導かれてきたわけではなく、またそれによって導かれてはならない。[17]」

結びつきの関係を確立する上で二番目の制約は、一つ一つの化学物質の効果がいずれも累積しうることである。場合によっては影響が何年も現れないことがあり、思春期、妊娠期、更年期といった一生のうちで重要な特定の時期だけに現れることがある。ＤＥＳの例では、投与された母親の子どもが成長して最初に影響が発見されたのは、曝露から何十年か後であった。影響を始動させる事象とその影響と思われる結果が時間的に離れている場合、因果関係の正確な決定はきわめて難しい。曝露とその影響の時間的な開きが大きくなるにつれて、別の介在変数が働く可能性が高まる。影響に関する別の説明が存在する場合もまた、時間的に離れた原因を一つに絞りにくくなる。乳がんや前立腺がんの場合、子宮内で特定の化学物質に曝露すると、何年か後にがんに成長する一連の身体的影響を始動させる可能性がある（動物実験からは、おそらく始動させると考えられる）。がんを始動させた化学物質は動物の成体に残されているが、その量は子のがんリスクと相関しないかもしれない。母乳で子どもを育てた女性は、体内に蓄積していた化学物質を体外に出すことになるので、被曝レベルとリスクに関して誤った読みが出る可能性がある。また、原因を作った化学物質が代謝された可能性もある。このように、化学物質が親生物の体内に残留している量は、子の曝露指標とはなりえない。乳がんが子宮内での化学物質への曝露によって引き起こされるという仮説を検証するには別のタイプの実験方法が必要であり、乳がん患者から採取した血液や組織サンプルを使うケース対コントロール研究よりも費用がかかるだろう。またそのような実験は、実施により多くの年月を要するかもしれない。その上、体内に蓄積した化学物質は、蓄積する部位の違いや閾値効果の有無によって異なる結果を生む可能性がある。もしも蓄積性化学物質の代謝物が大きく関わっているならば、代謝物を除去した短期のバイオアッセイでは、重要な手がかりが得られないおそれがある。

内分泌かく乱物質とある健康影響との結びつきを確立する上で三番目の制約は、同じ生物活性を部分的に共有する多くの化学物質の相加効果や相乗効果が生じる可能性である。エストロゲン能が相加的であれば、量の少ない複数の化学物質の効果は、一つの化学物質の高用量と同じ効果になる可能性がある。体内に蓄積する多くのエストロゲン様化合物のうち、一つだけに焦点を当てている研究は、外因性化学物質の全体的なエストロゲン負荷を過小評価するおそれがある。

相乗効果（シナジズム）は、複数の作用因子が個々の効果の合計よりも大きな複合的効果を生みだす相互作用を指している。野生生物は、あるものはエストロゲン様、あるものはアンチエストロゲン様というように、性質の異なるさまざまな化学物質に曝露されているので、相乗効果があれば野生生物の研究で得られるデータの使用には限界があるかもしれない。化学物質一つ一つの内分泌効果の試験は、いわゆる化学物質カクテルの相加効果や相乗効果を明らかにできない可能性がある。毒性学者たちは、混合物における複合的な毒性について真剣に考えはじめている。アルテンバーガーらが述べているように、「どのような濃度でも、すべての化学物質が混合物の総合的毒性に影響するのかどうか……疑問は残されている。」[18]

証　拠

実験系の選択、そして作用物質と結果との間に見いだされる関係のほかに、証拠の質と一貫性と範囲は、すべて仮説の強さに関わる因子である。環境エンドクリン仮説の批判者たちは、仮説を裏付ける証拠の選択のしかたをしばしば指摘する。たとえばセイフは、植物性エストロゲンの多さを例に挙げ、それが内分泌かく乱のモデルに組み込まれていないと主張する。[19] 懐疑的な者たちはまた、環境内分泌かく乱物質への曝露を考えれば先進国のほうが病気の罹患率が高いはずだが、事実はこの予測に反し、先進国のほうが途上国よりも平均寿命が長いことを引き合いにだす。もちろん、罹患率だけが予想される結果ではない。そのほかに、認知機能の低下、性比の変化、精子数の減少など、厳密に言えば病気とは呼べない様々な影響がある。

外因性エストロゲンと乳がんとの関係は、環境エンドクリン仮説の枠組みの中で提示された副仮説の中でも、すでに述べたようにメディアから最も大きく取りあげられ、議会での法的措置さえも促した。有機塩素化合物と乳がんとが結びついているとする初期の証拠が、一連の新たな調査活動を促した。だがセイフはこうした証拠の一貫性に疑問を唱え、ある外因性エストロゲン（1、1 - ジクロロ - 2、2 - ビス・エチレン［DDE］やPCB）の血清中濃度が乳がん患者で高いという主張に対して、それに反するデータの例を挙げた。[20] 有機塩素化合物の血漿中濃度と乳がんに関する最大のケース対コントロール研究の一つが『ニューイングランド医学』誌に発表されたが、この研究は両者の結びつきを裏付けていない。[21]

『奪われし未来』は、ヒトに影響が及んでいる可能性が強い証拠として動物実験を大きく取りあげている。そこにはこう書かれている。「ありのままの事実には説得力がある。動物実験は、エストロゲンの濃度の上昇と前立腺疾患とが結びついていることを示している……ＤＥＳの経験と動物実験もまた、ホルモンかく乱化学物質と多数の女性生殖障害、特に流産、卵管妊娠、子宮内膜症との結びつきを示唆している。[22]」

因果関係に関して鍵となる問題の一つは、ヒトの病因を説明するために動物モデルを用いることの妥当性とその有効性の検証である。公衆衛生を重視する科学の目標は、病気の原因か、少なくともそれに関わる因子を決定することなので、動物モデルの妥当性をめぐる対立的議論が科学論争の中心的役割を果たしてきた。動物モデルが厳密な科学的精査に耐えられないとしたら、いったいどうなるのだろうか。動物の立証では不十分だとして人間で立証せよというのか。ヒトが曝露されている多くの工業用化学物質や食品用物質の中から、健康に悪いものを選り分けることはできるのだろうか。

カブロックらは、一九九六年に広範にわたる文献を検討し、ヒトにおける内分泌効果と外因性物質への曝露との間に「明らかな関係」はないと結論した。この研究では、いくつかの暫定的な結びつきだけが取りあげられた。同様の結果は一年後にＥＰＡの科学者らの専門委員会から報告されており、同委員会は、まれな場合を除いて内分泌かく乱物質に対するヒトの曝露と健康への悪影響との間に因果関係は確立されていないことを確認した。この報告書は、ある特定の野生生物研究から集められた証拠においてはこの仮説が確認されている点に触れ、「現在までのところ、内分泌かく乱物質に曝露した結果として個体数がかなり減少していることを示す最も信頼性の高い事例は、フロリダ州中部のワニと一部地域における海洋性無脊椎動物種の個体数についての報告である」と記している。[23]

『奪われし未来』の著者らは、ホルモンかく乱化学物質に関する彼らの中心的理論を示しながら、病気のプロセスの中で化学物質が果たしている役割の意味を考え直さなければならないと主張する。彼らはこう書いている。

だが、たとえ被害が明白で事実が詳細に記録されていても、環境中の汚染物質との決定的な因果関係を確立するのは不可能だろう。我々は、過去半世紀間の母親すべてが合成化学物質を抱えてきたこと、そして胎児が子宮内でそれに曝露したことを知っている。けれども個々の胎児がどのような化学物質の組み合わせで被曝したのか、そのレベルはどの程度だったのか、あるいは、比較的低濃度の被曝が生涯にわたって大影響を及ぼすような、発達の重要な時期の被曝なのかどうなのかは、分からないのである。

——我々はまた、科学的な比較研究用に、曝露されていない真の対照群を見つけられないという問題にも直面する。汚染は蔓延しており、誰もが何らかのレベルで曝露されている。[24]

この著者らは、科学的方法に対する重大な障害、すなわち、化学物質により誘発された病気の原因の発見にとって克服しようのない障害があると提起している。化学物質への低濃度曝露とヒトの病気との結びつきに関して、一般的に受け入れられた立証基準がない状況の中、内分泌かく乱物質に関する証拠の基準をめぐる議論は、『奪われし未来』の批判的論評において中心的な役割を果たした。この本を批評した人たちは、ほとんどの場合、著者らが検討した膨大な数の研究についてよく知らなかった。何千もの論文を検討したのはコルボーンただ一人だった。批判的な書評では、新たな環境エンドクリン仮説の科学的メリットや科学的蓋然性についてよりも、むしろ政治的な対応についてコメントしていた。

『奪われし未来』についての書評

出版前に行われた宣伝活動のおかげで、『奪われし未来』はメディア待望の書となった。環境メディア・サービス（EMS）は、フェントン・コミュニケーションズを下請けに使って宣伝のほとんどを取り仕切った。EMSはこの目的のためにいくつかの財団から資金を集めたが、世界自然保護基金やウォルトン・ジョーンズ財団はその中に入っていなかった。正式な出版日より少なくとも二か月以上前から、この本の引用がいくつかの出版物に現れた。出版数か月前から原稿の写しを配布するだけでなく出版前の校正刷の写しを新聞社や雑誌社に配ることは、大手出版社の常道だった。ダイアン・ダマノスキによれば、化学業界は本が出版されるよりもかなり前からこれの違法コピーを手に入れて、その対応策を準備していたという。

『奪われし未来』の批評（ニュース記事、社説および書評に掲載されたもの）は主に、科学者、科学作家、ニュース雑誌と日刊紙の記者や論説委員によって書かれていた。この本は、科学的なメッセージと政治的なメッセージの両方を伝えていたので、より幅広い環境問題に対する執筆者たちの姿勢が書評に映し出された。化学物質にどっぷり浸かった我々の環境が人々の病気と生態系の劣化に影響していると信じていた人々にとって、この本は対毒物論争における最新情報をもたらす書として歓迎された。けれども環境問題、特に化学物質による病気を大げさだと考える傾向の批評家たちは、レーガン以降に流行となってきた反環境主義的なテーマを力説するために、書評の場を利用した。

『奪われし未来』を最初に取りあげたのは、一九九六年一月の『ロサンゼルス・タイムズ』紙の記事で、執筆者はドネラ・メドウズだった。メドウズはダートマス大学の環境学教授であり、大きな影響力を及ぼした『成長の限界』の共著者である。『成長の限界』は地球資源、人口増加、環境悪化に関する報告書で、一九七二年に出版された。彼女は「地平線上の化学旋風」という見出しの記事で、この本の出版が環境内分泌かく乱物質をめぐる論争に火を付けると予言した。メドウズは、環境エンドクリン仮説の中心的理論が正しいと主張し、読者に対してはメディアの誇大報道と業界の否定について警告するとともに、環境化学物質の広範な悪影響に目を向け化学物質が「無罪と証明されるまでは有罪」だと想定するように求めた。[25] メドウズのほか、外交問題評議会上席研究員ジェシカ・マシューズも、出版前に仮説への支持を表明し、出版間近の三月初めに、『奪われし未来』に関する論説を『ワシントンポスト』紙に発表した。マシューズは、内分泌かく乱物質を残留性有機汚染物質（ＰＯＰｓ）と呼ばれる環境汚染物質群と結びつけた。[26] この物質群は新たな国際条約の下で禁止しようと、すでに複数の環境団体が標的にしていた。『ナチュラル・ヒストリー』誌の三月号には、「ホルモン妨害活動」という見出しでこの本の抜粋が掲載された。[27]

『奪われし未来』の出版と同時に、化学品製造業者協会（ＣＭＡ）、農業化学品協会および、科学と健康アメリカ委員会 American Council on Science and Health の作成した複数の反論書が、新聞記者に届けられた。この三団体にはいずれも、内分泌かく乱物質が規制された場合に影響を受ける企業が加盟していた。出版一週間前には、その主な主張と特に批判すべき分野をまとめた書評が、新聞や雑誌に顔を出すようになった。[28]

この本に対する数々の書評を見ると、信頼性、内分泌かく乱物質の主張一般の科学的基盤、および環境化学物質一般からもたらされる脅威に関して、意見が対立していることが分かる。『ケミカル＆エンジニアリング・ニュース』誌の科学担当記者ベッテ・ハイルマンは、「一般紙では、この仮説が確認済みの恐ろしい現実かキメラの科学かのどちらかとして扱われている」と書いた。[29]

私は、一九九六年の一月から九月の間に日刊紙、週刊ニュース誌、科学誌に載った『奪われし未来』の書評四〇編を検討した。このうち一一編（二七・五％）は中間的書評で、一六編（四〇％）は肯定的、一三編（三二・五％）は否定的と考えられた（付録C参照）。中間的書評では立場を強く出さず、いくつかの批判点を挙げて仮説を考察しながら、この本のあらすじを紹介していた。中間的書評一一編のうち一〇編は、新聞やニュース誌の社内記者が書いた記事だった。残りの一編は科学誌の論説だった。肯定的書評では、本に紹介されている証拠を説得力があるものと考え、かつ重大な懸念材料だと見なしていた。一般に、肯定的書評にはこの本の批判がほとんどまったく書かれておらず、著者らの結論に対する賛意が表されていた。肯定的だった一六編のうち八編は、科学者や医師によるものだった。科学誌や科学雑誌に載った書評は一〇編であり、そのうち八編が科学者や医師によるものであった。評者のうちで科学者か医師と名乗った者は一三人、そのうち八人が肯定派、四人が否定派、私は中間派だった。否定的書評では、化学物質がヒトの内分泌障害の原因だとするこの本の中心的主張に対して強い疑念を表したり、きっぱりと否定したりしていた。中には、著者らの動機と能力を疑う者すらいた。[30]

付録Cに示した結果を要約すると、『奪われし未来』に対する中間的書評は、たいてい日刊紙や週刊ニュース誌の社内記者によるものであり、肯定的書評は科学者や政策顧問による従来型の書評や論説、否定的書評は科学者でない編集者や社内記者による論説という傾向だった。

二大有力日刊紙の『ワシントンポスト』と『ニューヨーク・タイムズ』は、『奪われし未来』を一回掲載するだけでは済まない重要なものと判断し、この本のさまざまな側面と中心的な仮説を検討した。『ワシントンポスト』紙は、まず中心となっている主張について二三〇〇語からなる分析記事を掲載し、不十分な裏付けデータに基づいて恐ろしい結果を予想する科学的仮説に関して、リスクの認識と社会への影響を探った。この記事に引用されている一人のリスク分析者は、「我々は、科学に対して、これらの問題に対するその現実的な解決能力を超えたことを押しつけている。その結果、科学は人々を安心させるよりも脅すほうが上手になってしまった」と結論している。[31] この記事では、二派に分かれた陣営の舞台裏活動についても調べている。一派は、『奪われし未来』に掲げられた主張に反撃しようとする業界団体であり、もう一派は、大衆がこの本を好意的に受け入れるように働きかけようとする支持者たちである。[32] 二週間後、同紙は、一〇〇〇語からなる書評を掲載したが、読者が「毒性化学物質が至るところで使われているので、どちらを向いても絶望的だという気持ち」になるだろうという部分を除けば、批判はほとんど書かれていなかった。[33]

『ニューヨーク・タイムズ』紙は、一九九六年三月一九日に二つの記事を掲載した。一つはこの本の書評で、もう一つは精子数減少についての論文に焦点を当てた記事であった。[34] 同紙はもう一度五月にも精子数減少をめぐる論争を取りあげ、そこで問題の複雑さを検討した。現代の男性の精子数は祖先のものより少ないのだろうか？[35] 『ニューヨーク・タイムズ』紙は別冊の日曜書評に、もう一つのもっと好意的な書評を載せたが、それには「この本の一番の強みは、著者らが、作品に深い暗示を込めようとするあまりに知的な部分をおろそかにしたり懲りすぎた表現にならないように努めていることである」とコメントされていた。[36]

否定的書評では、ヒトへの影響に関する科学的証拠不足が力説され、著者らの主張があまりにも人騒がせで、ありそうにもないことだと書かれていることが多かった。たとえば『ロサンゼルス・タイムズ』紙に載せられた元厚生大臣ルイス・サリバンのコメントは、この本の主張を支えている膨大な野生生物の証拠を高く評価せず、証拠不十分な「当て推量、データ外挿、仮説」の上にうち立てられたものだとして、その主張を否定した。彼は、世界的に精子数が減少しているというこの本の主張にも反論して、精子数は上昇しているかもしれないという証拠を引用し、「世界人口の増加はそうした発見を裏付けている」と論じた。サリバンは、野生生物に見られる証拠についても、「高い曝露量の化学物質」から生じた事例の羅列だと批判する一方で、果物や野菜には天然の内分泌かく乱物質が環境中レベルの合成化学物質よりも高い濃度で含まれていると指摘した。彼は、この本に提示されている仮説的なリスクではなく、「現実のリスク」に基づいて研究の優先順位を決めるよう主張した。[37]

もう一つ、『シアトル・タイムズ』紙に載った批判的な論説は、保守的な興業競争力研究所 Competitive Enterprise Institute のミッチェル・マルキンによるものだった。彼女はこの作品を「状況証拠、誤解を招くような省略、テクノロジー嫌いの当て推量の寄せ集め」と形容した。[38]

ジーナ・コラータは、『ニューヨーク・タイムズ』紙のニュース記事をこの本の書評として利用した。彼女は『奪われし未来』に否定的な光を当て、引用されているデータは主張を裏付けていないと結論した。コラータは著者らの主張に対抗するため、科学者にインタビューしてコメントをとった。その科学者は、この本の中心的主張が信頼性を欠くものだと断じた。そして、人工化学物質に全面的に反対の立場から環境エンドクリン仮説を自分たちの支援材料として利用している環境保護団体の主張は、「事実よりも誇張によるものだ」と言っていた。コラータの書評には、「我々はこの本の警告が事実無根であり、その一部は、研究によって誤りであることが証明されていると考える。立証できる危険があるとする主張も、調べてみればすぐに崩れてしまうような脆いものだ」と考えている専門家の言葉が引用された。

コラータの記事には、反化学物質運動を低く見る人物としてカリフォルニア大学のブルース・エイムズが取りあげられた。エイムズは、化学物質のヒト健康影響を評価するための高用量から低用量への外挿に、先頭切って反対している研究者である。彼は、「反化学物質運動は鼻持ちならない科学に基づく政治運動」と言い、その中に『奪われし未来』の著者らも含めていた。コラータは、エイムズの名を見せびらかして、低用量効果に関する証拠の欠如と、合成化学物質のホルモン効果が（ステファン・セイフの論じているように）より高濃度で食品中にある植物性ホルモンの効果によって相対的に小さくなる可能性の二点を、この仮説の決定的弱点として強調している。だがこの論評で最も衝撃的だったのは、コルボーンの言葉を伝えながら、「この人は自らの仮説を的確に弁護できない人」だと性格付けしたことである。たとえば、内分泌かく乱物質が人に影響を及ぼしていることを示す最も有力な証拠を挙げてほしいとコラータが言ったところ、コルボーンは、最良の証拠は内分泌かく乱物質が子どもの多動性の原因だということを示している研究だ、と動物実験を引用して答えたという。そこで、コラータは辛辣な皮肉をこめて、「ヒトの子どもにおける多動の証拠は動物実験から来ているとコルボーンが主張した」、と書いた。コラータたちの不信は、ヒト影響の予測に動物実験を使うことである。彼女が権威ありげに聞こえる他の専門家の批判と並べて、コルボーンのこのような対応を描写したことは、この仮説の科学的蓋然性と著者らの科学的信頼性に対する重大な疑念を読者に残した[39]。

ジーナ・コラータ本人と『ニューヨーク・タイムズ』紙は、マーク・ダウィーによる調査報告記事の題材になった。この記事は、『ニューヨーク・タイムズ』紙の内分泌かく乱物質報道の質を問題にしている。ダウィーによれば（またダイアン・ダマノスキにも確認したところでは）、コルボーンとダマノスキは、一九九六年三月に科学担当編集長ニコラス・ウエイドをはじめとする『ニューヨーク・タイムズ』紙の編集グループに、自分たちの本の主張を紹介した。

彼らが概要説明を終えると、コラータ同様に推定的証拠や予防原則に我慢のならないニコラス・ウエイドは、机の上にバタンと資料を閉じて怒りだした。「こんなものは真の科学じゃない……あなたたちは証拠もないのに環境の恐怖を捏造している……まったく信用できない人たちだ」という彼の言葉を著者らは記憶している。「編集長は、少なくとも二分間罵詈雑言を吐き続けた」と、『ボストン・グローブ』紙の科学記者で受賞経験を持つダマノスキは回想する。彼のコメントが途切れたとき、ダマノスキが「ニック、もうこの本をお読みになったのでしょうか？」と尋ねると、ウエイドは「いいや、まだだ。忙しくて」と腹立たしげに答えたという。そこで今度は、『ニューヨーク・タイムズ』紙が論説を書くとなれば執筆者になるはずのフィリップ・ボフェイに同じ質問を向けると、彼もまた、読んでいなかったのである。

ダウィーは、コラータの書いた内分泌かく乱物質関連記事の中から、『奪われし未来』を「事実であるように仮面をかぶせた仮説」としながら批判者の株を持ち上げて仮説の支持者を無視している例をあげている[40]。だが内分泌かく乱物質が事実無根だと感じていたのは、コラータ一人ではなかった。テレビのプロデューサーのロナルド・ベイリーも、環境エンドクリン仮説の信憑性とその本の著者らの信頼性を疑うような見解を『ワシントンポスト』紙に発表した。ベイリーはこの本を「一分がえせ科学、二分が誇張、三分がヒステリー」と形容した。彼は、ミシガン州立大学の毒物学者ジョン・ギージーがこの本とその筆頭著者を否定しているとして、「率直に言って、コルボーンには豊富な知識があるわけではありません。彼女はあの文献全部を読んで、自分の頭にあらかじめあった見解を支持する事柄をピックアップしたのです」という彼の言葉を引用した。ギージーは、『奪われし未来』が土台としている証拠に対して、「どのエストロゲンも、野生生物に問題を引き起こしているという証拠はありません」と異議を唱えたという。[41] ベイリーが引用したギージーの言葉を読めば、読者は、この毒性学者がこの仮説を重要視していないと思うかもしれない。だが『ケミカル&エンジニアリング・ニュース』誌に掲載された内分泌かく乱物質関連の記事を読むと、これとは違う実像が浮かび上がる。その記事には、ギージーが次のように語ったと書いてある。「データをよく調べてみると、一般の人々に広範な影響が出ているようには見えません。これらの化合物は非常に少ない量で影響を引き起こしますし、懸念すべき理由はあるのです。なぜなら、野生生物には汚染物質が原因だと考えうるいくつかの影響が見られるからです。[42]」

肯定的な書評では、科学文献に出はじめていた批判や不確実性には焦点を当てず、仮説の蓋然性を重視していた。この本は一部の評論家から、環境を虐待しているとして化学会社に攻撃を仕掛けるために利用された。[43] こうした批判者にとって環境エンドクリン仮説は、化学物質による汚染と生物の健康悪化につながる悪い事態が進行していることを示す指標が、また一つ増えたに過ぎなかった。

これよりもバランスのとれたものとしては、国立環境衛生科学研究所（ＮＩＥＨＳ）の公報誌で、内分泌かく乱物質について数多くの研究論文を発表している『環境衛生展望（ＥＨＰ）』誌の編集者らによる書評があった。彼らは、この本が冷静な学術論文ではないことを指摘し、「読者はよく考えて……、『奪われし未来』はバランスのとれた文書ではないし、内分泌をかく乱する環境化学物質への曝露がヒトの病気に有意な増加をもたらしているかどうかについて、客観的な科学的証拠を提示したものでもないことを認識すべきである」と書いた。それでも編集者らは、「ホルモンの作用をまねたり遮断したりする環境化学物質が、野生生物の生殖能力や発達に対する広範な悪影響の多くを生みだしているという、考慮すべき毒物学的証拠」をまとめあげ、最新の情報を提供したとして、著者らを誉めたたえた。彼らは、「不確実性と向き合いながら意思決定をする際の主要な要素」を規制担当者に提供するために、内分泌かく乱物質に関する多数の「重要な分野」において、「科学に基づいたリスク研究」を行うよう訴えた。(44)

非営利の環境教育団体所長で、元タフツ大学環境計画部長、元マサチューセッツ州環境保護庁長官のアンソニー・コルティーズは、その書評の中で、『奪われし未来』に示されている動物実験と野生生物研究からの証拠、およびＤＥＳのデータは、懸念すべき材料だと述べている。彼の書評の焦点はこの仮説が公共政策に及ぼす影響にあった。彼は、「この仮説は科学と政治に根本的挑戦をいくつか生みだした」と論じ、著者らの最大のメッセージは「毒性すなわち発がん性」というパラダイムを乗り越えようということだと考えた。彼は、内分泌かく乱物質が古典的な毒物や発がん性物質ではないと指摘し、公共政策と研究に関する著者らの勧告をもっともだと評した。コルティーズは、化学物質の安全性については、確かな証拠を待って「有罪と証明されるまでは大丈夫さ」というパラダイムを当てはめないよう警告した。(45)

国立衛生研究所（ＮＩＨ）のモーリス・ジーマンは、好意的な書評を『バイオサイエンス』誌に書いたが、「毎年何千億ポンド〔一ポンド＝〇・四五kg〕もの工業用化学物質が米国で生産されている……」という著者らの主張は、「少なくとも一桁は少なすぎる」と述べている。ジーマンは、この数字には、農薬、医薬品、ヒト用食品添加物、動物飼料用添加物すら含まれていないと主張した。[46]

メディアの反応は、ある意味で大方予想通りだった。大手の日刊紙と週刊ニュース誌の社内記者による書評は、大半が中立的な立場をとり、『奪われし未来』の結論と批判者たちの言葉とを並べてバランスをとり、それによってジャーナリストの伝統的な役割を忠実に果たしていた。より確信的な書評は、環境化学物質の安全性や危険についてすでに自分の立場を確立している人によって、意見記事の形で出されていた。肯定派であれ反対派であれ、これらの評者の多くは、有機汚染物質に対する自分の見方を強化するような中心的仮説の側面に焦点を当てた。予想していた通り、四〇人の執筆者の中に、「それまでの考えを改めた」環境主義者はいなかった。

アルバート・ゴア副大統領は『奪われし未来』に寄せた序文に、この本が「レイチェル・カーソンの志を継ぐものである」と書いている。[47]カーソンとコルボーンの本と二人の人生経験を比べたのは、彼が初めてではない。だが科学者たちは、カーソンをコルボーンとその仲間とはまったく違うように扱った。その理由の一部は、二人の経歴の違いと科学界内における専門家とのつながりの違いに求められよう。

レイチェル・カーソンは、生物学修士号を取ってから数年間ジョーンズ・ホプキンス大学とメリーランド大学で教鞭を執った後、米国漁業局に公務員としての職を得た。だが彼女の望みは自然界についての本を書くことだった。彼女はそれをまず文芸誌、次いで絶賛の書『われらをめぐる海』で実現した。この本は八六週間にわたってベストセラーのリストに載り、ブック・オブ・ザ・マンス・クラブの推薦図書に選ばれ、リーダーズダイジェストにも縮刷版が載った。『ニューヨーカー』誌に連載された海に関するカーソンのエッセイは、文壇で最も高い評価を受けた。このようにカーソンは、『沈黙の春』の前からすでに自然エッセイストだった。そして『沈黙の春』では、科学的議論を進め、倫理的な枠組みの中に投げ入れながら、殺虫剤の使用に反対したのであった。

これと対照的にコルボーンは、博士号は取得したが教鞭を執ったことはなかった。だがカーソンと同様に、政府機関の科学者として環境に携わる職業の道を歩みだした。コルボーンは当初から科学界の人々と密接な関係を築き、たえずその交流の輪を広げていった。彼女は、化学物質についての一般書を書こうと考えるよりも何年か前から科学論文を発表しはじめ、そしてシンポジウムの会議録を編集しはじめた。コルボーンはすぐに科学界に受け入れられ、その総合的思考力と、野生生物の減少とヒトの健康影響に関する広い専門分野の科学者の橋渡しをする能力に対して、尊敬を受けた。

化学物質と健康に関する二冊の一般書への批判的反応の違いは、多少なりとも、二人のこうした経歴の違いから説明できるかもしれない。また、化学的近代化の神話、すなわち、「合成化学物質は工業の進歩を担う代表選手であり、科学は悪いはずがなく、専門家ではない人が化学物質の危険に関する知識に貢献できることは何もないという神話を追い払ったのがカーソンだったことも認識しておかなければならない。

『沈黙の春』の出版を見越した某大手化学会社は、自社農薬のクロルデンとヘプタクロールに関する記述の明らかな誤りを挙げ、裁判に訴えると脅して出版の決定を考え直すようにホートン・ミフリン社を説得しようとした。予想された化学農薬会社による本への攻撃のほかに、『沈黙の春』は科学者たちからも辛辣な批判を浴び、彼らは科学界におけるカーソンの地位の無さを引き合いに出した。『ケミカル＆エンジニアリング・ニュース』誌に載った書評はその象徴であり、「いくつかの考察についての彼女の無知や偏見からは、彼女の政策判断能力が疑われる」と書かれていた[48]。しかしながら、カーソンに対してバランスのとれた好意的な反応を示した科学者もいた。『サイエンティフィック・アメリカン』誌に作品の書評を書いた人も、その一人だった。カーソンの主張のいくつかに疑問を投げかけながらも、その評者は、殺虫剤の安全性を無批判に受け入れることはしなかった。カーソンの伝記を書いたパット・ハインズは、次のように書いている。

『沈黙の春』への攻撃は、たいていカーソン自身への攻撃だった。彼らはカーソンを共産主義者や「狂信的な自然愛好家」と結びつけた。カーソンは特異な性向であるとして、彼女の人柄、個性、生活様式について女性差別的な意見を述べた。カーソンは子どもよりも鳥を好む風変わりな独身女性と表現された。彼らは、カーソンには本を書く資格が無いとも非難した。彼女が科学者ではないと言う者もいれば、科学者だとしても書きぶりが感情的に過ぎて客観性に欠けると言う者もいた。感情に走るあまりに化学農薬の進歩的な特質が目に入らない、という者もいた。進歩を妨げることで、彼女がこの地球を危険にさらしている、という者もいた[49]。

コルボーンは、『奪われし未来』の筆頭著者兼科学面の立役者としてさえも、カーソンが受けたようなあからさまな批判を受けることはなかった。企業の広報係とメディア対応係たちは、コルボーンとその作品に対してはるかに控えめな反応を示した。科学的書評はカーソンに向けられたほど対抗的ではなく、カーソンが受けたような激しい個人攻撃はしていなかった。一部の科学者は、この本があまりにも庶民的なこと、厳密さに欠けること、事例的証拠と厳密な実験結果とを混同する傾向があること、そして反対の立場をとる研究について考察していないことを批判した。マイケル・カムリンが「リスクに対する誤った見積もり」という題で『サイエンティフィック・アメリカン』誌に書いた書評は、著者らが「データの極めて限られた部分」だけを提示していることと敵対的立場をとっていることを非難し、この後者の態度が科学の実証主義に抵触しているとして、次のように述べていた。「この本は、最も基本的な意味で科学的でない。なぜなら、読者に事実や事実らしいことを説明するよりも、こうあるはずだと確信させようとしているからである。[50]」だがこの本がどのように受けとめられようとも、コルボーンは支持する科学者集団によって守られていた。その多くはウィングスプレッド会議の仲間だった。彼らは草稿段階で内容を検討する機会を与えられた者たちであり、環境内分泌かく乱物質がヒトの生殖異常と発達異常の原因である可能性があるという一般的主張を進んで応援し、この主張を徹底的に調べるべきだと積極的に唱える者たちであった。

『奪われし未来』を科学的に受け入れるかどうかについて、いかに相反する評価があったかは、『サイエンス』誌の書評に如実に表れている。その最初の一文は「この本は科学者のために書かれたものではない」で始まり、最終段落では「内分泌かく乱物質の潜在的な脅威は、我らの時代の重大問題である」と述べている。仮説の強さは認められていた。世間の人々と幅広い科学者集団の関心をこの仮説に向けるまで、およそ八年の歳月が流れていた。一九九一年に第一回ウィングスプレッド会議が開かれるまでは、「エンドクリン・ディスラプター（内分泌かく乱物質）」という用語すらこの世になかった。だが科学者だけでなく、一般の人々のアンテナにも内分泌かく乱物質という考えがキャッチされるようになった今、科学と政治はこの懸念にどのように取り組んでゆくのだろうか。『サイエンス』誌の書評は、次のように問題を提起している。「科学者は、データを提供するだけで現在の議論に貢献すべきなのか、それとも、価値判断の提供を含む政策決定の重要な局面に参加する責任を認識して、それを受け入れるべきなのかを決断しなければならない。[51]」科学者はこの難題にさまざまな反応を示した。

科学の社会的責任

科学はきっちりと統制のとれた指揮命令システムとはほど遠い。それは、議論、懐疑、開放的な論争を糧に発達する。だが科学は合意を形成する方法も持ち合わせており、個々の分野での見張り役や指導的立場となった人々の間では特にそれがある。

合意が形成されると、方法と原則が教科書的文書に成文化される。科学的仮説に関する論文が学術誌に発表されることは、そこに書かれた研究結果が一般的あるいは広く受け入れられたことを意味するものではなく、その結果が一般法則化できるとか、その結果を出した実験が再現できると言っているわけでもない。また、その専門分野の有力な学術誌に論文が載せられなかったことは、通常、そこの審査員や編集者によって、その投稿論文の記述内容が科学的に不十分であるか、テーマそのものがその雑誌に適していないと判断されたことを意味する。ある程度の論述経験を積んだ科学者なら、一つの学術誌から論文の掲載を拒否されたからといって、別の学術誌（より格の低い、あるいは同格の雑誌さえ）からも、拒否されるとは限らないことを知っている。

科学の一分野で論争が長引いている場合、受け入れ可能な理論を打ち立てる競争は、中心的な説明についての裏付け証拠が固まるまで続く。その科学が合理的であれば、論争に耐えられる。論争に耐えられない同じような複数の仮説の中から、どれかを正しいとして選ぶことは、科学の役割ではない。

ここで、科学論争には二種類あることを区別しておくとよい。それは第一種と第二種の科学的不整〔秩序の乱れ〕である。[52] 第一種の科学的不整は、科学の内部的発展における摩擦と異常に属する。たとえば、ある理論が異常なデータの出現に直面する場合、または、二つに分裂した分野で二つの解釈が出されて覇権を争う場合などである。第一種の不整は科学の内部から生まれ、基本的な問題について重大な注意を向けさせることが多い。かつて、宇宙はエーテルという物質で満たされた空間かどうかという論争や、エイズが自己免疫疾患かどうかという論争などがあったが、この仮説は両方とも、その後否定された。

第二種の科学的不整は、科学が外部からの働きかけを受けたとき、つまり、その理論や方法論が、社会的状況から生じた問題に関与するために用いられたときに起こる。リスクを評価するために科学を応用する場合の論争は、この部類に入る。科学は、ヒトの健康や生態系への影響に関するある問題を解決するために、政策決定者から求められることがある。このような場合政策当局は、不確実性が減るまで待ってから決定するような立場にはない。何も決定しないことすら、一つの決定である。それは、有毒化学物質を排出し続けることや、オゾン層破壊のような顕在化している影響を悪化させることになりうるからである。

「二次科学」あるいは「ポスト通常科学」という用語が、リスクも高く不確実性も高いケースに適用する科学的方法を表すものとして、ファントウィッツとラベッツによって導入された。[53] ポスト通常科学の主な特徴は、事実がまだよくわかっていないこと、価値についての論争があること、結果が重大なこと、政策決定が急がれていることである。このような条件下において、多くの重要な環境問題に関する「ハードな」政策決定に注入されるものが、「ソフトな」科学情報である。

科学者は、一次科学と二次科学との間にあるさまざまな倫理的問題に直面する。ここで私は、内分泌かく乱物質によって提起された問題をにらみながら、第二種の科学的不整に対する科学の責任の概念について、掘り下げてみたい。中心となる疑問は次の通りである。

——予想される結果が重大で不確実性の高い環境仮説に直面したとき、科学者は、自分たちが社会に対してどのような倫理的責任を負っていると考えるのか。

——一方で環境衛生仮説が正しいかどうかの決定的証拠を待ちながら、社会の変化を擁護する立場をとった科学者が従っている道徳基準は何か。

——環境上の原因と健康影響とを結びつける不確実な仮説に直面したとき、科学者はそれをどのようにメディアに伝えるのか。

第二種の科学的不整に属する倫理的な約束ごとは成文化されておらず、制度的な規範にも取り入れられていない。それとは対照的に、内部的に発展する科学（一次科学）に属する倫理は、たとえばヒトを対象に用いることを縛る規則や動物実験の規則のように、科学の世界で日常的に実践されている。現に起こっている、一次科学と二次科学を橋渡しする倫理問題は、利益の対立である。研究資金面で利益を得ている科学者は、助成金申請、書評、論説、研究論文、公聴会において、その利益を開示するよう求められることが多くなっている。

科学者が環境衛生の仮説に対して個人的にどのような責任を感じるかは、いくつかの要素に左右される。すなわち、科学者が科学における自分の役割をどう考えるか、科学における価値観の役割をどう考えるか、社会における科学の役割をどう考えるか、である。

――「**伝統主義者か非伝統主義者か**」　伝統主義をとる科学者は、知識の追求者であり知識の伝道者であることのみを自らの役割と考えている。このような科学者にとって、知識をどのように応用すべきかを決めるのは、社会の別の部門の役割である。彼らは、公共政策の情報源となりうる科学から、道徳的あるいは政治的な意味を引き出そうとはしない。彼らはまた、自分の専門分野から極端に逸脱しないようにする。

――「**実証主義者か非実証主義者か**」　実証主義者は次のようなことを信じている。科学は価値観に左右されない探索だということ、科学者は研究の高潔さが確実に保護されるように一連の倫理基準の中で動いているということ、および、規準を確立しようとする科学の構造は社会的決定のモデルになれるということを信じている。この伝統の中では、科学における論争は科学内部で解決されなければならない。さらに、科学的情報に頼る公共論争は、科学の最高権威からその解決策を引き出さなければならない。実証主義者にとって技術上の論争は、純粋に科学の問題と純粋に価値観の問題とに分けることができる。純粋に科学の問題については、社会が民主的な過程を経て価値観の問題に取り組むより以前に、専門家が解決すべきだとする。

――「**外向きか内向きか**」　外向きの科学者とは、マスメディアを通じて報道することを好む者をいう。

だが科学者の中には、報道機関に話をするのを主義として嫌っている者もいる。彼らがその理由として挙げるのは、メディアが科学的メッセージを単純に扱いすぎたり歪めたりすること、そして科学者の言葉が文脈と切り離されてメディアに都合のよい目的のために使われ、真剣な真実の追究が損なわれてしまうことなどである。一部の科学者が公けの発言を避ける理由としてもう一つ挙げるのは、科学を大衆に普及しようとする者が純粋な科学者とは見なされないことである。外向きの科学者になることで、彼らは同僚の間での信頼を失うという危険を冒す。

——**「政府系か、企業系か、非営利団体系か」**　科学者と組織とのつながりもまた、世間を騒がしかねない問題に直面したときに、科学者がその社会的責任をどうとらえるかの重要な要素である。政府系科学者と企業系科学者はめったに公共論争には加わらない。それは、彼らからの報告を聞く社会や人々にとって、科学者の個人的な見解とその組織の見解とを切り離すことが難しいからである。この点は公益保護団体に雇われている科学者でも同じだが、彼らが、個人的な信条と雇用側団体の信条とが一致することが期待されるという理由でそこに雇われている場合は例外である。大学は、政策的な主張を持たないとされる非営利機関である。大学の教授は自説のみを述べるものだと一般に理解されている。このため、アメリカの大学は独立した精神の宝庫だと見なされており、公共問題に対する彼らの立場が、組織の利益や価値観によって直接的に形づくられることはないと考えられている。大学の科学者がどこから資金を得ているかは、所属する大学の「視点」を示すというよりも、知見のぶつかりあう分野におけるその科学者個人の視点を示すと考えたほうがよい。

重大な結果にかかわる仮説の持つ倫理

科学的な推測は、いずれそれが真実と判明するか誤りと判明するかに関係なく、社会に対立や恐怖、懸念を生むものである。私は特に、仮説の初期段階に興味を持っており、それを生まれかけのとか、未成熟な、半生の、進化中の、あるいは思索中の仮説などと呼んでいる。もし科学が内部からのみ方向づけられるものならば、「論駁に取りかかる前に一〇〇〇件の推測を出しあってみよう」と言ったカール・ポパーの考えは、特別な道徳的意味合いを持たないということになるだろう。だが仮説の中には、突然の行動変化や根本的な行動変化を促したり、乱したり、あるいは引き起こしたりして、ついには経済的な変動を招くものもありうる。

我々は、有害廃棄物が住民の健康を脅かしているという推測に基づいて、町がそっくり捨てられたのを目にしてきた。歯科治療に使われる水銀アマルガム、家の中にある天然のラドン、家の近くにある高密度電磁場の影響についての脅威は、大きく広がってきた。これらの問題は、環境因子と健康影響を結びつける一つ以上の仮説と関係がある。それらの仮説に対して何らかの政策上の立場をとると、それに伴う倫理上の問題が出てくる。時期尚早でも、大きなコストと個人的な犠牲を強いて対策を講じることも可能である。害が発生しつづけているのをそれとは知らずに許し、もっと情報が得られるまで待つこともできる。あるいは環境上の脅威を一つ取り除いて、うかつにも別の脅威を呼び込んでしまう可能性もある。

生まれかけの仮説を導入することから生じる倫理上の問題としては、解釈されていないデータの発表、推測に対する（大衆の）感受性、出版前の研究の公表、推測上のリスクなどがある。

解釈されていないデータの発表

未解釈データの発表に伴う倫理的ジレンマが最もよく現れたのは、がん登録制度のデータに関してである。コネチカット州やマサチューーセッツ州などいくつかの州は、がんの発生データを集めて、市や町などいろいろな地理的レベルで集計を出している。当然ながら、自治体の中で他の地区よりもがんの発生率が高いところは集計に現れる。このようなデータはどのように取り扱われるべきだろうか。ある特定のがんが多いことに対して筋の通った説明がなくとも、自治体は、がんの多い地域に対して警戒態勢を敷くべきだろうか。自治体の細かい人口データ（喫煙、飲酒、住民の移動状況など）が何もわからないまま病気の発生が多いという情報に直面したとき、それも特に、その自治体の数がとても少ないかもしれないとき、公衆衛生機関の科学者にはどのような責任があるのだろうか。たとえばマサチューーセッツ州では、三五一あるうちの二一の自治体で、一〇年間にわたって女性の乳がん発生率が州平均よりも二〇％高かった。この解釈されていない情報が発表された上に、ケープコッド半島にある一五の町の九つが、この二一の自治体に入っていることが発表されたため、強力な地域行動が促され、乳がんの原因を探る研究が州の資金で立ち上げられた。マサチューーセッツ州におけるがん登録データの公表は、このように乳がん問題活動家の組織作りを促し、彼らは環境原因を調べるよう求めて、ロビー活動を行った。

純粋な環境リスクデータを公表しなければならないという法律規定があれば、データを公表すべきかどうかという問題につきまとう倫理的ジレンマは除去されるが、また別の次元の倫理問題が浮かび上がる。

公衆衛生担当者や科学者は、病気にかかる人が多いという報告に続いてどのような責任を負うのか。その理由を突きとめる責任はいったいどこが負うのか。病原性大腸菌のような突発的感染症の発生が多いことが分かったなら、その突発の報告に続いて原因の究明が行われないことがあるだろうか。公衆衛生関係者は、感染症突発の報告に基づいて速やかに戦略的態勢に入るが、がんが多いという発表に対しては、選択的に、そして政治的な圧力によって対応する。がんの増加に対して何らかの義務があることは分かっている社会として、その義務への対応の仕方は感染症が増えたときよりももっと難しいのが現実である。

解析前の生データの発表についてはどうだろうか。がん登録制度のデータは地区別に入手できるようにすべきか。それはいったい何のためか。我々はどのような基準に従ってデータを発表するのか。公衆衛生関係者には、データの発表方法を決める際に、地域社会がどのように反応してどのようにそのデータを利用するかを予測する義務があるのだろうか。

データの発表に倫理上の問題があることは、医薬品試験の分野でもはっきりしている。HIV感染の治療薬の有効性を調べるために、にせ薬と二種類の薬剤を使って公的資金による臨床試験が行われるケースを考えてみよう。臨床試験の途中で、エイズ患者が病気から助かるための最後の絶望的な努力の一環として、不完全だと分かっている生データの開示を求める訴訟を起こしたと仮定しよう。公的資金による試験の初期段階で得られた未発表データは、研究チーム以外の人にも開示されるべきだろうか。公的資金による研究では、誰がデータを管理すべきだろうか。高エネルギー物理学の場合なら、科学者チームが作った生データは、そのチームが発表しない限り他の物理学者に公開されない。この分野の長年の慣習では、高エネルギー共同研究に加わっているメンバーだけ（数百人の科学者からなることもある）が生データを見ることができる。それは、素粒子物理学のデータの解釈方法を理解できるのはデータの作成者だけだ、という前提による。だが、がん疫学の分野では、自治体はがん登録データを見ることができ、データに対する彼らの解釈が公的な話し合いの対象となる。

イーディス・エフロンは、規制のための科学が犯す罪について書いた著書『黙示録 *The Apocalyptics*』の中で、専門家の適切な審査が行われる前に発がん性物質に関するデータを公表する問題を提起している。エフロンは、国立がん研究所（NCI）の二人の科学者が、社会的に重要なデータを握っている研究者の置かれている倫理的に微妙な立場について、次のように述べたと書いている。「発がん性試験の結果を発表する適切な時期とその範囲を決めるとき、科学者は微妙な倫理的ジレンマに陥ります。初期の発見は再確認されないかもしれませんし、技術的問題や経済的問題や不要な懸念を呼ぶ可能性があります。一方、詳細な最終論文が発表されるまで、きわめて疑いが濃いという試験結果の公表を延ばせば、発がん性物質にさらされている人々を不要なリスクから守ることのできる予防措置を遅らせることになります。[54]」化学物質の毒性データが慎重に発表された場合でさえ、その試験結果が再現されることが保証されるわけではない。あるいは、隠れている交絡変数を慎重に除去して行った広範で徹底した分析の結果と矛盾しないことが保証されるわけではない。

推測に対する感受性

科学的仮説、理論、あるいは研究の中には特定の集団に激しい不快感を呼び起こすものがある。たとえばチャールズ・ダーウィンの自然淘汰の理論、アーサー・ジェンセンの知能の遺伝的根拠についての理論、

E・O・ウィルソンの社会生物学理論、もっと最近では、遺伝子と犯罪行動に関する推論などがある。この不快感の理由はさまざまである。その推測が、人の心に深く刻み込まれている宗教的あるいは社会的信念と衝突することもあり、社会の分裂や人種差別を助長する場合もある。

多くの科学者は、純粋に科学的な探究に対して完全自由主義の立場をとっている。その立場によれば、推測を打ち立てる権利とその裏付け証拠を追求する権利は、政府や世論によって制限されてはならない。たとえば環境衛生分野では、人間の行動に関する仮説が「被害者が悪い」式の見方を増強して、予防原則の方針を阻害する可能性がある。現在、公衆衛生推進の手段として暴力防止のような問題が政策に組み込まれようとしているので、公衆衛生擁護者の中には、社会計画を無視して少数派に烙印を押すような憶測的推論を広めることは道義にかなっているだろうかと、疑問を投げかける者もいる。

国立衛生研究所の後援で開かれた「遺伝と犯罪行動に関する研究の意味と重要性」に関する研究会議では、推測に対する感受性について興味深い例が紹介された。この会議の目的は、暴力犯罪に対して遺伝的原因を示唆している仮説を検証することであった。その仮説の論理に従うと、暴力犯罪の予防には、胎児をスクリーニングして中絶するか、行動監視などの介入策と合わせて新生児のスクリーニングを行うかの、いずれかが含められることになろう。つまりそのような仮説は、たとえ重罪を犯していなくとも、遺伝的マーカーを持つ者から市民としての自由を奪うという社会的意味合いを持つ可能性がある。一部の科学者と生命倫理学者は、我々の社会に遺伝子と行動との関係を研究する場はないと主張する。なぜならばそのような研究は、その人が犯罪への道を歩むことが予め定められていることを前提にしているからだ、と彼らは言う。[55]

科学者は、きわめて憶測性が強く社会に分裂を生じさせるような仮説の追求に対して、自制心を働かせるべきだろうか。それともこの社会的責任という概念は、自由な探究の精神からは嫌われるものなのか。これと似たような問題は、一九六〇年代末にハーバード大学医学部の研究チームでも持ち上がっていた。このチームは、Y染色体を余分に持って生まれた男性（XYY型男性と呼ばれる）が犯罪行動に走りやすいという仮説を研究していた。これに対して同僚から抗議の声が上がり、研究の手法が非難され、仮説の根底にある思想にも反対の声が上がったため、研究は打ち切られた。こうした論争を聞くと、人種の優越性の理論を支持したドイツ知識階級のことが頭に浮かぶ。それらの諸理論がやがてファシストに利用され、民族浄化という社会政策に対して科学的大義名分を与えたのだった。

論文出版前の研究の公表

生物医学では、論文の出版前および専門家による独立した審査よりも前に新たな科学研究の結果をメディアに発表することが、論争の対象になってきた。一般にこのような発表の裏には、発見から商業価値を得ようとか、政治的利益を得ようとする思惑がある。一九八〇年、マサチューセッツ州ケンブリッジに本社を置くバイオテクノロジー企業のバイオジェン社は記者会見で、遺伝子組み換え技術を使って抗ウイルス物質のインターフェロンを微生物で生産することに成功したと発表した。バイオジェン社のニュース発表は、学術誌に研究結果が発表される前に行われた。『ニューイングランド医学』誌の「遺伝子クローニングを記者会見で発表」と題した論説は、伝統が破られたと述べ、科学の研究結果を出版前にメディアに伝えることは専門家としての責任を無視することになると書いた。「我々は今や、審査と批判的な検討のために万人に開放された印刷されたデータではなく、記者会見で科学情報を得るようになった。[56]」学術誌の中には、専門家の審査を受けて掲載承認を取ってから発表するという手順を踏む前にメディアに研究が発表された場合は、その研究論文が提出されても受理しないところがある。

論文発表されていない科学的結果がメディアだけに発表され、大騒動を巻き起こした二番目の例は、アラール論争である。天然資源保護評議会（ＮＲＤＣ）が、食品中に残留する二三種類の農薬への曝露から幼児たちががんのリスクにさらされているという研究結果をメディアに発表した。この研究は、複数の科学顧問とよりぬきの専門的審査員グループの協力を得て、ＮＲＤＣの科学者によって行われた。ＮＲＤＣはフェントン・コミュニケーションズ広告代理店と協力し、「60ミニッツ」というテレビニュース番組に対して、特集にするという条件でこの報道の独占権を提供した。科学者たちが食品中のアラール残留物の発がんリスクを最初に目にしたのは、ゴールデンアワーのテレビで放送された後の新聞報道からだった。それからの事態は〔米国の〕読者がご承知の通り、次のように進行した。「60ミニッツ」の制作者は番組の組み立て役として、二三種類の農薬の中からアラールを選んだ。世間の反応はすばやくきっぱりとしていた。アラールはすっかり悪者にされ、数か月のうちに市場を失った。アラールは法律違反だと叫ぶ者もいた。環境保護庁（ＥＰＡ）の科学諮問委員会は、結局、アラールが幼児用食品について毒物違反を犯していると宣告できるほど十分な証拠を見つけられなかった。ところがこの諮問委員会のメンバーの大多数は、アラールの製造元であるユニオン・カーバイド社とコンサルタントの関係にあったのだ。この事実を知ると今度はＮＲＤＣが、反則だと声を上げた。主流の学術誌はアラール事件を利用して、専門家による審査の重要性を力説し、「灰色の」文献に関して報道を行う際のメディアの責任を喚起した。灰色の文献とは伝統に従わず専門家の審査を受けていない論文のことである。

推測上のリスク

アラール事件から私は、また別の種類の倫理的問題、つまり推測上の環境リスクという問題に導かれる。科学者は、人や自然環境の災害についての推測結果を突きつけられたとき、どのような形の社会的責任を表明するだろうか。科学の文化は、結果が重大で不確実性の高い推測に関して、科学者の社会的責任感にどのように影響しているだろうか。この種類の倫理問題の例は数多く、オゾン層破壊、地球温暖化、電磁場、ラドン、そしてごく最近の内分泌かく乱物質もこれに含まれる。

環境リスクの仮説に関して社会的責任をどのように考えるかは、科学者によってかなり幅がある。自分の役割は研究を行うことだけだと考える科学者もいる。彼らは、何が受け入れ可能なリスクか、政府がいつ措置を講じるべきか、などを示すような一切の政策提言を差し控える。このような科学者集団にとって、仮説を立てることの役割は、科学を遂行すること以外のなにものでもない。彼らは、科学の探究は本質的に善であり公共政策に情報や影響を与えるかどうかによって左右されないと考えている。

ほかに、仮説を立てることを手段的意味合いにとっている科学者がいる。つまり、技術がおこす厄介な影響から社会を守る手段ととらえている。彼らは、新しい製品や工程の安全性を疑問視する純粋に推測上のリスクに、大衆の注意を引きつける。こうした仮説的シナリオは、それらを裏付ける実証的証拠がほとんど、あるいはまったくないことがあるが、それらは少なくとも「ありうる」ことで、最大限に見れば「ありそうな」ことである。仮説をこのように利用する科学者は、起こりうる危険な結果に対する早期警鐘を鳴らすことによって、技術の提供者と社会の残りの人々との間に保護的な緩衝材を提供することが自分の役割だと考える。彼らの職業的な責任感は、製品の製造前と販売前、あるいは新技術導入前の厳しい評価を支持する姿勢と結びついている。

一九七一年、動物の腫瘍ウイルスを細菌に導入することに絡むきわめて影響力のある災害のシナリオが提示されて、遺伝子組み換え論争に火がついた。この推測は、サルの腫瘍ウイルスのDNAを細菌に導入すると、これらのウイルスがヒトに広がりうるという可能性を提起した。[57] このリスク・シナリオが一般紙に伝えられると、理論的なリスクだけを根拠に世間を刺激することの倫理をめぐって科学者の意見は分裂した。そのシナリオのお陰で、組み換えDNA技術の潜在的リスクに注意が向けられるようになり、「遺伝子戦争」と呼ばれている論争に火がついた。[58]

科学的なリスク推定がまったく純粋な憶測とは限らない。その中には、さまざまな裏付け証拠がすべて揃っている。ここで中心となる質問は次のとおりである。科学者が行動要請を開始できるほど十分な証拠が揃うのはいつか？　このような行動要請が扇動的な科学とか「ジャンクサイエンス〔がらくた科学〕」とか見なされるのはいつか？　そして、いつそれが「慎重な科学」と見なされるのか？

自然ラドンのリスク計算は、四万人以上の鉱夫を対象とした疫学研究からの曝露データに基づく予測モデルを用いて行われた。アラールの発がんリスクは、動物のデータをヒトのリスクに外挿して算定された。EPAは、アラールについては非常に弱腰の姿勢をとったが、ラドンの結果の方は全国キャンペーンの基礎に据えた。一九八〇年代のEPAの推算では、住宅内のラドンガスへの曝露によって毎年一万人の肺がん患者が増加しているとのことであった。アラールのために増えるがん患者数は毎年五千人であると、天

のラドンの曝露に関する新たな研究が出て、当初然資源保護評議会は推算していた。米国の一般家庭では一九九六年までに、ラドン検査費とそのラドンの影響を軽減するための措置に四億ドル以上を出費した。住宅からの曝露に関する新たな研究が出て、当初のラドンのリスク推定値に疑問が生じたので、[59]米国科学アカデミーはウラン鉱夫のデータを分析し直した。そして、一九九五年に米国で報告された肺がん死亡者一五万七四〇〇人のうち、屋内ラドンの被曝によるものは一万五四〇〇〜二万一八〇〇人と推定された。[60]

不確実性が高くかつ結果が重大な仮説には、二本立ての倫理システム、すなわち、科学に適用される原則を備えたシステムと政治行動に適用される原則をもつシステムが必要なのだろうか？　それとも我々は、科学と科学的認識論が政治や規制のプロセスを動かすのを許すべき、あるいはそう要求すべきだろうか？　これをよしとする見方は、保守的な議員に広まりつつあるようで、彼らは、リスクに対する科学的証拠が十分揃うまで規制すべきではないと主張する。彼らの考えによれば、規制の閾値は、因果関係に関する科学論文の中の閾値に基づく。介入を行う時期、規制を行う時期、回復策を行う時期をいつにするかを定めるための立証責任を、科学的疫学による時期決定に任せることができるだろうか？

有鉛ガソリンの鉛やアスベストへの職業曝露の件では、当初考えられていたよりも問題は深刻だった。これに対して、電磁場や遺伝子組み換え研究の実験室での危険は、当初の予想ほど深刻ではなかった。行動をとる責任を果たすにはどの程度の証拠があればよいのか。法律や規則を定めるには、因果関係を示す科学的証拠だけを拠り所にしなければならないのか。結果に対して極めて高い有意性を認定するための十分なデータや知識が揃っていなくても、特定の物質やその使用を制限するのが適切だと思われる時期はあるものである。検討しなければならない要因は、危険の大きさ、禁止や規制の影響の大きさ、問題の製品や技術はすでに使用されているものか、まもなく導入が予定されているものか、生じた影響はどの程度修復できるか、疑われている物質や問題にされている技術に代わる適当なものが見つかるかどうか、任意で使用されているものかどうか、どの集団（新生児、労働者、妊婦、高齢者など）が最大の影響を受けるか、などである。

環境エンドクリン仮説のヒト健康に対する意味合いはきわめて深淵であり、広く信じられているものの、不確実性がきわめて高い。それに比べて、内分泌かく乱物質が野生生物に及ぼす影響はより確実であって、事実が示されているケースもあるが、ヒトの健康の場合ほど人々の不安をかき立てはしない。科学者の研究と考えから世論が形成されてきたわけだが、その科学者たちの責任の表明からは、環境中に広がっている内分泌かく乱化学物質に伴う、事の重大性と不確実性がはっきりと浮き彫りにされる。

懐疑主義 対 予防原則

環境内分泌かく乱物質の中には、ある種の農薬や工業用化学物質が動物やヒトの健康への影響と結びついているという、大いに物議をかもす仮説がある。推測されている影響は、不妊、がん、性器の異常、子どもの行動障害と認知障害などであり、これがきわめて感情的な問題を引き起こしている。これらの病気や異常が、人々の不安の中心である。科学者が時期尚早の段階で世間を刺激すれば、二つの望ましくない結果を招く。一つは、そのメッセージが商業上の損失や消費者コストの上昇や好ましくない製品代替などを招くことである。もう一つは、リスクをあまりにも頻繁に報じると、有害のおそれがある化学物質や製品について書かれたり言われたりしていることが、世間から信頼されなくなることである。実際、心配すべきリスクが余りにも多いので、いくら広く訴えても人々が慣れっこになってしまうおそれがある。

科学界の人々は、個人的な責任感の度合いに応じて、内分泌かく乱物質の仮説を受けとめてきた。科学の説明義務と責任についての彼らの反応は、四種類のタイプ（原型とも呼べるもの）に大別される。

主張派の科学者

環境エンドクリン仮説支持派と自らを位置づけている科学者は、科学研究の域を超えたところまで個人として責任を持ち、関与すべきだと考えている。彼らは自分たちの役割を、科学の知識基盤を前進させることと、内分泌かく乱物質から生じうるリスクについて市民、メディア、政策決定者に伝えることの二つであると見なしている。科学者が科学的問題について一般の人々に話すようになると、その人の科学者としてのイメージや経歴を傷つけることになるが、公の場に顔を出す科学者は、こうしたあらゆる影響と向き合わなければならない。社会政策変更を主張する科学者は、科学的証拠となされるべきこととの間にある一線を越えたという点で、もはや純粋に中立とは見なされないだろう。前にも触れたようにマイケル・カムリンは、『サイエンティフィック・アメリカン』誌に書いた『奪われし未来』の書評の中で、この本の主張が、その科学的メッセージを台無しにしていると述べている。そしてその理由を「この本は、読者に事実と事実らしいことを説明するのではなく、こうあるはずだと確信させようとしている」からだと書いている。(61)

主張派の科学者は、自らの社会的責任から、安全性が保証されない限り問題の化学物質の使用を規制するか禁止するかせよと求める。こうした科学者にとって暫定的な仮説は、社会的行動を起こすのに良い指針となる。彼らは、欠けている知見があるとしても、科学者にはリスクを減らす政策を作る義務があると信じている。彼らの泣き所は、仮説を推進することは自分の研究資金が増えることにつながるので、結局は自分の利益のためではないかと非難されることである。彼らの科学研究は、病気の環境起因説という論争を呼ぶ仮説を進めるものであると言われ、遺伝原因説に多額の研究投資をしている主流派の生物医学からは流行はずれと見なされる。

シーア・コルボーンはこの点で興味深いケースである。コルボーンは薬剤師として働き終えた後で、新たに野生生物学分野における専門的な興味を追求していった。彼女は公共機関で科学分析官を数年間務めてから、環境保全基金に次いで世界自然保護基金という公益保護団体で、科学者としての職を得た。両団体では、科学知識が天然資源保護にとってどのような意味合いを持つのかを探ることを、責任ある標準的な科学の範疇にあるとしている。両団体の科学者は、生物のかく乱の人為的原因を理解し、かつ修復の道を提案するために研究を行っている。コルボーンは、科学を探究する場として大学以外の道を選んだために、出世コースに乗ろうとする科学者が抱える特有のジレンマを感じずに済んだ。出世を考える科学者なら、職業的役割として実証主義的なアプローチに終始して、価値論争やメディアの注目を避けようとするものだ。だがコルボーンは、環境エンドクリン仮説を支持する科学者層を形成してこれを利用し、政策決定者や一般の人々に警鐘を鳴らすという戦略に出た。公益保護など自分の仕事ではないと思っている多くの科学者も、科学の責任についてのより広い概念を取り組みの中に編入しようとしているこの同僚に、科学的な支持表明を惜しまなかった。コルボーンと彼らのつながりは、科学を敬い、厳格な科学的結論のみを受け入れるという暗黙の合意を軸に成り立っていた。コルボーンは、仮説が政治の場へと持ち込まれたときに、彼らの研究結果や仮説への貢献が歪められないよう万全を期すことによって、彼らの信頼を守らなければならなかった。

コルボーンが自分の信用を確立し科学者仲間からの信頼を得るのに使った手法は、合意宣言を作成するというものだった。ウィングスプレッド会議のような作業部会で技術報告が発表された後では、発表者が言及した領域をまとめた導入部を付けた会議録を主催者が発行するのが伝統だった。だがコルボーンは、地球温暖化会議の例にならって、ウィングスプレッド会議の参加者による合意宣言を作ろうと考えた。そのためには、参加した科学者同士の信頼関係を深めなければならなかった。合意宣言は、参加者からの信頼を得られるように、科学を解釈する上での微妙なニュアンスを反映すると同時に、彼らが基準としている信条にさまざまな違いがあることを考慮する形にした。自分の意志で集まった独立心に富む科学者集団に対して、合意宣言にそれぞれの名前を記すよう求めるプロセスを通して、誰もが会議のまとめ役と出席者の間の信頼と尊敬の重要性を認識できるようにした。

コルボーンは全員の合意を得るために、宣言を、問題の性質、知見の主張、不確実な分野、有望な研究分野などの部分に分けた。一九九一年のウィングスプレッド合意宣言は、科学的な発見を述べるにとどまらず、新しい試験手順を推奨し、市場に出回っている化合物の総合的な目録の必要性を訴え、環境中の合成化学物質に対する曝露を減らすことの必要性を宣言している。科学会議の成果としてこのような政策勧告が出されることは、出資機関がはじめからそれを目的に開いた会議でもない限り、めったにないことである。

一九九五年の一一月五日から一〇日までシチリア島で開かれたエリーチェ会議（「環境内分泌かく乱物質——神経、内分泌、行動への影響」と題する会議）でも、同じ方法が採用された（付録B参照）。この会議で作成された合意宣言には一八名の参加者が署名し、次のような規範的宣言が盛り込まれた。

政府の資金、物、人材のほんの僅かな部分が、環境化学物質と健康影響のモニタリングに当てられるだけである。一般の人々はこの事実を知らず、自分たちが適切に保護されているものと信じている……［内分泌かく乱化学物質が］ヒトの健康に及ぼしうるリスクはきわめて広範囲に遠くまで広がっているため、このまま事実に目をつぶった政策をとり続けることは、とても考えられないことである。

合成化学物質の生産に責任を負う者は、合理的な疑いをはねのけられる程に製品の安全性を保証しなければならない。製造業者に対しては、製品には発達に及ぼす健康毒性がまったくないことを示す適切な証拠の提出とともに、製品中に使われたすべての化学物質名を明らかにするよう義務づけるべきである。(62)

合意宣言は伝統的な科学者に対して、自分の考える政策判断が科学的研究結果に裏打ちされていることを表明する場を与えた。コルボーンはこの科学者集団に、メディアの前に直接身をさらすことなく、科学領域以外の判断を下す機会を提供した。この第二のグループは無言の支持者と呼べるだろう。

無言の支持者

環境エンドクリン仮説の支持者（仮説が間違っている可能性よりは、真実である可能性のほうが高いと思っている人たちなど）の中には、科学的話し合いの場に限って仮説を支持することにしている者がいる。彼らはメディアを避けるきらいがあり、一般向けのエッセーを書こうとはしない。もしこうした科学者の支持が得られなかったなら、仮説の効果は非常に小さなものになっていただろう。

内分泌かく乱物質という発想に転換した科学者は、自分自身の研究を再考しはじめた。研究のパラダイムを白熱した議論の的になっている仮説へと転換することには専門家としてのリスクが伴うが、それを心配した者も少数あった。国立衛生研究所には研究案件を審査する部署があるが、ある研究者はその正教派的態度について、次のように語っている。

私は、一三年間にわたって国立科学財団（NSF）と農務省（USDA）と国立衛生研究所（NIH）から助成金を受けてきました。自然の個体群に影響を与えるものとして、繁殖成功と器官の発生を研究していたのです。一九九〇年に内分泌かく乱物質についてNIHに助成金を申請したところ、書類は毒性研究部門に回されました……その部門は私の申請に対して、ホルモンが発生に影響を及ぼす証拠はないということは分かっており、なぜこんなばかげた実験をするのか、と返事してきました。我々には申請書の持って行き場がありません。毒性研究の申請書を基礎科学部門に持っていっても興味を示してくれないでしょう。かといって毒性部門に申請書を出しても、知識がないので理解できないでしょう。だから、資金がないのです。我々は持って行き場のない申請書を書いたわけです。[63]

だが無言の支持者がすべて、初期の準備的データが公的規制を必要としていると考えたわけではなかった。ニルス・スキャケベクは、化学物質への曝露がヒトの精子の質と密度の低下を引き起こしているという仮説を強く主張していることで知られている。デンマーク政府が男性の生殖に関する環境研究を後押ししたのは、彼の研究があったからである。だがデンマーク環境省から内分泌かく乱化学物質を規制する法案を通すのに十分な証拠があるかと尋ねられたとき、スキャケベクには、法律改正を提案するほどの用意はなかった。彼は、政策提言には慎重にならなければならないと述べてから、次のように答えている。「私は法律を改正すべきかどうか判断できるほど、生化学の教育を受けたわけではありません。人間は欲張りだから、たぶん国民は生活水準をかなり落とすことを受け入れないでしょう。政府が何かを禁止したとしても、別の何かが登場するはずですし、代替品が元のものより良いはずだと、誰が言えるでしょう?」スキャケベクは、自分が政策的な主張者になるのはよくないと思っていた。「問題があることをみんなに知らせること、もっと多くの情報を与えること、それに自分のエネルギーを注ぎたいのです。[64]」科学者というものは、自分が心底確信していることが正しくないこともありうるという事実を、進んで受け入れなければならない。私が無言の支持者と呼ぶ科学者の場合、確信の弱さが研究に没頭しようという解決策をとらせ、政策に対する態度が保守的になるのである。

批判的懐疑派

三番目のカテゴリーは仮説に対して批判的な科学者であり、その懐疑の表し方には二通りある。一つは科学者としてのもので、エンドクリン仮説支持者への批判的な対抗馬となることである。彼らの批判は、いずれ推定されるであろうリスクの信憑性を高めたり、弱めたり、あるいはその誤りを立証したりすることにつながる。もう一つは、科学の関与の域を超えた責任があるとの立場からのもので、時期尚早に動いて多くの誤った警鐘を鳴らす「ヒヨッコ」症候群〔空が落ちてくるよーと大騒ぎをした話にもとづく。日本での狼少年という言い方に当たる〕を食い止めようとする。彼らは、暫定的な仮説や推論的な仮説に基づくのではなく、十分な証拠があるときのみ行動すべきだという価値観を支持する者たちである。また「予防原則」を否定し、「健全な科学」、つまり因果関係をはっきり証明する科学に基づく政策のほうが良いと考えている。典型的には、彼らは化学物質に対して予防措置を講じた場合に財政的打撃を受ける業界内の団体とつながりをもっていて、それが彼らの価値観や行動となって現れているのではないか——彼らを中傷する人たちの間にこうした疑惑を生んでいる。

エンドクリン仮説に懐疑的な科学者の中で、公の場に一番よく登場するのはステファン・セイフである。彼が初めて大々的な批判を発表したのは、『奪われし未来』の出版のちょうど一か月前に発行された『EHP』誌上である。その論文は、「環境および食物中のエストロゲンとヒトの健康——問題はあるのか？」という表題だった。[65] 彼は、内分泌かく乱物質に関する理論に基づく副仮説の一つ、外因性エストロゲンと乳がんとの関連性推測についても批評を書いている。[66] 彼は、抗エストロゲンに関する研究に対して国立環境衛生科学研究所（NIEHS）から資金をもらったこと、そして植物中および環境中のエストロゲンに関する研究については化学品製造業者協会（CMA）から資金の一部をもらったことを明らかにした。CMAは、化学物質の規制に反対するロビー活動を行ってきた業界団体である。[67] この団体から資金援助を受けていたために、仮説に立ち向かうセイフの客観性には疑問が投げかけられた（弱いエストロゲンのテーマでもらった研究資金は、三年間にわたって毎年およそ一五万ドルに上った）。だがこの事実にもかかわらず米国科学アカデミー（NAS）は、「環境中のホルモン関連毒物委員会」の委員にセイフを任命した（正式名称は後に「環境中のホルモン活性物質委員会」となった）。NASは、仮説に強い賛意を表明していた科学者もこの研究委員会の委員に任命していた。

研究者になって間もない頃、セイフの科学研究は必ずしも業界寄りだとは見られていなかった。一九六九年から七〇年までゲルフ大学に籍を置きながらカナダ国家研究評議会の研究官を務めていた時、セイフは有機塩素化合物の化学と生化学を研究していた。彼はPCBの代謝と光分解に関する論文を発表し、農薬と汚染物質の質量分析に関する本の共著者、PCBの生化学に関する本の共著者となった。一九七〇年代と一九八〇年代には、有機ハロゲン化合物による五大湖の汚染をめぐる議論に顔を出すようになった。メディアから何回かインタビューを受けた際、彼は母乳中の有機ハロゲン化合物の濃度を理由に、子どもに母乳を与えないほうがいいと答えている。しかし、ミシガン州でポリ臭化ビフェニール（PBB）が動物用飼料に混入するという一大PBB汚染事件が起きたときには、この物質の低濃度曝露を受けた牛を飼っていた農民らのために証言台に立った。[68]

信頼性と資金源の問題は、仮説の批判者からも出されている。『奪われし未来』に対する「科学と健康アメリカ委員会」の背景説明資料には、この本がウォルトン・ジョーンズ、ジョイス、C・S・モット、ピュー、ウィンスロー、および、ジョンソンの六つの財団から支援を受けたことに続いて次のような記載がある。「これらの団体の資金提供記録を見ると、受給組織や受給者の中には、リスク評価や技術に関する公衆衛生上の利益に関して主流の科学的見地をとらず、それに反する急進的な環境保護主義の立場をとるものも含まれている。[69]」これらの財団が数年間にわたってコルボーンの研究を支援したのは事実だが、『奪われし未来』の費用は出版社の前払いで賄われたものであり、財団から直接の援助はなかった。

仮説についてのセイフの批判は、主張の裏付けに使われているデータの矛盾を突いていた。特に乳がんの発生率上昇と精子数減少に関するデータを攻撃していた。未だかつて誰も、環境内分泌かく乱物質（有機塩素系農薬）の役割と食物中の内分泌変調物質（ビオフラボノイド）の役割とを分けて評価したことがないと、彼は指摘した。[70] 仮説のヒトの健康影響部分に対するセイフの批判は、仮説の提唱者が、［一］決定的なヒトの健康データの提示、［二］工業用化学物質と自然に存在するエストロゲン様化合物との関係の解明、［三］有機塩素系汚染物質の血清中濃度の高さと、精子数減少および乳がんとの関連性確立の三点を満たしていないとする見解を基にしていた。

『EHP』誌に宛てた書状の中で、セイフは、合成化学物質が原因と考えられる影響についてもっと懐疑的であれと科学者に呼びかけている。セイフの言葉には、カール・ポパーの哲学と相通じるものがある。ポパーは、論破の攻撃を受けてもそれに耐えられる仮説だけが信用できるものだとして、「一つの理論が詳細で厳格なテストに耐え、かつ科学の進歩の過程で別の理論に取って代わられない限りにおいて、我々は理論が『その気骨を証明した』とか、『論証された』と言うことができる[71]」と論じている。セイフは次のように綴っている。

野外環境での研究からは、ホルモンをまねる物質が魚類と野生生物への悪影響と関係がありうることが示されている。こうしたホルモン疑似物質がヒトにも悪影響を与えている可能性がある、という仮説が立てられている。残念なことに新聞では、科学的仮説が科学的事実として扱われることが多い。それに反して、科学者の我々は、データがない点を問題にしたり仮説を疑ったりする傾向がある……。

ふつうの食物には、悪影響を引き起こす可能性のあるさまざまな内分泌かく乱物質とホルモン疑似物質が含まれている。したがって、環境ホルモンについて考えるときには、食物中に含まれる同種の化合物へのバックグラウンド被曝量も考慮しなければならない……本論評では現行データを基に、工業エストロゲンがヒトに悪影響を及ぼすことは考えられないと結論する。[72]

環境エンドクリン仮説に対する批判の中でセイフは、次のように疑問を並べている。原因作用の決定的証明なしに、化学物質の規制あるいは禁止を主張するのは責任ある態度だろうか？　あわてて判断を下す前に別の説明はないかと考えるべきではないか？　政策の場での責任ある行動は、決定的な証拠を待つことか、それとも状況証拠に頼ることか？　『奪われし未来』の著者らは、責任ある行動の根拠として「証拠の優越性」を挙げている。この種のジレンマは、ハーツガードが『ニューヨークタイムズ・ブックレビュー』の記事で触れたもう一つの要素によって、いっそう複雑になる。すなわち、『奪われし未来』の著者らは、ホルモンかく乱化学物質が生殖問題の原因だとする完璧な証拠を握っていないことを認めている。人工化学物質があふれている世界では、どのような能力をもってしても、完全な証拠は挙げられないという。人は皆例外なく、今やあまりにも多くの化学物質に曝露されているので、化合物と病気の因果関係を一対一で証明することは事実上不可能である。混合状態から個々の物質を選り分けることはできない。[73]」

もしこの結論が正しく、複数の曝露条件が重なっているためにヒトに対する化学的影響の原因を知ることができないなら、仮説を検証する従来の科学モデルに代わって、責任ある社会行動のために別の規範が登場しなければならない。『奪われし未来』の著者らは、公衆衛生が危険にさらされている場合について、責任ある行動の手法を次のように提案している。「原因についての疫学的な判定基準に照らして、情報全体を評価する。たとえば、結果が現れる前に被曝があったかどうか、汚染物質と被害との間に一貫した相関があるかどうか、その関連性が、生物学的作用機構に関する現在の知見から考えて、ありそうなことかどうか、というような情報全体を評価する。だが現実の世界で環境を探っていく作業では、理想的な証明よりも「証拠の重み」に基づいて判断を下すことになる。理想的な証明は管理された実験室研究に適しており、現実の世界で公衆衛生の問題を解決したり人の健康を守るのには適していない。[74]」

「証拠の重み」を政策判断として使う場合、どのような基準や規範が支えになるのだろうか。公衆衛生分野では、ユリアホルムアルデヒド、ラドン、鉛、アスベストへの対応策などの多くの決定が、用量‐反応効果の完全な証明とヒトの曝露評価よりも前に下された。慎重な回避、予防原則、「証拠の重み」が社会的決定に組み込まれた例である。責任ある公的措置はこうした例の上に築くことができる。

無言の懐疑派

トーマス・クーンによれば、科学者が証拠の力に押されてパラダイムを変更することはまずないという。彼は新しい発想が受け入れられていく様子を、思考が論理的あるいは合理的に進展していくというよりは、むしろ改宗のようなものだと書いている。疑うことは科学の基本方針の中にある。懐疑主義が科学の存在理由だという者もいる。したがって大勢の科学者から、エンドクリン仮説はヒトに生じた影響の原因を明らかにできない憶測的で大胆な理論だと見られても、驚くには当たらない。この懐疑主義を育てているいくつかの要素が仮説の科学の中にある。

一つは、エンドクリン仮説が様々な効果を対象にしていることである。この仮説の証拠は、多くの専門分野の手法や研究結果から得られたものである。科学者は一般に、分野の垣根を越えた大がかりな仮説を立てたがらないし、大半の学術誌は、そうした仮説を打ちだす論文は載せない。学際的な理論への嫌悪感が科学の文化に埋め込まれているので、科学の知識は、極めて細分化された専門分野を接ぎ合わせただけのパッチワークなのである。

第二は、ヒトの病気や生殖異常と内分泌かく乱物質の環境曝露レベルとを結びつける明確なデータを持っている人はいないことである。動物実験の結果をヒトに外挿すること、インビトロの効果をインビボの効果に外挿すること、高用量曝露を低用量曝露に外挿することを疑問視する科学者は、こうした間接的証拠を裏付けにしている仮説には懐疑的である。科学の変革をクーン流に解釈するか伝統的モデルで解釈するかにかかわらず、科学における新たな仮説には常に厳しい時期がある。エンドクリン仮説に賛意を表明していない科学者は二種類に分かれる。仮説の構想が稚拙で科学界の注意を向ける価値がないと感じている人々と、個別事例は十分ありうることだから、仮説は国の研究計画から時間と資金をつぎ込む価値があると感じている人々である。無言の懐疑派は、論文や助成案件の審査員として、また雑誌編集者の見張りとして、裏方を務めることがよくある。科学全体における彼らの役割は、どんな発見もあわてて無批判に、別の解釈が検討されないままに中心的教義とならないように、目を光らせることである。無言の懐疑主義には別の理由があることもある。スタイングラーバーは、事実をよりよく知っていた科学者の沈黙をレイチェル・カーソンがどう見ていたかに触れ、次のように記している。「たとえ直接調査に携わらなかった人でも、化学物質が自然界で暗殺行為をしていることの危険を知っていた多くの科学者がいたのに、彼らは沈黙していた。彼女はその個々人が行っていた静かなる共謀に興味を持った。義務的に研究論文を発表しながら、ほとんどの人は一般人に語りかけるのをサボっている。ある科学者はカーソンの求めに応じて情報を出すことを拒否した。『沈黙の春』を書きながら、カーソンは、多くの政府系科学者を黙らせている研究費削減の脅威が常にあることに気がついた。」(75)

『奪われし未来』の出版は、多くの科学者の注意を環境エンドクリン仮説の中心命題へ向かわせた。彼らが書評で疑念を表明したことは、この仮説が暗がりから陽の当たる場所に出てきたしるしであった。この仮説に対する科学者の受けとめかたは、出版前の二年間で大きく変わっていた。一九九六年には、大学、政府、企業の科学者たちは、環境内分泌かく乱物質が討論の議題となっている学会に招待されていた。内分泌かく乱物質がヒトと野生動物に及ぼす影響、曝露量の測定法、化学物質の内分泌かく乱効果に関するスクリーニングおよび試験のためのアッセイ研究などが、新たな科学の目標として登場していた。だが今から見ていくように、リスク評価の基礎を作ろうとする初めての大がかりな取り組みは、政治的な地雷原となった。

相乗効果への反撃

我々の体が、二十世紀以前には存在しなかった工業化学物質のカクテルの受け皿になっていることは、ヒトの血清と組織のサンプルの研究から概ね分かっている。この化学物質の多くは体脂肪と血清中に何年も残留しうる。ときには、妊婦の体内から胎盤を経由して、子どもに害を及ぼすほどの濃度で発育中の胎児に渡される。あるいは、母親の体内で代謝された化学物質が授乳中に母乳に集められて乳児に与えられる。

ヒト毒性学で一番やっかいなのは、次のような問題である。体内にある工業化学物質のカクテルによる人体への複合影響は何か？　個別には有毒量以下の化学物質が相互作用するか、あるいは、蓄積すると有毒になるか？　環境エンドクリン仮説ではこの問題を「内分泌かく乱物質は相乗的に働くか？」という形に組み直している。つまり、二つ以上のエストロゲン様化学物質が混じり合うと、一つ一つの化学物質の効果を単純に合計したよりも大きな効果が出るか、という問いである。「全体の効果が部分の和よりも大きい」とき、それを「相乗効果」という言葉で表す。だが内分泌かく乱化合物に相乗効果があるかどうかを理解しようとした一人の科学者は、科学の地雷を踏んでしまった。

ジョン・マクラクランは、一九九五年に国立環境衛生科学研究所を離れてチューレーン大学に移った。まもなく彼は、農薬のエンドスルファン、ディルドリン、トキサフェン、クロルデンが、エストロゲン活性の誘発に関して相乗作用を示すかどうかを研究するチームを指揮するようになった。この四種類の農薬は、それぞれがヒトのエストロゲンレセプターに結びついて、低濃度でもエストロゲン関連の応答を起こす。研究チームは、この農薬の組み合わせのエストロゲン応答効果を試験するために、細胞培養モデルを開発した。

チューレーン大学の研究者らは、ヒト・エストロゲンレセプターを組み込んだ酵母細胞を用いた。適切な条件下で、この酵母細胞の遺伝子系は外来遺伝子を発現させてタンパクを合成するように作られている。エストロゲンレセプターに結合する化学物質は、酵母のゲノム内で転写活性を誘発する（タンパク合成を活性化する）ことができる。研究者らは四種類の農薬の一つ、続いて二つずつの混合に曝露させて、その都度エストロゲン活性の産物であるβ-ガラクトシダーゼ（β-Ｇａｌ）の産生量を測定した。その結果、「四種類の農薬を二つずつ組み合わせたものは、どの組み合わせについても、同量の化合物を単体で用いたときよりもβ-ガラクトシダーゼの活性が相乗的に高まった」と報告した。[76] 彼らが報告した相乗効果が軽度かせめて中等度だったならば、さほどの反響は起きなかっただろう。だがチューレーン大学の研究者たちは、同量の農薬を単体で測定したときに比べて混合物のエストロゲン効果が最高一六〇〇倍に達したと発表した。これ以前にも、農薬などの環境化学物質の相乗効果を報告した科学者はいたが、この新しい研究結果はエストロゲン様化学物質の相乗効果が大幅に過小評価されていたことを示唆した。つまり、残留農薬の低濃度曝露評価に基づいたすべての健康基準の信頼性に、疑問が投げかけられた。

チューレーン大学の研究結果を報告する論文は一九九六年二月に『サイエンス』誌に投稿され、五月に掲載が受認され、六月七日に「環境化学物質の組み合わせによるエストロゲンレセプターの相乗的活性化」という題名で発表された。[77]

この研究結果は規制が一段と厳しくなるおそれと直結していたので、化学品メーカーは素早く関心を示した。議会では、食品中の残留農薬に関する法律を改正し、発がん性物質の許容量ゼロというそれまでの基準を撤廃して、リスクの許容基準を設定したばかりであった。この改訂はほぼ化学業界の要求通りだった。業界団体はすぐさま資金を投じて、チューレーン大学の相乗効果に関する研究結果の検証に乗りだした。だが、チューレーン大学の研究結果を再現しようとして行った二種類の実験では、相乗効果を証明できなかった。この結果は、一九九七年の一月から四月にかけて、『サイエンス』誌と『エンドクリノロジー』誌に発表された。化学工業毒性学研究所は、五月三〇日付で次のように新聞に発表した。「大手の四研究機関の科学者が一〇種の異なった試験系で研究を行った結果、低濃度の弱いエストロゲン様化学物質からなる混合物は、個々の化学物質の研究から予測される効果よりも大きな効果を生じたことはなかった。人工物質であれ天然物であれ、主な女性ホルモンであるエストロゲンをまねる化学物質に低濃度で曝露されることについての懸念が生じていたが、今回の新たな試験結果によってこの懸念は和らげられた。」[78]

米国と欧州の科学者チームが共に、チューレーン大学の相乗効果を再現できなかったと報告したため、[79]マクラクランのチームは、もう一度自分たちで研究を再現して結果を実証するか、それができなければ、科学界の伝統にならって研究結果を撤回するかという窮地に追い込まれた。産業界や仮説に懐疑的な者たちの間には、マクラクランが相乗効果で誤りを犯したという噂が流れ、彼らはこの間違いをネタにして、一般的な仮説の支持者たちをしつこく責め立てる態勢を構えた。マクラクランは、一九九七年七月二五日に出された『サイエンス』誌上に問題の論文の筆頭著者として撤回文を発表し、自分のチームが論文の主な結果を再現できず、最初の実験設計に欠陥があったと、次のように報告した。「この発表［一九九六年六月七日、『サイエンス』誌］にどのような利点が含まれていたとしても、またこの発表からどれほどの熱意が引き出されたとしても、本論文から導き出された結論は、いずれデータが立証されるときが来るまで、保留されなければならない……我々の最初の実験設計には、根本的な欠陥があったに違いないと思われる。[80]」

科学誌で研究が撤回されることは日常茶飯事とは言えないまでも、滅多にないというほどでもない。実際に『サイエンス』誌は、マクラクランが撤回するほんの数週間前にも、その年の四月に発表した生物学的実験結果の撤回文を掲載したところだった。再実験で最初と同じ結果が出なかったのが撤回理由だった。[81]

しかし撤回された論文がこれほど注目されたものだったことはなく、撤回の結果にこれほど世間が反応したこともめずらしかった。この農薬の相乗作用の発見は、すでにインターネットの環境関連ネットワークや大衆雑誌で広く公表されてしまっていた。数か月のうちに『毒物の欺瞞』という大衆書に引用されていた。[82] 論文撤回の発表は化学業界から歓迎され、環境エンドクリン仮説に反対する者や懐疑的な者たちからは、便宜的に利用された。

『サイエンス』誌に最初に撤回文が掲載されたとき、大手の全国紙はどれも取りあげなかった。それから一か月になろうとする頃になって、『ワシントンポスト』紙はこの件を取りあげ、論文の発表から撤回までの期間があまりにも短かったことを問題にすると同時に、適切な実験手順で行われていたかどうかの内部調査がチューレーン大学で進行中だと報じた。はっきり言えば、科学上の違法行為を捜査中だった。結局大学当局は、そのような行為があったという確証を得ることはできなかった。[83]『ワシントンポスト』紙の報道に続いて『ウォール・ストリート・ジャーナル』紙も、八月二〇日に「もう一つの環境脅威も正体を露呈」という見出しの編集室論説を掲載した。執筆者はテキサスA&M大学の毒性学者で、環境エンドクリン仮説の批判者、ステファン・セイフ教授だった。セイフは、米国科学アカデミー（NAS）の「環境中のホルモン関連毒物委員会」の委員にも名を連ねていた。皮肉なことに、ＮＡＳは委員会のメンバーに対して、任期中は委員会の調査課題に関して政治的および政策的発言を控えるように要請していた。セイフの論説には、「今や最善の科学は、外因性エストロゲンとそれに関連する化合物が、言われているほど有害ではないという結論を示している」と書かれていた。論説の中でセイフは、一部の科学者が外因性エストロゲンを乳がんや精子減少の原因だと我々に信じ込ませようとしているが、そんなことはないと断じ、エストロゲン様化学物質は相乗的に作用せず、それが子どもの神経発生に及ぼす影響についてなされている主張は証明されていないと訴えた。また、言葉巧みに、議会が内分泌かく乱化学物質のスクリーニングを義務づける法律を制定したのは、性急すぎる措置だったのではないかという疑問を投げかけた。[84]

『デトロイト・ニューズ』紙の女性論説委員は化学工業界の反応に同調した論文を『ウォール・ストリート・ジャーナル』紙に投稿した。[85] 彼女は、「内分泌かく乱によるこの世の終わりという論文は取り消された」として、アラール、学校のアスベスト、チクロ、ダイオキシン、電磁場などによって起こったとされた偽りの警鐘事件と比べて論じた。

論文の撤回に対して一段と冷静な見解を示したのは、内分泌かく乱物質に対してどこよりも多くのページを割いている『ＥＨＰ』誌の編集者たちであった。彼らは一九九七年八月号において、相乗効果の論文が速やかに撤回されたことは、その研究結果は他の論文に科学的基礎材料を提供しないという意味であると指摘した。編集者たちは、この相乗効果のデータに基づいた結果を引用している他の論文は撤回されるのではないかという、この撤回から生じるドミノ効果を予想する読者の懸念を払拭しようとした。彼らはまた、ＰＣＢと他の農薬の研究においては、混合物の相乗効果と拮抗効果がある程度まで実証されていることも指摘した。編集者たちは、他の科学者からの疑念と研究結果の歪みの指摘に対して迅速に対応したということは科学的誠実さの表れであるとして、マクラクランとその仲間を次のように誉めたたえた。

科学の歴史を振り返れば、あくまでも自分の妄想を捨てず、見苦しい結末になるまで、維持できるはずのない立場に執着した科学者もあった。撤回の大半は、何らかの違法行為があった証拠を突きつけられてから初めて行われている。データを実証できないという理由で、自主的に科学論文が撤回されることは珍しいことである。撤回という行為は、関係者全員にとって大きな痛みを伴うものだが、科学という独特の人間活動のプロセスにとっては欠かせない部分である。科学では、人間が関与する誤りを、観察に観察を重ね、試験に試験を重ねることによって時間をかけて最小限に食い止めている。科学的に考えうる真実に合致しないデータは、新たなデータに取って代わられ忘れられる。論文を撤回することによってこのプロセスの進行を早めたという点で、マクラクランとその仲間たちは、適切で良い方向に貢献した。(86)

相乗効果に関する研究結果が撤回されても、内分泌かく乱物質の交差反応効果と相加効果を探究するEPAの科学者の決意は、少しもくじけなかった。撤回発表から二か月後、EPAのジェームズ・マッキニーは、化学物質の混合物に対する曝露から生じうるヒトの健康リスクに関して、我々の考え方の幅を広げる必要性があることを『EHP』誌の巻頭言で次のように訴えた。「これらの化学物質の多く、あるいはほとんどは、弱い不完全なホルモンとして働く可能性があるにもかかわらず、私たちは、体内の様々なシグナル伝達に単独でも相互作用的にも影響を与える可能性がある化学物質の混合物に曝露され続けていたらどんな悪い結果が出てくるのかを知るための取り組みに、まだ着手もしていない。[87]」今回の相乗効果論文の撤回は、現在進行中のＥＰＡの作業、すなわち、法的に義務づけられている内分泌かく乱物質のスクリーニング・試験プログラムの進行には特段の影響も与えなかった。

業界の反応と反撃

化学業界ほど巨大で力のある産業部門が、新たな法規制によって利益を脅かされるような仮説や、消費者に対する責任や業務責任に関する訴訟に発展するおそれのある仮説を突きつけられれば、強力な事前防衛策を講じることは、容易に予想できる。一九九一年に内分泌かく乱物質に関する第一回ウィングスプレッド会議が開かれてから二～三年のうちに、業界はお定まりの防衛策を講じている。化学品製造業者協会や欧州化学工業会などの業界団体は、業界の製品とヒトの健康影響とを結びつけている科学的主張を調査する資金や、脆くて崩れやすいと考えられる主張に対して反撃する軍資金を用意した。化学会社は一般化された仮説に疑いを持つ大学の研究者を捜し出し、自分たちの製品への容疑を晴らしてくれそうな研究や、少なくとも自分たちの化学物質を内分泌かく乱物質だとする根拠を弱めるような研究をさせようと、資金を出したのである。

化学工業界は、合成有機化学物質に対する長期戦における新たな戦いを見越して、直ちに『奪われし未来』に批判的な書評を集め、本の評判を落とすための戦闘にとりかかった。業界はその巨大な宣伝網を通じて、合成化合物が低用量で野生生物やヒトに悪影響を及ぼしうるという考えと一致する発表を孤立させるため、批判的な書評を繰り出して総攻撃する態勢づくりに動き出した。科学と健康アメリカ委員会などの業界系組織は論文や新聞記事を発表し、環境エンドクリン仮説の主張を裏付ける信頼性のある科学的証拠はないこと、その仮説の基本的な主張は空論にすぎないことを書きたてた。内分泌かく乱物質仮説は、環境保護活動家たちの行動方針にたちまち組み入れられていったが、化学会社が運営するインターネットのサイトでは、この種の物質に対する一般の懸念を払拭しようと必死の試みが続けられた。

化学工業毒性学研究所は、一九九六年頃から年間およそ一五〇万ドルを投じて、環境エンドクリン仮説を擁護する者たちの主張の調査に乗りだした。ここは大手化学会社から巨額の出資を受けている、レベルの高い研究所である。この研究所の論文の一部は、公開の文書に発表され、また専門家の審査も受けている。

製品が内分泌かく乱物質であるとの研究結果は、逆の場合よりは速やかに発表されないかもしれない。そのリスクを受け入れるにあたっては懐疑の壁を高くする可能性がある。しかし、証拠が明白で議論の余地がないときには、この研究所はその試験結果を報告することで定評がある。たとえば同研究所の内分泌生殖・発達毒性計画部長のポール・フォスターは、プラスチックや溶剤に広く使われているフタル酸ジブチル（フタレートの一種）の毒性に関する複数の研究を検討し、その結果を同研究所の雑誌に論文として発表している。その中でフォスターは、控えめで慎重な調子で、次のように主張している。「本研究結果は、R・M・シャープとN・E・スキャケベクが最初に打ち立てた仮説、すなわち、重要な時期に子宮内で内分泌活性化学物質に曝露すると、成人になってから男性の多数の生殖障害を引き起こしうるという仮説に対して、ある程度の裏付けを提供する。」フォスターはさらに、ラットの研究による最少有害影響量が体重一キログラムあたり日量六五ミリグラムなのに、乳児の最悪ケースシナリオでの曝露量はその四倍もある(88)と指摘している。発表された研究結果は、化学工業界が耳をふさぎたくなるような内容だった。

化学工業界は、業界に有利になるPRに投資しながら、自分たちの研究にも資金をつぎ込むという戦略をとっていた。それにもかかわらず業界は、内分泌かく乱物質の化学的リスクに関する度重なる報道に対して慎重な対応に終始した。大々的な反撃に出ることもなく、一九九七年から一九九九年まで、ゴールデンアワーにプラスチックの良さを伝えるコマーシャルだけを流していた。画面には、自転車用ヘルメットをかぶった子どもや、ペースメーカーや人工弁を付けた大人、プラスチックの保育器に入った新生児などが登場した。どれにもおだやかな声のナレーションが入って、「プラスチックがあるからこそできる」と視聴者に思わせるように仕立てられていた。こうしたコマーシャルは、一九五〇年代の「化学ですばらしい生活を」という宣伝文句を思い出させる。こうした販売促進の宣伝は、動物実験でポリカーボネートというプラスチックの製造に使われる某化学物質がエストロゲン効果を示したことが明るみに出て、プラスチックのイメージがこわれるおそれがあったためにとられた戦術で、世間にプラスチックの良いイメージを植えつけるように作られていた。よちよち歩きの子どもが除草したての芝生で飛び跳ねるというコマーシャルも流されたが、これは農薬に対する世間のイメージを変えようとするものだった。

業界の不愉快の大部分は、ミズーリ大学の発生生物学者フレデリック・フォン・サールの研究のせいだった。すでに見てきたように、フォン・サールはシーア・コルボーンと出会うまで、マウスの子宮内の位置とホルモン効果に関する自分の研究が環境的に重要な意味があるとは考えもしなかった。第一回ウイングスプレッド会議の後、フォン・サールは自分のマウスモデルを、内分泌かく乱物質が発生に及ぼす影響の研究のために作り直した。

　内分泌かく乱物質が妊娠マウスの子どもに及ぼす低用量効果を調べるため、彼は妊娠マウスをビスフェノールAに曝露させた。ビスフェノールAは、樹脂やポリカーボネート製フラスコなどの製造に広く使われている化合物の、工業界で一般的に使われている名前である（同義の化学名は少なくとも一八ある）。この物質にエストロゲン能があることは、一九三〇年代に確認されている。[89] 自分の実験と発表されている他のインビトロ試験とインビボ試験（ラット、マウス）から、フォン・サールは、ビスフェノールAがヒトの曝露範囲内で生物活性を示すとして、次のように結論している。「以上の研究結果を総合すると、妊婦が缶詰類やポリカーボネート製容器で加熱した食品に含まれる程度の量のビスフェノールAを摂取した場合、お腹の中の胎児に、生殖器官の発達過程で改変が生じうることが示唆される。[90]」

　化学会社は、非常に低用量の化学物質を名指ししているこの動物実験研究が、業界に大混乱を招くものだと考えた。フォン・サールの元には、研究への問い合わせが届くようになった。はじめのうち、彼らに下心はないように思われた。研究の写しを送ってほしいとか、詳しい手順を教えてほしいという要請もあった。だがある化学会社がフォン・サールの実験室に科学者をよこして、彼の動物系を使った研究方法を教えてほしいと言ったときには、さすがのフォン・サールも何か変だと感じた。この疑念の正体が判明したのは、彼らに別のねらいがあることを知ったときである。フォン・サールはこう言う。「ダウ・ケミカル社はある人物を此処によこしたんです。その社員は、僕がビスフェノールAの研究発表を待てば、ダウ・ケミカルにとっても僕にとってもプラスになる策があるんだが、と言うのです。つまり、彼の会社が僕の研究を再現して、プラスチックメーカー全社からその研究発表への承認をとりつけるまで、発表を待てというわけです。僕は啞然としましたよ。」その社員は、相手がこの「餌」に飛びついてこないと分かると今度は逆に居直って、「あなたの研究には非常に迷惑しているのです」とか「研究の土台にある作用機構が全部お分かりになっているわけではないのに、よくそんな研究を発表できますね」などといやみを言って、試験結果への自信をぐらつかせようとした。(91)

企業が送り込んできた男の申し出に腹をたてたフォン・サールとその共同研究者ウエイド・ウェルションズは、プラスチック工業会宛に手紙を送り、業界側の行為はまったくあるまじきものだと訴えた。以下はその文面である。

＊＊＊博士が私どもの研究所にお使いとしてお越しになり、『トキシコロジー・アンド・インダストリアル・ヘルス』誌に投稿して印刷中のビスフェノールAに関する私どもの論文発表を控えるようにご依頼になったこと、誠に驚き入っております。フォン・サールは一九九七年二月にMPI研究所での会議に出席した折り、ご列席のプラスチック業界の皆様にその論文の初稿をお渡しいたしました。私どもがその中で報告しているのは、ビスフェノールAへの胎生期曝露が精子産生、精巣上体重量、包皮腺重量に及ぼす影響についてです。＊＊＊博士はダウ・ケミカルの用件を切り出しました。ビスフェノールAの影響についてMPI研究所がマウスで追試をするので、それが終わって「出版を認める」まで論文の発表を延ばせば、「双方にとってプラスになる」という内容でした。私どもは、論文を発表してはいけない科学的根拠を博士が示さない限り、発表を控える気持ちはないとお答えしました。

さらに二人は、「最近、製薬業界でも、ある製品について問題を提起する研究結果が得られたことから、大学の研究者が製薬会社から脅されるという事件が起きています。このような行動をとれば、議論の対象となっている製品を作っている企業の信頼は大きく損なわれるのではないでしょうか」とも指摘した。[92]

プラスチック工業会は、フォン・サールの研究結果を打ち崩す研究に資金を出し続けた。一九九八年の秋、同工業会はワシントンDCで記者会見を行い、未発表の研究結果を明らかにした。ビスフェノールAがマウスの前立腺の成長異常と精子数減少を引き起こすというフォン・サールの研究結果に対し、それが間違いだと証明する研究結果が出たという発表だった。[93] フォン・サールは、ビスフェノールAの研究に対して化学業界から一切の資金援助を受けていなかった。ところが世の中では、資金を出した研究に対して企業が大きな影響力を行使する事件が何件か起きていた。企業に大きな痛手となるような研究結果が出たために、資金力を振りかざしたり、裁判に持ち込むことを匂わせて、研究者を屈服させようとした事件だった。[94]

企業の中には、ボパールの事故やアラール事件が起きてから、世論の批判への対処法や「グリーン」なイメージの創出法、批判者への個人攻撃で逆効果になるのを避ける方法などを学んだところもある。一部の業界寄りの雑誌は、環境エンドクリン仮説が単なる仮説だと判明するにせよ、内分泌かく乱物質の生産を減らす積極策をとるよう、企業に忠告している。

一九九六年五月六日発行の『ケミストリー&インダストリー』誌は、化学メーカーに対して次のような助言を掲載した。

工業界は、口を開けば持続可能な開発だ、自主規制だ、より良い広報活動だと自社の姿勢を繰り返してきたが、もしその言葉に嘘がないなら、フロンのときのような対応ではなく、もっと信頼される対応を図るべきである。一例を挙げれば、「有害の証拠なし」ということがなぜか「無害の証拠あり」と同じだなどとは、たとえうっかりでも口にするようなことは絶対にあってはならない。両者を同じだと見なすことは、単にそれを匂わせただけでも環境保護主義者の大げさな物言いと同じくらい人を惑わすことになる。

企業にはもっと良い方策がある。問題を先取りすること、問題の後追いにならないことである。第一になすべきことは、ホルモンかく乱物質だと言われている物質に対する曝露を無くしたり減らしたりする措置のうちで、最も費用効果の高いものを探し、それが見つかったらただちに実行することである……第二は、欧州で業界の広報活動を担う人間を見つけることである。この問題に対する業界の反応は余りにも少なく、遅すぎ、やり方もお粗末である……エストロゲン疑似物質が公共政策の最優先課題に上ってからもう四年以上になるが、業界の見解をまとめるのに手間取ったなどという言い訳が通用するはずもないほどたっぷりの時間だ……第三は、かなりの資金投入と危機感をもって、データの欠落だけでなく幅広いあらゆる疑問に答えていくことである。(95)

内分泌かく乱物質仮説に絡む価値観の問題は、科学が公共の政策決定に対して情報を提供する多くの場合に必然的に生じる。環境災害に関する懸念を政策へと転換すべきはどの時点でか。メディアの、結論を急ぎたがる環境報道姿勢に科学者はどう対応すべきか。原因を主張するようになった科学者が、それと引き換えに失うものは何か。

この物語からは、一般化できるような倫理パターンというものは浮かび上がってこない。分かるのはただ、科学の役割、事の進展状況、個人的事情だけである。予備的な状況証拠に基づいて、個人的な決定を下す覚悟のある科学者もいる。推測上の仮説に基づく行動は、もし間違っていたとしても失うものはほとんどなく、正しければ多くを得るので、やってみる価値がある。より強い立場は予防原則の中に見られる。これは、証拠が弱くても示唆的であれば、社会的規制コストと企業の遵法コストが高くついても、後悔を最小にすべきだとする原則である。ある女性科学者は、環境エンドクリン仮説が正しいかどうか確信はないが、万一正しかった場合を考えて、電子レンジで食べ物を温めるときにはプラスチック容器を使わないようにしている、と言っていた。だがすべての推測が、このようなリスクと利益のバランス計算に適しているわけではない。水銀アマルガムが危険だという推測に基づいて行動すべきだとなれば、誰でも自分の歯の詰め物を全部取り出したくなるだろうが、そのままにして置く方がお金もかからないし、危険も低いかもしれない。高密度電磁場にさらされるとがんになるという仮説を考えてみよう。家庭内の電磁場についてはさしたる証拠があるわけではないが、消費者に対しては電気毛布で寝ないように注意がなされている。電磁場と健康影響とが関係しているという推定がやがて正しいとわかるなら、病気を予防できたというメリットと比べれば注意をすることは大したコストではない。

二次科学、つまり公的問題に応用される科学の領域には、倫理のぶつかりあう最前線がある。そこではあらゆることが起こる。反逆者の挑戦から自分の専門分野の教養を守ろうとする科学者になるか、正論を批判して環境病に対する新たな視点を打ちだす科学者になるか、どちらかである。証拠が挙がるまで環境リスクに対する推測を真だと認めない、という原則は保たれなければならない。それが科学のやり方である。推測に対する科学者の行動は、「真理は証明されなければならない」という考えによって導かれる。だが、ある時期には政治的方針として世論の盛り上がりを必要とすることがある。というのは、それが、仮説を取り巻く不確実性を減らせるような研究に資金を集める唯一の方法だからである。

こうした事柄をよく説明する一つの事例を紹介しよう。私がある論文の草稿をレビューしたときのことである。その筆頭研究者は、グラナダ大学医学研究・腫瘍生物学研究室の生物学者で、食品缶の内側の塗料から放出される外因性エストロゲンについての論文だった。私は、知人で論文の仲介者だったタフツ大学医学部の科学者に、この論文を一流の国際的な総合誌に送った方がよいと伝えた。それ自体が画期的な科学だからという理由ではなく、外因性エストロゲンの問題が非常に重要度を増していて、広範にわたる科学分野の人々や政治家にとって興味のある研究結果だと思ったからである。私はいくつかの理由から『ネイチャー』誌が良いと提案したが、同誌が比較的柔軟に毒性化学物質や環境の問題を受け入れてきたという事実も、その理由の一つだった。ワシントンDCの『ネイチャー』誌の編集者はその論文を封筒に入れ、紹介文を書いた送付通知書を添えて、ロンドン本社の編集者宛に送る準備をした。

その論文は、缶詰のコーティング剤、ビスフェノールAの食品への溶出について報告していた。著者らは「本稿に報告するデータは、塗料でコーティングされた缶詰の食品がエストロゲン活性を獲得していることを強く示唆するものである」と記していた。『ネイチャー』誌の編集者は、この論文をがんの疫学者とエストロゲン効果を専門とする生殖生物学者に送った。二人は、書面による審査結果を提出しなかった。

著者らに対しては、『ネイチャー』誌の編集者が審査員の口頭によるコメントを伝えた。編集者の拒絶通知には、「環境エストロゲンが健康に悪影響を及ぼすことを示す決定的な証拠は、今のところまだありません……現段階では、『ネイチャー』誌よりも専門的な文献のほうが試験結果を発表する場として適切です。」と書かれていた。数か月後、この論文は、「食品缶の内側のコーティング塗料から放出される外因性エストロゲン」という表題で、『ＥＨＰ』誌に掲載された。[96]

予想通り、掲載論文はほとんどメディアの目に入らなかった。『ネイチャー』誌の審査員は、広く知られているこの仮説に関わる研究結果が掲載されないように、雑誌を守ったのだった。このような「ヒトに病気を引き起こす決定的な証拠がない」という判定基準を適用されたら、オゾン層破壊や地球温暖化、あるいは、多くの物質の毒性などに関する初期の研究発表はことごとく掲載拒否されてしまうだろう。今回のケースでは、環境中に導入された化合物に動物とヒトの内分泌系をかく乱する能力があるという証拠が数十年にわたって蓄積されてきたという事実があるにもかかわらず、『ネイチャー』誌のように読者層の広い雑誌にエンドクリン仮説を発表するのはまだ早すぎるという裁定が下された。信頼されている科学界スポークスマンは誰一人、外因性エストロゲンがヒトの健康問題を引き起こす決定的な証拠があるとは断定していない。だが野生生物と実験動物に見られていることが、おそらくヒトでも起きているという可能性を支持する声は、世界各地の多くの専門分野から上がり続けている。

次の章では、公共政策と科学的不確実性に付随する根本的な疑問を検証し、内分泌かく乱物質に対する規制面での対応の始まりを追ってみたい。

第四章　政策の難問

科学と政策の二つは互いに独立していたいと思いながらも共生している文化であるが、もし両者に相反することが起これば共存に身を任せることは難しい。科学者は永遠に研究が必要だから資金をよこせと言い続ける。政策決定者は常に、限られた知識、短い日程、先細る予算の中で、安全性向上を求める社会の要求に応える道を探っている。科学はゆっくりと一歩ずつ進み、政策は性急で、明らかに非論理的に変る。病気の原因が環境にあるという場合、科学が政策に使えるような決定的な実験や曖昧さのないデータやあらゆる実験領域からの一致した結論を提供することはめったにない。一方で、科学者は政治家を自分たちの研究から排除したいと思っているが、他方、政治は研究費の出資と政策形成の背後で力を行使している。

本章では、「内分泌かく乱化学物質に対してどんな規制を検討すべきか？」という問いにおける、科学と政策の相互侵入を探る。『ホルモン・カオス』が印刷に回された頃、この問題は米国や国際的な政策部門内では部分的に解決されているにすぎなかった。だが一〇年後には、環境エンドクリン仮説が新しい研究構想を生み、使用中の化学物質のうちどれが野生生物とヒトの内分泌かく乱を引き起こしうるのかを見つけるための法的関与を引き出しているだろう。この動きは、現代生活の化学物質曝露に伴うリスクを管理する道にとって、重要な一歩である。

仮説の形成と公共政策

公衆衛生の方針を進めたり環境リスク仮説を打ちだすために科学者が自分たちを組織することはそんな

に多くはない。だが注目に値する例外がいくつかあった。一九五〇年代には、物理学者、生物学者、そして化学者たち（先頭に立ったのはノーベル賞受賞者のライナス・ポーリング）が、大気圏での核実験は現場から数百キロ、いや数千キロ離れた住民の健康をも危険にさらすと、人々に警告した。ポーリングは、九〇〇〇人以上の科学者が署名した嘆願書をまとめ、大気圏における核実験を禁止するよう国連事務総長に要求した。[1] 科学者たちは、カーボン14やストロンチウム90など放射性降下物の健康リスクを市民に警告しようとした。ストロンチウム90は、母乳や幼い子どもの骨や歯からも検出されていた。[2]

第二の例は一九七五年のアシロマ会議である。組み換えＤＮＡの研究の潜在的な危険を話し合うために、生物学者たちが開いた国際会議である。[3] この会議の結果、国立衛生研究所から遺伝子工学研究ガイドラインが発表され、政府の監督機関が設立された。

別の例では、大気と環境分野の科学者グループが、初めてクロロフルオロカーボンと成層圏のオゾン減少との関係の仮説を提唱し、公共政策の変更を求める勢力として団結した。[4] 科学が大きく先導したこの取り組みの成果として、一九八七年のモントリオール議定書が調印された。この議定書には、署名国が毎年削減するべきクロロフルオロカーボン製造割当量と、この物質の継続使用に対する重課税への合意が盛り込まれた。[5]

以上の各事例では、科学者グループから出された証拠は仮説を公共政策にするのに必要な要素の内の一つだけだったという状況であったし、リスクについて不確実性さえあった。またある場合には、リスクがあるという具体的な証拠がないこともあった。公開討論に参加した科学者たちは、知識の生みの親、知識の通訳、伝達者というもいくつもの役をこなし、ある者はさらに政策変更の提唱者という役割も演じた。

このほかにも米国の一流機関の科学者が、国策を論じる場にリスク仮説の進展を先導したというよりは片棒をかついだ例は多くある。最近の一例がアラール事件である。化学品のアラール（ダミノザイドの商品名）は、果実の熟し方と色合いを均一にするために収穫前に一般的に使われていた生長調整剤である。アラールは発がん性のおそれがあるとしてマスコミでさんざんさらし者になったあげく、この化学物質を使った果物を人々が買わなくなってしまった時点で農家がその使用を取りやめた。[6] この問題は、「アラールその他の農薬による子どものがんリスク」という天然資源保護評議会の報告書の発表からマスコミへ、次いで一般の人々に知らされた[7]（第三章参照）。消費者のボイコットから何年か経っても、まだ科学者と政策アナリストはアラールを市場から閉め出すべきだったかどうかで議論を続けている。このことから、化学物質への曝露から生じうるリスクの問題に決着をつけようとするときに、科学と公共政策とでは対策開始の判断が著しく異なることがうかがわれる。

科学的調査の進行過程では、ある仮説が何年間も疑問視されたままになって、その後に、拒絶されるか確立された知識の教義に組み込まれるかして決着する、というのは珍しいことではない。懐疑主義との五〇年間にわたる戦いの後に、科学者たちはようやく、植物が空気中から窒素を取り込むことができるという仮説を採用した。[8] 今日では、植物の根粒に棲む細菌による窒素固定の話は当たり前のように基礎生物学の教科書に載っており、植物が土壌からしか窒素を取り込めないとしてきた長年の懐疑主義に終止符が打たれている。クロロフルオロカーボンが地球を保護するオゾン層破壊の原因だという合意に達するのに、科学界はおよそ一六年の歳月を要しており、それは検出できるほどの「オゾンホール」が南極上空で確認された後のことであった。[9]

異端の仮説を採用したり却下したりするまでに熟成期間が置かれるのは普通である。仮説が確立される前段階では、仮説は主流の科学誌には発表されず、いわゆる灰色文献（未発表論文および専門家の審査がない雑誌の論文）や大衆向けの科学本で打ちだされる。ひとたび仮説が定評のある科学文献に載ると、それを支持する少数の集団がシンポジウムでその理論を進める、学術誌で論争する、さらなる形の裏付け証拠を探すなどによって、その仮説を固める。この過渡期に、仮説の肯定派と反対派は緊張と自己批判を生むが、これが科学の品質を向上させる。仮説の最終決着の前に慎重な精査が確実に行われるためには、敵陣営の出現が重要である。批判は、知識の発展と信頼にとって不可欠である。

仮説の一生の最終段階はいくつかの形をとりうる。仮説の地位が、科学界の圧倒的多数の人々にとって明白で決定的になることもある。この場合は、仮説の受け入れに決定的な役割を果たす重要な実験や発見という形で、新しい証拠が出た後に起こるのがふつうである。これ以外の場合は、仮説の命運はゆっくりと徐々に決定される。支持者の数が徐々に増えて、その分野のリーダーたちの間に職能上の合意が出てくるに至る。ある仮説は、クーンのパラダイム転換のように、年老いた懐疑主義者が死んだり引退したり、あるいはその数が少なくなったりしたときに、ようやく受け入れられる。不評な仮説は、わずかばかりの熱心な支持者とともに老化し、科学文献からゆっくりと姿を消してゆく。

窒素固定仮説のような、今日では定着して事実となっている純粋科学の仮説と、オゾン層破壊仮説のように社会的あるいは環境的に重要な意味を持つ仮説の間には、重要な違いがある。窒素固定仮説は、熟成期間中のほぼ全期間を通してもっぱら科学者だけの関心事であった。それとは対照的にオゾン層破壊仮説は、初めから公衆衛生政策と環境政策面で重要な意味合いを持っていた。成層圏オゾンが減少すると地表放射の均衡が崩れ、種の生存を脅かしたり、そこまでいかないとしても人の皮膚がんを増やすおそれがある。科学的仮説が公共政策に対して重要な意味を持つときには、その仮説が有効だという決定的証拠をつかむのに必要な時間が、特に重要な意味をもつ。普通、科学は探索においては性急だが、待つことにかけては辛抱強い。証拠が部分的なら研究の促進剤になる。限定的な研究や決定的とは言えないデータに基づいた科学的推測の論文があふれている。こうした推測の中には結局反証されるものもあれば、そこに眠ったまま他の研究者の関心を引くことなく終わるものもあり、それに的を絞った研究の推進につながるものもある。

一つの仮説が、人間活動とそれが引き起こす公衆衛生上の影響とのつながりを描き出していれば、特定の利害関係者と公益保護団体からの懸念を招き、彼らは迅速な解決を求めるだろう。そのため、仮説の決着に関して科学の次元を越えた政治的な流れが起こってくる。自然の秘密を解き明かすスピードは、得られた知識が人々の苦しみを減らし、環境を保護し、あるいは論争を解決するというだけの理由で増すわけではないだろうが、それでも世間から懸念の声が上がれば発見の社会的プロセスに影響が出るだろう。たとえば、データ収集速度を上げるために、より多くの資金と人材が割り当てられるかもしれない。確かに、オゾン層破壊がもたらしうる悲劇的な影響は、推測という仮説の地位を打開する幅広い世論の圧力を生みだした。政治的な圧力は、必然的に科学界の行動に反映される。さまざまな科学的支持層が、手持ちのわずかな証拠を持ち出してまで、そのリスク軽減に賛成して結集しはじめる。科学的な疑問をそのままにしながら仮説が真であるかのように行動するのも、政策という視点からすれば理に適っていると見なされよう。弱い推測であっても、悲劇的な影響があると推測される人間活動を縮小ないし排除する対策を今講じることは、表向きは将来の大惨事の可能性に対する保険になる。

だが経済的な立場からみれば、有害な結果を唱える仮説が出るたびに行動するのは無謀であろう。第一に、費用が負担できないであろう。かなりの確率で大きな影響が出るという何らかの保証が必要である。第二に、仮説同士が張り合っていれば、行動計画に混乱を来し、社会の混乱を招く可能性がある。たとえば、化学的突然変異原性物質はヒト発がん性でもあると言えるという、広く受け入れられている仮説がある。科学文献には、マスタード、ピーナッツバター、ハーブティ、ビールなどの食品成分に変異原性があり、したがってこれらにも発がん性がありうると報告されている。(10) 政策担当者が、別の解釈を検討せずにこの仮説に基づいて行動すれば、科学の統一性に対する世間の信頼を損なうような過酷な規制を設けるだろう。どのような科学的仮説も、人々の信念という、より広い構造の中に組み込まれているものである。同様に、公共政策の行動原則は複数の要因を考慮したものでなければならない。たとえば、もしも仮説が真であると証明され、しかも何の対策も取られなかった場合に生じる影響の性質、原因物質を減らす戦略のコストと有効性、そして、対策を講じたのに仮説が誤りだったと証明された場合に生じる影響の性質などを、考慮しなければならない。

「リスク選択」という言葉が、リスク仮説を公の政治課題にまで引き上げる社会的プロセスに使われる。(11) こうした引き上げが科学知識の増大のみによって行われることは、あるとしてもまれである。一九四八年に、ジクロロジフェニル・トリクロロエタン（ＤＤＴ）という農薬が環境に対して潜在的に危険な物質として、広く宣伝された一冊の本に引用された。レイチェル・カーソンが『沈黙の春』を書き上げる一四年前のことである。*(12) だがこのＤＤＴの問題を公の審問の場に引きずりだすには、才能ある自然作家(13)の登場と、

『ニューヨーカー』誌上におけるその著作の連載を待たなければならず、米国におけるDDTの使用が禁じられるまでには、それからさらに一〇年の論争を経なければならなかった。

＊　フェアフィールド・オズボーンは、ニューヨーク動物学協会会長を務めていたとき、『略奪される我らの惑星』を著した。この本は、アルダス・ハクスリー、ロバート・メイナード・ハッチンズ、エレノア・ルーズベルトの書評を表紙に載せて、リトル・ブラウン社（ボストン）から出版された。その中でオズボーンは、予言するかのように次の警告を発した。「近頃では、DDTという強力な化学物質が万能薬だと思われているらしい。初期実験の中では、この殺虫剤がついた昆虫を食べた鳥類に、有害な影響が出ている。DDTを安易に使えば、昆虫を常食とする魚類やアオガエル、ヒキガエルを壊滅させるおそれがある。この新しい化学物質は多くの種類の昆虫を殺すものであり、その点に疑いはない。だが地球の生物系にとっては、どのような最終結果がもたらされるのだろうか？」

核実験が降らす死の灰への科学的懸念は、ストロンチウム90が人体に検出されるまで、ほとんど政府を動かさなかった。同様に、一九八五年の南極におけるオゾンホールの発見とそれに続くマスコミの反響が、クロロフルオロカーボンの製造に関するモントリオール議定書に対する世論の支持を押し上げた。科学上の劇的な発見は、一般大衆の想像力をつかみ、世論を強力な政治力に転換する、政策選択の圧力を生みだしうる。さまざまな例から、リスク仮説に対する一般大衆の反応を理解することができる。大々的なメディアの報道――人為的な大惨事を中心とするものが一般的である（ボパール、ラブキャナル、サリドマイド）――が、議会と規制機関を動かす場合もある。なぜ連邦政府の対策が最終的に講じられたかが、一つの出来事や発見では説明できない場合もある（臭化エチレン、鉛、ダイオキシン、アスベスト）。絶対的な証拠の重みによる場合もあれば、訴訟、マスコミの根気強さ、あるいは意志の硬い擁護者の小集団による献身的な働きによる場合もある。

一九九一年のウィングスプレッド会議は、環境エンドクリン仮説の正式な船出とも言える出来事である。皮肉なことにこの会議自体は、社会や科学界にほとんど影響を与えなかった。内分泌かく乱物質に対する懸念は、民衆の関心をひき、怒りをかき立て、科学界の支持を固めるという点において、サリドマイド事件や南極上空のオゾンホール発見、あるいはスリーマイル島の事故に対する感情的な反応のようなものはどこにも起こさなかった。

内分泌かく乱物質の場合、一般仮説はかなり複雑である。仮説の命運は一つの発見だけと結びついているわけではない。一般仮説は集合的であり、野生生物や実験室での研究というしっかりした土台の上に、ヒトと環境への影響に関する幾重にも組み合わさった推測と理論的なシナリオが一つになってできている。だが科学的研究を単に積み上げるだけでは、公共の課題を生みだすのに十分ではない。このプロセスには、先頭に立って現存の文献を総合し、それに形と目的を与える人物が必要であった。シーア・コルボーンは、それまでバラバラに行われていた断片的な科学研究に光と一貫性を与えたという面で、レイチェル・カーソンと似た役割を果たした。だが影響力のある公衆衛生仮説を概念化したこととそれを一般に意識されるようにしたことは、病気を予防し化学物質規制の方法を変更する道程のほんの第一歩に過ぎなかった。研究と行動の間には、乗り越えがたい障壁がいくつも横たわっている。それは複数の研究が収斂していかないことや、科学的立証責任を果たすことの難しさだけではない。

知識と複雑さ

ほとんどの人は、知識は少ないよりも多い方が良いという主張に疑問を持たないだろう。もちろん、例外はある。ハンチントン舞踏病や乳がんの遺伝子の有無を決める遺伝子検査を拒む人のことを考えてみよう。知ることのメリットが最小限で、しかもかなりの費用がかさむ場合、その危険性のある人は知らないことの方を選ぶかもしれない。たとえば、生死にかかわるかもしれない健康上の情報をもたらす遺伝子検査を受けるには、現実的な考えをする。先天的な遺伝の異常が明らかにされる結果として医療保険に入れなくなる場合には、「知識」よりも「無知」が優先される可能性がある。

化学物質の社会規制においては、化学物質の生体作用の知識が増えることは、国民の福祉と環境の保護を担当する規制機関によって常にプラスだと見なされる。だが、知識が増えれば必然的に社会が技術的産物を規制するのに役立つ、という前提を疑問視してきた二つの思想の流れがある。その一つは、まったく逆説的に、知れば知るほど我々は余計分からなくなると主張する。二つ目の思想の流れは、知識あるいは部分的な証拠に対するある特定の主張は世間を迷わせているから危険だとの立場をとり、それらの主張に、「ジャンクサイエンス」〔がらくた科学〕というレッテルを貼っている。

病因を探る生物学的研究の場合、科学者は、ヒトの生体システムを単純化したモデルに頼らざるをえない。倫理的な理由から、病気や健康に関する真実を見いだす手段として、ヒトを純粋に手段とすることはできない。被験者は、ニュルンベルグ綱領と被験者に関する連邦ガイドライン〔地方の公的審査委員会が執行するもの）の原則に従って扱われなければならない。それらの原則は、インフォームド・コンセントに対する個人の権利を守り、被験者の健康と最善の利益を最優先する。

こうした制約があるために、ヒトの病気の原因やメカニズムを知るのに用いられる手法は、相変わらず間接的で推測の域を出ない。初期の証拠が一つの方向を示していても、研究の数が増えるにつれて、研究中の系がより複雑な様相を見せはじめることはざらである。最初は端的な因果関係や強い関連があると思えたものが、やがて曖昧だらけだと判明する。これを分かりやすく説明するために、有機塩素化合物と乳がんの関連性を環境エンドクリン仮説とのからみで考えてみよう。

確かに、有機塩素系農薬と乳がんとが関係していると仮定するにはもっともな理由がある。ＤＤＴなどの農薬は代謝して脂肪組織に蓄積する化学物質になり、このことから、乳房はその絶好の貯蔵庫となる。内因性エストロゲンの生涯曝露量の増加と乳がんとの間には、強い結びつきがある。初潮年齢が早いこと、閉経年齢が遅いこと、高年齢で子どもをもつことはリスク因子である。米国における年齢補正後の乳がん発生率は、一九四〇年以降着実な伸びを示してきた。その間、農業や工業における合成有機塩素化合物の使用量は激増した。一九六〇年代に行われた複数の研究では、有機塩素化合物が実験動物に乳がんを誘発しうることが示された。だがそれらの研究結果は、ヒトの健康にとっての意味を究明する積極的な研究を促しはしなかった。

一九八〇年代後半に、工業用および農業用化学物質がエストロゲン活性をまねできることが発見された。これが合成化学物質と乳がんとのつながりを非常にありそうなものに思わせ、高リスク集団とがん発生数の多い町の疫学的研究を通して、そのつながりを探ろうとする新たな活動に火をつけた。実際、この初期の科学研究は、難問の答えに近づいているように見えた。一九八四年に科学者らは、患者でない者の乳房組織に比べて、乳がん患者の乳房組織には高濃度で有機塩素化合物が残留していることを報告した。これと同じような結果は、新たに乳がんと診断されて手術を受けた患者の生検材料の研究からも出ていた。[14]二つの影響力の大きな研究、症例群二〇人と対照群二〇人の研究[15]と、症例群五八人と対照群一七一人の研究[16]がある。そこでは、乳がん患者の女性と乳がんにかかったことのない対照群の女性について1、1‐ジクロロ‐2、2‐ビス・エチレン（DDE、DDTの代謝物）の残留濃度が調べられた。二つの研究は、DDE濃度と乳がん発生数との間に統計的に有意な関連性を見いだした。彼らは因果関係について慎重ながら楽観的で、「我々の観察結果は、有機塩素化合物の残留物による低濃度汚染と女性の乳がんリスクとを結びつける新しい重要証拠を提示するものである」[17]と書いた。しかし、彼らが用いた研究方法では、因果関係を引き出すことはできない。それでもこれらの研究は、環境中の有機塩素化合物が乳がんの主因だという多くの乳がん問題活動家の信念をいっそう強固なものにした。

だが同じような研究であるが、対象を女性三〇〇人に拡大し（症例群一五〇人、対照群一五〇人）、乳がんと診断されるよりも一四年前の血清の試験を含めて、一段と厳密な研究を行ったところ（乳がんと診断される前と後に脂肪か血清を採取してあった過去の研究を進めたもの）、DDEと乳がんとの間に関連性は見つからなかった。[18]誰しも、規模が大きくて体系的な研究の方が優位で問題を解決するだろうと思うかもしれない。ところが、このデータを人種別に分析し直したところ、アジア系女性を除けばDDEの残留量と乳がんとの関連性が確立できることが明らかになった。[19]この再分析結果は、米国人とアジア人の乳がん罹患率を比べた他の研究結果とも一致した。母国にいるアジア人女性は、米国在住の同年齢のアジア系女性よりも乳がんにかかる割合が小さい。大豆製品を豊富に摂るアジアの食生活が、高濃度の有機塩素化合物への曝露効果を和らげるのかもしれないと推測されている。

ＤＤＴは、国際がん研究機関により「ヒト発がん性の可能性ある物質」に分類されているが[20]、一部の科学者は、ＤＤＴが乳がんに一つの役割を果たすとしてもそれを疫学的な研究で突きとめるのは不可能だろう、と説得力ある主張を展開してきた[21]。ＤＤＴが乳がんと関係する理由は、動物において弱いエストロゲン能を持つからだと、彼らは主張する。だが一部の動物では、ＤＤＴ代謝物のＤＤＥが、特定の条件下でエストロゲンの分解を早めることも発見されており、この事実がＤＤＴの効果をわかりにくくしている。ソトは、この問題の科学的複雑さを次のように言い表している。「自然はエンジニアが設計したものではありません……何もかもをきっちりと分類することは不可能です。たとえばＤＤＴは神経毒でもあり、同時に、エストロゲン効果を持つ内分泌かく乱物質でもあります。しかもその代謝物あるいは分解物は、抗エストロゲン効果や免疫抑制効果を持っています[22]。」

これまでのところ、ＤＤＴが、感知されるほどのエストロゲン効果を女性に及ぼすことは示されてはいない。非常に多くの女性が避妊用やエストロゲン置換療法で経口エストロゲンを服用しているので、ＤＤＴがどのくらいの効果をこれに上乗せしうるのかは隠されてしまって検出できないだろう。この想定は、労働被曝研究において有機塩素化合物が内分泌作用機構を通して乳がんや子宮体がんと強く結びついていることを示せなかったことからも、正しいと言えよう[23]。ＤＤＴと乳がんとの結びつきが見つかる公算があるとすれば、一番考えられるのは、マラリア予防にＤＤＴを撒布しているメキシコの農業労働者たちのような場合だろう。だが現在まで、このつながりを示す証拠は挙がっていない[24]。状況証拠としては、ハワイにおける農薬の大量使用――1、2-ジブロモ-3-クロロプロパン（DBCP）、DDT、キーポン、ディルドリンなどの内分泌かく乱農薬の使用を含む――と乳がん発生数増加との間の結びつきがある。研究者は、曝露レベルの高さと住民の乳がんおよび異常な細胞増殖にかかる割合との間に相関関係を見つけたが、状況証拠なので依然として原因の立証にはほど遠い[25]。

科学者たちは、矛盾する証拠を解明しようと、統計的にいっそう強力な研究に望みをかけた。一九九七年の後半、二種類の有機塩素化合物と乳がん発生数との関連を試験するこれまでで最大の研究結果が、『ニューイングランド医学』誌に発表された。研究チームは、乳がん女性の血漿中のポリ塩化ビフェニール（PCB）類とDDTの濃度が、非乳がん女性のものより高いかどうかを調べた。症例群と対照群の試料は、「看護婦の健康調査」に参加していた者のものを使用した。一九七六年に始まったこの調査は一一州の既婚正看護婦一二万一七〇〇人に焦点を当てており、参加者は二年ごとに健康状態と生活様式に関するアンケートに記入することに同意していた。一九八九年から一九九〇年の間に、三万二〇〇〇人以上の看護婦が血液試料を提供した。有機塩素化合物研究の症例群は、血液試料提出後に乳がんと診断された二四〇人の女性である。症例群の一人ひとりに対照者を設定した。著者らは、自分たちのデータが「DDTとPCBへの曝露が乳がんのリスクを高めるという仮説を裏付けなかった」と結論した[26]。

『ニューイングランド医学』誌の編集者らは、有機塩素化合物が乳がん発生率上昇の原因だという疑惑に終止符を打たせようと、同誌の権威ある論説面をステファン・セイフに提供した。セイフは、その研究によって帰無仮説*が肯定されたことから、次のような一般化を何の苦もなく行った。

一生を通してのエストロゲン曝露レベルが乳がんの危険因子として知られているが、外因性エストロゲン仮説の生物学的蓋然性については、いくつかの理由から批判できる。ＰＣＢおよびＤＤＴやＤＤＥなどの有機塩素系汚染物質は、その大半が弱エストロゲン能しか持たず、これらの化合物は実験動物の乳がんを悪化させることも、乳がんから守ることもある……。さらに、先進国ではこの二〇年間に乳がんが増えたが、大半の有機塩素系汚染物質の環境濃度は、使用と処分に関して厳しい規制が敷かれた結果、減少した……ＰＣＢ、ＤＤＴ、ＤＤＥなどの弱エストロゲン有機塩素化合物は、乳がんの原因ではない。(27)

＊ 「帰無仮説」とは、独立した変数（この場合は有機塩素化合物）が従属変数（この場合は乳がん発生数）に何ら影響を及ぼさないと主張するときに、統計学者が使う用語である。

だが一部の科学者が有機塩素系農薬と乳がんとのつながりに終止符を打った直後の一九九八年一二月、同じテーマを研究していたコペンハーゲン前向き人口動態研究センターの研究者たちは、農薬ディルドリンの血中濃度が最高水準だった女性は乳がんにかかるリスクが二倍だとする研究結果を『ランセット』誌に発表した。彼らは、心臓の研究に参加していた七〇〇〇人以上の女性から一九七六年に採取した血液試料を用いた。これらの女性のうち、一九九三年までに乳がんを発症した二六八人の血液を分析し、同じ研究に参加していた女性のうちで乳がんにかかっていない四七七人の女性群と比較した。ディルドリンが乳がん細胞のエストロゲンレセプターにつくことは、実験室試験で示されていた。(28)

このように、乳がんと有機塩素化合物に関しては、科学者たちの研究が深まって両者間の関連を楽観視するようになったときに、彼らの推測を大幅に弱めるさまざまな証拠に突き当たった。病因を探る科学的探索は、たえず複雑さを増すことにつながる非線形の情報増加である。その過程で証拠が周期的に顔を出す。仮説の裏付けがなかった後に、仮説を確認するわずかな証拠が現れ、さらに次には関連性が一貫したパターンにならない新たな研究が現れることが多い。複数の研究が一点に集中しはじめたり、一つの決定的な研究（あるいは複数の研究の集合）から化学物質への曝露と病気との結びつきを裏付ける明白な証拠が得られるときには、合意に至る可能性がある。だが規制機関は初期の研究の食い違いを、措置を遅らせたり講じなかったりする理由として利用する。

ダン・フェイギンとマリアンヌ・ラベルはその著書『毒物の欺瞞』の中で、たえず精度をあげるべしと言いながら化学物質の影響を探っている科学者の責任について次のように書いている。「毒性学において、次から次へと研究したいという誘惑が特に強いのは、人体実験ができないために一番重要な疑問、すなわち人間の健康リスクが何かという疑問の答えがすぐに出ないからである。有毒化学物質が、有罪と証明されるまで無罪と見なされる規制制度の中では、科学的知識への飽くなき追求は危険なものになりかねない。[29]」

多くの場合、企業が出資する研究は、公衆衛生の仮説に対抗する証拠固めに重点を置く。研究が詳細で緻密になればなるほど、曖昧さ、規制上の誤り、そして議論の生じる機会が多くなり、それが化学物質の使用削減やもっと安全な代替品の発見にブレーキをかけるように働く。カール・クレイナーはその名著『有毒物質の規制』の中で、「ある一つの物質から生じるリスクについて詳しい知識を得ようとすると、実際には政府機関の犯す間違いが増え、リスク評価に関する誤解が深まる可能性がある」と説いている。[30] 一九九〇年代になるまでに化学工業界は、ヒトの病気に化学物質が関わっているとする科学的仮説を用いることに対して、イデオロギー的な攻撃を始めていた。良い科学と悪い科学という言葉で表されたこのキャンペーンは、主力メディアの支持を勝ち取っている。そのため、部分的な知識があれば規制措置は正当化され、かつそうした措置はすべての詳細が一貫しているわけではないという事実によって妨げられるべきではないと考える関係者がいる一方で、不確実性と細部における一貫性の欠如を解決しないまま政策措置をとることを間違いだと考える関係者もいる。

ジャンクサイエンス、健全な科学、正直な科学

科学者たちが政治的な党派を超えて集結し、宗教が科学の仮面をつけた天地創造説に対抗した時代があった。科学者たちは、地球外生物と死後の命という、科学界を非常にいらだたせた疑似科学的主張からも、自分たちの専門分野を守った。形而上学的な信念を伝え広める多くの者たちは科学のお墨付きを欲しがるが、専門分野で尊敬されている正真正銘の科学者が根も葉もない科学理論の発信源だったという例もある。わずかな期間だったが、科学者たちは、エネルギーを生産する原子核融合を「常温核融合」という比較的簡単な化学プロセスで達成できるという一化学者の主張を真剣に受けとめた。科学者たちは、この結果を実証すると言われた実験を再現できなかったとき、検証不能な結果を書いた予備的論文がなぜ発表されたのかを確かめるために、専門家の審査プロセスを綿密に調べはじめた。ある意味で、この常温核融合の事件は一つの成功物語だった。すなわち、常温核融合擁護者たちの主張を検定したところ、科学仮説の有効性検証に必要な証拠の最低基準を満たせないことが分かったからである。

一九七〇年代、いくつかの新たな環境法が成立し、そしていわゆる工業発展の産物が人の健康に有害になりうるという認識が一般の人々の間に爆発的に広まってからは、ジエチルスチルベストロール（DES）、アスベスト繊維、有害廃棄物処分場など、薬剤や有害物質をめぐる集団訴訟が相次いだ。裁判所は、不法を訴える訴訟であふれ、専門家には専門家の、文書には文書の応酬で陪審員を説得しようとする光景が見られた。証拠のルールは曲げられた。裁判官たちは、専門家たちの質と、彼らが法廷に提出した対立する科学分析を見分けられなかった。陪審員たちは、真っ向から対立する専門家をどう判断するかで苦労した。専門家の多くは学術研究者であり、原告側鑑定人として高い報酬を得てつましい給料の足しにするか、被告側で責任請求の抗弁をするために企業に雇われたかのどちらかだった。

法廷で専門家の証言が対立するという問題は、一九二〇年代に嘘発見器による証拠の採用をめぐって最初に持ち上がった。「フライ対アメリカ合衆国」訴訟（一九二三年）において、コロンビア特別区控訴裁判所は、現代のポリグラフ〔嘘発見器〕検査の前身である最大血圧検査の証拠能力を否定した。この控訴審裁判所は、科学的証拠が法廷で採用されるには、それが該当分野で一般に受け入れられるほど十分に確立されていなければならないという原則声明を出した。フライ規則として知られるこの原則は、法廷に推測的な因果関係説を持ち出すのを制限したため、企業に不利な判決が減るという効果を生んだ。一九九三年、フライ規則は、「ドバート対メレル・ダウ製薬」訴訟における最高裁の決定により失効した。この決定では、専門家の証言に所定の基準を適用することにより、技術的な証拠の証拠能力を決める責任を第一審裁判官に委ねた。基準として、その科学的知識はテスト済みか、専門家の審査を経て発表されたものか、その理論または技術は科学界で一般的に認められているか、が適用された。

環境論争がらみの訴訟に関する科学から生まれた「ジャンクサイエンス」という新語は、専門家が証言した主張の信頼性をくじくために一九九〇年代に導入された。この言葉の導入には、科学界を分裂させる効果があった。事はもはや、えせ科学と本物の科学という問題ではなくなり、「企業利益と経済成長を脅かす科学」とそれ以外の科学という図式になった。政治的に保守の科学者は、政府内や大学にいる大勢の信頼できる科学者の誠実な研究と仮説の構想を、この言葉で中傷した。実際、ジャンクサイエンス呼ばわりされたすべての主張には、もしそれに基づいて行動するなら、ある特定の産業部門が不法行為の訴訟や製造物責任の判決で負け、あるいは製品や工程の置換に巨額の費用負担をすることになるだろう、という共通点があった。

環境の健康影響に関わる多くの有名な科学の仮説が、ジャンクサイエンスというレッテルを貼られた理論や仮説の殿堂に入れられており、環境エンドクリン仮説は、その一番の新顔に過ぎない。このほかこの仲間に入れられた公衆衛生のリスク因子には、DES、アスベスト、ラドン、薬品のベネディクチン、ダルコンシールド、地球温暖化、豊胸手術用シリコン、アラール、電磁場などがある。

ジャンクサイエンスという言い方は、ピーター・ハバーの『ガリレオの復讐――法廷のジャンクサイエンス』という本で広まった。[31] ハバーは、鑑定人を務める一部の科学者の証言をこきおろすのに、「ジャンクサイエンス」という言葉を使っている。この概念は、一九九七年にABCテレビの「グッドモーニング・アメリカ」の四回シリーズのテレビレポートと一時間ものの報道特集で放送されて、ゴールデンアワーの地位に格上げされた。これらの番組はすべてジョン・ストッセルがホストを務め、「ジャンクサイエンス――違っているかもしれないみんなの知識」というタイトルだった。ストッセルは、風邪引きを減らすビタミンCの働き、高血圧を引き起こす塩分の働き、豊胸手術の危険性、ダイオキシンが人間の健康にもたらす危害、多重化学物質敏感症〔日本では化学物質過敏症と言う〕と呼ばれる新しい症候群の出現など、いくつかの科学的仮説を特集した。

ポール・エーリックとアン・エーリックの夫妻は、その著書『科学と理性の裏切り』の中で、ストッセルが環境ジャーナリスト協会の一九九五年度全国会議でレポーターにどのような対応をしたかを、次のように書いている。「ABCのテレビ番組『20／20』のジョン・ストッセルにレポーターが迫り、化学会社やその他の企業グループから何万ドルもの発言料をもらっても、まだ自分をジャーナリストと考えるのかどうかと尋ねると、ストッセルはこう答えた。『僕が言わなければならないことが気に入っているから、工業界は僕を雇いたがっているのさ。』それから彼は、自分をもはや従来の意味でのジャーナリストではなく、ある視点を持ったレポーターだと思っていると付け加えた。[32]」

ジャンクサイエンスという言葉を広める者について最大限好意的な評価をするとすれば、彼らは我々に対して、科学的仮説に伴うさまざまな信頼水準について考えさせ、反証を無視しないように要求し、専門家による審査方法を改善するように訴えかけているという点である。一つの仮説がありうるという事実があっても、その仮説がおそらく確かだとか真だとかいうことにはならない。

ジャンクサイエンスという言葉を広める活動について最悪の評価は、商品や環境の危険性を探索することに反対するイデオロギーが感じられるということである。ジャンクサイエンスというレッテル自体が、仮説を打ち立て、証拠を集め、そして調整するという過程をくだらないものに見せる。仮説は、それを導き出したサンプルが小さいとか、一つの反証があるとか、主張通りに全部を説明しきれないとかの理由から、ジャンクサイエンスというレッテルを貼られてきた。確かにこれらはすべて、どのような説明にも疑問を投げかけ、別の仮説と照らし合わせてそれを再検討する立派な理由である。それらは、その仮説に基づいて定められた政策に異議を唱える理由にさえなりうる。

だが「ジャンクサイエンス」という言葉には、特定の仮説を支持して進められた研究は方法論的に不十分、つまり科学的な完成度と因果関係の主張に必要な品質基準を守っていない、という意味合いが込められている。多くのすばらしい研究が、実際にあとから間違いだと判明する仮説によって導かれているものだ。「ジャンクサイエンス」と叫ぶ者たちは、過程と結果を見間違えている。強力で信頼性の高い仮説に導かれた良い科学でさえ、さらに研究を進めていくと、その仮説自体の誤りを証明する結果に終わることはよくある。

「健全な科学」という概念は、科学者集団内の判断基準から来ている。一つの科学分野の原則は、その専門家による審査過程に組み込まれている。たいていの科学者は、純粋な推測と、暫定的ないし部分的に確認された仮説と、しっかりと裏付けられた因果関係の説明とを見分けられるように、十分に訓練されている。科学者たちは、対照実験がない場合、結果の再現性が疑われる場合、証拠の裏付け範囲が狭い場合、あるいは実証的証拠が随伴関係のみの場合（推定原因が影響の存在下で見いだされること）には、データからの因果関係の推論に慎重になる。純粋な推論あるいは憶測の強い推論を大衆にわかりやすく通訳するとき、科学的見識の基本である認識論的な区別があやふやになる。

環境エンドクリン仮説は複数の主張を支える足場であり、それらの主張にはテストされたものもあれば、されていないものもある。さらにこの足場の土台になっているのは、対象範囲が広くかつ増えつづける多くの実地調査、動物による対照実験、疫学データ、さまざまな科学分野から集められたインビトロの研究である。この仮説のもっとも強い支持者たちでさえ、内分泌かく乱物質（動物またはインビトロのアッセイにより決定された）への曝露とヒト健康影響とを結びつける因果関係の主張には慎重である。経済協力開発機構（ＯＥＣＤ）の発行した、通称『内分泌かく乱物質に関するウェイブリッジ報告』は、「ヒトに見られる健康影響と化学物質への曝露との因果関係を決定的に確立するには、証拠不十分である」と言明した。[33] だがこのような警告がなされたからといって、この一般的な仮説にジャンクサイエンスのレッテルを貼る根拠にはならない。この仮説を支えているのは、実験室における研究と野生生物の研究、そして職業被曝の証拠である。[34] 信頼のおける科学者はこれまで誰一人として、化学物質とさまざまな動物の系内の内分泌作用とを結びつける研究結果に疑いを差し挟んでいない。一九九六年に『ランセット』誌が報告しているように、「環境エストロゲンが野生生物に悪影響を与える可能性は、今やしっかり確立されている。いくつかの事例では、リスクにさらされている地域住民における有機塩素化合物の影響も、確認されている。[35]」

エンドクリン仮説の支持者の間にも、意見の相違はある。ある者は、内分泌かく乱物質が乳がん発生増加の原因だと信じている。ある者は乳がんとの関係についてきわめて懐疑的だが、精子数の減少は、化学物質への胎生期曝露の結果である可能性が大きいと信じている。精子数減少仮説を裏付ける動物モデルやヒトの疫学データに納得する者もいる。たとえば、誕生前あるいは誕生後すぐに特定の内分泌かく乱物質に曝露されたラットとハムスターでは、成長後の精子数が減った。

エンドクリン仮説の批判者は、裏付け証拠の骨組みに多くの穴が空いていると指摘する。データの欠落や対立する証拠が批判にさらされ、その一般的な仮説を修正するかもっと鋭くせよ、異常を説明せよと、挑みかかられている。欠落があるにもかかわらず、化学物質が特定の曝露および特定の発達期において動物の内分泌系に悪影響を及ぼしうるという内分泌かく乱物質の一般的な理論は、確立されている。六つの科学的合意宣言（付録B）がその証明である。内分泌かく乱物質の論争は、ある種の合成化学物質が、動物とヒトのホルモン・レセプターに結合して遺伝子発現をスタートさせる能力を持つというような、基本原理をめぐって争われているのではない。その論争は、ヒト健康影響を予測あるいは説明するために、こうした基本原理を用いるかどうかをめぐるものである。化学物質の内分泌効果が新たに重視されるようになったため、生物医学の研究者は、合成化学物質の新たな生物学的作用に照準を合わせることが多くなり、そうした作用の発見が増えつつある。[36]

化学物質と病気とを結びつける一つの仮説を「ジャンクサイエンス」の連呼で攻撃したのは、それが業界の利益に脅威を呼ぶものだったからである。ジャンクサイエンスという概念は、不法行為訴訟の際に専門家を立てて裁判に利用したことから生まれたが、この概念は誤用されて、科学的研究の途中で試験が全部終わらないうちに提示される健全な仮説の信用をもくじくものになってしまった。この概念を広めようとする者たちは、化学物質を名指しする前に大きな立証責任を要求するとともに、リスク評価に必要な科学データを一段と厳密に管理するよう要求する。彼らは、一番保守的な科学研究機関に、政策立案者への情報提供役を任せよと主張する。オーリン・ケミカル・コーポレーションの元最高経営責任者は、『ケミカル&エンジニアリング・ニュース』誌の「打倒ジャンクサイエンス」と題する論説に、こう書き記した。「私は、EPAやFDAなどの機関に助言する際に米国科学アカデミー（NAS）、科学諮問理事会および委員会が果たす重要な役割を、強化するように提案したい。[37]」この提案は、リスク仮説を審査する権限を、一部の選ばれた科学諮問委員会に限って授けるべきだということを意味している。

化学物質の規制を減らすように求めている者たちは最近「科学に基づく政策を」という言い回しをよく使う。要するにこのアプローチを煮詰めると、因果関係が完全に確信できるまでは規制するな、ということになる。クレイナーはこのアプローチについて次のように書いている。

> 政府機関が現在行っている措置に対しては次のようなことを勧告している。すなわち、リスクアセスメント手順はより良い科学に基づくべきであって、もっと多くの「真のリスク」ともっと少ない「理論上のリスク」を予測できるような、より正確なものでなければならない。……このアプローチは、有毒物質からヒトに及ぶ危害の評価に達するために、最も完全で正確な科学だけを採用せよと主張する。この考えに立てば、リスクの正確な評価ができるように、専門家の審査を受けた科学情報が病気を引き起こす仕組みについて「完全な」知識を提供しない限り、規制を行うべきではないことになる。[38]

私は、「健全な科学」と「ジャンクサイエンス」の間に立てられたイデオロギー的な仕切りに焦点を当てる代わりに、「正直な科学」という分類をここに入れることを提案する。我々は、連邦機関に助言をする科学者が、商業利益がかかっていたとしてもそれには頓着せず、公共の利益を考えて決定を下すかどうかを、どのようにすれば分かるのだろうか。正直な科学とは、研究の客観性という体裁に傷をつけかねない資金的利益やその他の社会的バイアスをはっきりと提示する科学である。訴訟の場合、鑑定人はその裁判における自分の資金的利益について厳しく追及されることが多い。だが政府機関の諮問委員会や科学団体によって作られた専門委員会に名を連ねる科学者の資金的利益は、めったに公表されない。私は仲間と一緒に実施したＮＡＳのメンバー調査で、一九八八年の場合、生物学者の少なくとも三九パーセントが企業とのつながりを明らかにしなかったと報告した。ＮＡＳは専門家パネルを招集して政府機関のために多くの研究を行うが、パネルのメンバーが提出した利害対立を明らかにする書類を一般に公表することはめったにない。一九九六年に一四の医学誌について行った研究では、マサチューセッツ州を拠点とする論文寄稿者が一九九二年に発表した論文のうちの三四パーセントにおいて、少なくとも筆頭著者一名は、報告された研究に対して開示されていない資金的利益を持っていたことが判明した。[39] このときに調べた八〇〇近い論文では、執筆者個人の資金的利益はまったく公表されていなかった。

したがって、公的責任に値するリスク仮説の選定を、特定の専門家パネルの権限下に置こうとする場合、そこに加わる科学者にどのような利益対立が起こりうるかを明らかにしておかないと、公益よりも私益を優先するような偏りが選定過程に入り込むおそれがある。全面的な開示をすれば偏りや利益対立のないことが保証されるというわけではないが、科学の中立性や客観性が増すことにはなる。[40]

ある化学作用で引き起こされる内分泌効果を裏付ける証拠が、決定的ではないがたくさんあって、示唆に富む証拠あるいは状況証拠だという場合、社会はどのように対応すべきだろうか。この問題を掘り下げるために、科学の不確実性と政策の対応とを結びつける標準的な想定を検討してみよう。

科学の不確実性と社会的措置

科学界の一部が、決定的とは言えない限られた証拠に基づいて公衆衛生上のリスクを唱える仮説を打ちだすとき、行動にとっての法的、倫理的根拠は何だろう？　これは、科学を装うえせ科学の主張の問題ではなく、むしろ科学的不確実性という条件下における政策立案の問題である。化学物質の危険性の場合、化学物質をクロだとする科学的な直接的証拠は限られており、我々は間接的証拠か状況証拠しか持っていない。科学では、一つの仮説が何年いや何十年もの間宙ぶらりんの状態に置かれることがあり、それからやっと決着する、すなわち、反証あるいは確認に至る。場合によっては、確認や反証をしようと何年も努力したあげくに失敗し、結局科学者たちに捨てられる。別の説明がありうるようなときには、特にそうした結果になる。

だが政策立案者は、最後まで待っていられない。彼らは、仮説に基づいては「行動しない」と決めて、社会を代表して潜在的な（とは言ってもおそらく遙か先の、仮定上の）リスクを受け入れることもできるし、限られた知識に基づいて行動するよう決定することもできる。だが動かないことも行動の一形態であり、そのことから公衆衛生への影響や環境面での影響が生じることはありうる。

因果関係の決定的証拠を待つのではなく、限られた証拠に基づいて行動するという考え方は、一九八七年一一月にロンドンで開かれた第二回北海会議で国際社会の支持を得ていた。この会議の目的は、生体内に蓄積する残留性有機汚染物質から、北海の海洋生態系を守る方法を探ることであった。この会議から出されたロンドン宣言と呼ばれる合意文書は、その後「予防原則」として知られるようになる予防的措置の原則について、次のように言及した。

最も危険な物質から生じうる有害な影響から北海を守るには、きわめて明白な科学証拠によって因果関係が確立される前であっても、物質の流入を規制する措置を義務づける予防的措置が必要である。……したがって［関係各国は］以下のように合意する。……残留性と毒性を有し、かつ生体蓄積性のある汚染物質をその発生源で、利用可能な最善の技術その他の適切な手段を用いて減らすことにより、北海の海洋生態系を守る原則を認めること。これは、物質の排出と結果との因果関係を証明する科学的証拠がない場合であっても、海洋の生物資源に対する特定の被害または悪影響が当該物質によって引き起こされている可能性があると仮定する理由があるときには、特に適用される（「予防的措置の原則」）。[41]

科学的証拠が限られている場合の公的責任というテーマについては、一九九二年にリオデジャネイロで開かれた地球サミット（正式名称は国連環境と開発会議）でも話し合われた。それは特に地球温暖化の複雑な仮説と密接に関係していた。リオサミットの地域準備会議の一つは、一九九〇年五月にノルウェーのベルゲンで開かれ、三四か国の環境大臣が出席した。この会議の終わりに出されたベルゲン宣言は予防原則を支持し、「たとえ特定の物質や活動と環境被害とを結びつける決定的な科学証拠がなくても」、危険な活動となりうるものを制限または禁止するように要求した。[42] ベルゲン宣言の解釈者の中には、この原則の対象範囲を、深刻で取り返しのつかない害を生じるおそれのある活動だけに限る者もいる。[*] [43] また、それよりもゆるく解釈して、影響の重大さに関わらず、さまざまな環境条件に対して「後悔するより安全策」型のアプローチをとるよう主張する者もいる。

＊ パーリングズによると、「この原則は、ある行動が、永久に将来世代の福祉を縮小する取り返しのつかない重大な環境被害を引き起こしうることが分かっていても、そのような被害の生じる確率が分かっていないならば、あたかも確率が分かっているかのように行動するのは不公正である、と言っていると解釈することができる」という。

ヨーロッパの多くの国は、少なくとも精神の上では、ロンドン宣言の見方を国内法や規制行動に組み込んだ。たとえばドイツのフォアゾルゲプリンツィップ（予防原則のドイツ語）の概念には、「環境保護政策は事が起きてから対応するのではなく、発生源において回避・排出削減技術を用いる、予防的なものであるべきだ」という意味が含まれている。[44]

予防原則の発動されるべき境界条件については、かなりの議論が交わされてきた。この発動境界点の問題は、批判者たちがその原則に反対するために引き合いに出す主な項目である。彼らは、印刷された科学論文における裏付け証拠の程度が、まったく理論上のリスクから全面的に正当化された因果関係の知識まで、広範囲にわたりうると主張する。予防原則の政治的発言はほとんどこの範囲内で行われる。

予防原則の反対者は次のように主張する。

――この原則は、きわめて薄っぺらな仮説上の証拠に基づいた規制を正当化する。まったくの推測でさえ、化学物質の禁止を正当化できる。化学物質は、無罪と証明されるまで有罪になる。
――この原則は、代替化学物質の相対的リスクを考えていない。
――この原則は、化学物質の規制もしくは禁止に関わる費用対便益計算を行わない。

『奪われし未来』の著者たちとの公開討論の席で、化学工業界寄りの「科学と健康アメリカ委員会」のエリザベス・ウィーランは、同書が提唱する予防原則とその本を否定的な態度で非難した。

予防原則は、そこにいらっしゃるパネリストの方たちの本の中心になっているようです。ふつう、この原則は、科学的証拠がきわめて暫定的なものなのに恐怖心を煽る可能性が大きい、という状況で発動されます……私は、いくつかの理由から予防原則に賛成していません。一つは、それが常に最悪のシナリオを想定していることです。二つ目はそれが、ヒト健康に対する既知の証明された脅威から消費者と政策立案者の注意をそらせることとです。三つ目はそれが、提案される規制や制限から健康被害が出ないと想定していることとです……それは、非常に小さな仮説上のリスクを取り除くのに伴って、本当の公衆衛生リスクが生じる可能性を見落としているのです。[45]

予防原則は、健康リスクの決定的証拠が示されるまで待たずに、規制措置を講じることができることを認めている。この原則には、政策が科学に優先しうるという意味合いがこめられている。したがってそれは、産業界が好んで使う「科学に基づく政策」、つまり、健全な科学に基づくだけでなく決定的な証拠の発表を待ってから決める政策とは、対極にある。一例として某化学会社の代表が、内分泌かく乱物質を規制せよというシーア・コルボーンの提言に対してこう答えたと新聞に書いてあった。「実験室の試験で、何かが内分泌かく乱物質だと示されたからといって、現実の世界で問題が起きていることにはなりません……まったく曝露されないかもしれないんですから。それが危険だと口に出すなら、その前に、その物質と環境中の実際の曝露とを関連づけなければなりません。[46]」

科学が政策に優先すべきか、それともその逆かという議論の根底には、二つの概念がある。それは、公的決定の裏にある「立証責任」と、「意思決定の誤り」である。立証責任をどう考えるかで、化学物質と技術についての社会的信条は二つに分かれる。化学物質が工業用や消費者の製品に入れられる前にその安全性が証明されるべきだと唱える懐疑主義者もいれば、安全でないと証明されるまでは安全と見なすという一般的戦略に満足する者もいる。ここに我々のジレンマがある。一方では、我々はある物が安全だと「証明」できず、危険だと唱える仮説を反証することしかできない。その一方で、化学物質への低濃度曝露が人間に危険だということを科学的に高い信頼度で証明するのは、きわめてむずかしい。頭で考えれば、「化学物質Xは安全だ」という肯定論を証明するよりは、「化学物質Xは安全でない」という否定論を証明するほうが簡単なはずである。だが現実には、ある化学物質への低濃度曝露が安全でないことを証明する基準を満たすことは難しかったし、実際に工業利用を禁じられた化学物質の数を考えても、基準を満たせたのはまれだった。

このような状況から考えて、重い立証責任とは、化学物質の曝露に関するリスク仮説が複数の条件下で試験されなければならないことであり、かつ「安全」と見なされるために、化学物質がこの一連の試験に合格しなければならないことである、と論じることができよう。我々はこれを「リスク管理のハードル」理論と呼べるかもしれない。この考え方では、無罪の基準を満たすまで化学物質を有罪、つまり危険だと見なす。さらに重い立証責任なら、天然の代替品がないこと、その化学物質にはっきりとした社会的メリットがあること、化学物質が無罪の基準を満たすような一連の試験に合格していること、という三項目全部が証明されない限り、すべての合成化学物質が禁止リストに載ることになろう。こうした立証責任は経済的、社会的問題を含んでおり、それらは必然的に経済の専門家によって議論されるとともに、自らの生存が合成化学物質の継続的生産に依存する企業から異議を唱えられることになろう。

疑わしい化学物質の規制に適用される立証責任の概念は、基本統計で論じられる二種類の誤りの分類と分析によって表されてきた。[47] 化学物質と影響との因果関係を推定する仮説を試験する場合、ある有力な証拠から因果関係を認めると第一種の誤りが起こりうる。このときは現実に因果関係は存在しない。リスク確認に熱心なあまりに犯す誤りがこれである。ここに、「内分泌かく乱化学物質Aはヒトに有害である」という仮説があるとしよう。その帰無仮説は影響がないと推定していて「化学物質Aはヒトに何の悪影響も及ぼさない」と言っている。偽のプラス、つまり第一種の誤りは、帰無仮説を棄却して影響があると主張する。

第二種の誤りは、本当は影響があるのに（化学物質とヒトの病気とを関係づける仮説が真のとき、またはその帰無仮説が偽のとき）、その有力な証拠を基に化学物質と影響との因果関係を棄却するときに起きる。これが偽のマイナス（第二種の誤り）で、ここでは影響なしとする帰無仮説を認めている。この誤りはリスク確認に不熱心なときに起き、化学物質の毒性試験は行われず、規制は行われないままになるという意味合いになる

図1　不確実性のある条件下での第一種および第二種の誤り

仮説の真実性	**仮説＝［化学物質Ａはヒトに有害である］**
帰無仮説が真＝［化学物質Ａはヒトの病気と関係がない］	帰無仮説が偽＝［化学物質Ａはヒトの病気に関連している］

有力な証拠に基づいて仮説をどう判断するか	仮説は偽	仮説は真
偽とする	誤りは起きない	**第二種の誤りが生じる** 偽のマイナス 企業が選択しやすい 影響があるのにそれが否定される
真とする	**第一種の誤りが生じる** 偽のプラス 消費者が選択しやすい 影響がないのにそれが肯定される	誤りは起きない

出典：Cranor（1993:15）

（図1参照）。

シュレーダー・フレチェットは、不確実性があるという状況下では、どちらの誤りが重大かと問いかけている。[48] 市民の自由を扱う法律の枠内では、無罪の人間に有罪を宣告することは（この仮説の場合「P（被疑者）を有罪」とするのが第一種の誤り）、有罪の者を放免する（第二種の誤り）より深刻な誤りだというのが、従来の答えだった。しかし、不法行為法や規制法の場合はどうだろうか。「化学物質Ａはヒトに有害である」という仮説を想定してみよう。化学物質Ａが有害なのにそれに対する措置を講じないことは、有害ではないのにそれを規制するよりも重大な社会的誤りか。化学工業界の代表たちは、第一種の誤りが会社の収益を低下させることから、そのほうが第二種の誤りよりも重大だと考える。逆に消費者と公益保護団体は、第二種の誤りが人間にふりかかる危険を過小評価することから、第一種の誤りよりも重大だと考える。シュレーダー・フレチェットは、偽のプラス、つまり化学物質の影響がないのに「ある」と主張することを減らすことが科学にとっての優先課題だと、正しく指摘している。科学者は、偽りの仮説（偽のプラス）を未熟な段階で採用することよりも、懐疑主義（偽のマイナス）をとるほうを好む傾向をもつ。哲学者エイブラハム・カプランは、「科学者は、真実を認めないことよりも偽りを真実だと認めることのほうを重大な失敗だと考えるものだ」と記している。[49] だが公衆衛生関係者にとっては逆の場合が多い。すなわち、偽のプラスのほうが偽のマイナスよりもましだと考える。公衆衛生の視点からすれば、リスクを過小評価して誤りを犯すよりも、過大評価して誤りを犯すほうが好ましい。なぜならば前者の過ちを犯すと病人や死者が増えるが、後者の誤りでは経済的コストが増えるからである。

ニコラス・アシュフォードは、第一種の誤りと第二種の誤りのどちらかしか選択できないという二者択一論は間違いかもしれない、と論じている。彼は、示唆的な証拠に基づいて化学物質を規制することを採用しないと、我々が第三種の誤りを犯す可能性がある、と指摘する。彼はこの誤りを、環境衛生を保護せず、経済面で双方に有利な条件を生みだす代替技術も援助しないこと、と説明する。[50]

我々はややもすれば、第一種の誤りと第二種の誤りをめぐる議論を、政策とは関係のない学究の場に委ねるのが最善だと考えがちである。しかし、政策アナリストが長年この問題を解析してきた結果、誤りを最小にするための選択には価値の前提が暗に含まれているとの、新たな認識に至った。内分泌かく乱物質のスクリーニングおよび試験プログラムの策定に関する勧告の中で、環境保護庁（EPA）の内分泌かく乱物質諮問委員会（EDSTAC）は、受け入れられる程度の偽のプラス、つまり第一種の誤りを許しながら、偽のマイナス、つまり第二種の誤りを最小にすることを、スクリーニング（提案された一連の試験セットの第一段階）の戦略的主目標とすべきであると言明した。次の動物実験（第二階層試験）段階での目標は、本章の後半で見ていくように、第一種の誤りと第二種の誤りを極力減らすこととされた。

要するに予防原則は、化学物質への曝露と環境やヒトにふりかかる危険性との結びつきを唱える仮説に関して、第二種の誤りを最小にすることと一致する。予防原則の批判者たちは、問題が科学ではなく公共政策に関する場合、つまり、不確実性とリスクをどう扱うべきか、立証責任をどこに置くべきかの問題では、仮説に「ジャンクサイエンス」という軽蔑的なレッテルを貼ることによって、予防原則をその仮説に適用するのは怪しいと思わせようとする。もちろん、化学物質とヒトの病気を結びつけている仮説に裏付け証拠がなければ、たとえ試験が可能であっても我々はその仮説をまったくの憶測だと言うことができる。あるいは、仮説の組み立てに使われた科学が誤っているならば、その仮説を信頼性に欠けるものとして扱う理由はある。一般化された環境エンドクリン仮説がまったくの憶測だとか、間違った科学に基づくとか主張する根拠は何もない。この仮説の広大な全体像の中には、細かい副仮説に関するかなりの論争がある。たとえば、ある特定の化学物質に対するヒトの曝露濃度が、反応をもたらすほど高いものかどうか、などである。したがって我々は、どちらの規制路線を採るべきか、積極的にいくべきか、控えめにいくべきかを問わなければならない。第一種の誤りを極力抑えて経済を繁栄させるべきだろうか、それとも、第二種の誤りを極力抑えて、将来の世代が我々を罵らないように万全を期すべきだろうか？　我々は悪魔の大ばくちに巻き込まれているのだろうか？

現行規制政策の限界

ストーンによれば、合成化学物質と胎生期における内分泌系との関係についての推測は、早くも一九七九年に提起されたという[51]。環境エンドクリン仮説はその最も幅広い公式化において、さまざまな種における生殖とホルモン関連の本質的に異なる病理を考察して一つにまとめあげる枠組みの役目を果たしている。環境関連の書籍や新聞で大衆に伝えられる内分泌かく乱物質についてのメッセージは、刺激が強くて非常に恐ろしいものである。たとえば、海洋性巻き貝、魚類、ワニ、魚食性鳥類、海洋ほ乳類、クマに両性の特徴（オスとメスの特徴を合わせ持った生殖器）が見つかっていること、ヒトの精子数が五〇パーセントも減っていること、乳がんにかかるリスクが高まっていること、フロリダのワニのペニスが汚染によって小さくなっていること、ほ乳類のメスにペニスが見つかっていること、フロリダのヒョウの睾丸が発育不全であること、メスの野生生物がオス化して正常なメスとつがいになる傾向があること[52]、子どもの認知能力障害が起きていることなどである。

これらの結果の小さな集合でさえ、その公共政策上の影響は大きい。エンドクリン仮説の副仮説それぞれは、進展する一連の裏付け証拠と関連している。つまり一般仮説は、互いにつながりながらも独立した副仮説からなる格子状の骨組みによって支えられていて、それらの副仮説の多くは化学物質と影響との因果関係というより関連性を描写している。証拠が山積みになっているにもかかわらず、これまでのところ環境エンドクリン仮説については、政策変更を促す大きな力へと世論を変えられるような、さらに言えばヒト健康リスクに関する幅広い科学的合意を生みだせるような、劇的な出来事あるいは発見が一つでもあったと言うことはできない。

それでも科学者たちは、自分自身の見解に基づいて、明らかな現在の環境危機を示している効果を指摘する。各種の新しい科学委員会は、次第に、一般仮説に含まれる副仮説の証拠には説得力があるという信念を声に出すようになっている。内分泌かく乱物質の影響としてもっとも整った記録は、フロリダ州第四の淡水湖であるアポプカ湖のワニの個体数激減である。この湖は、長年にわたって農地からの農薬流出、下水処理施設からの排水、農薬流出事故で汚染されてきた。この湖で採集されたワニの卵には、DDEなどの内分泌かく乱物質の濃度が、ワニの新生仔に通常見られる血中濃度よりも一万倍高く検出された。[53] 一九九八年には、同じフロリダ州でアポプカ湖ほど激しく汚染されたことのない湖のワニの個体群にも生殖面で問題が見つかり、州全体でワニの生息地が脅かされている可能性が示唆された。生殖問題の原因として、農地から流出した農薬がワニの生息地に浸入したという説明付けが可能である。内分泌かく乱物質の影響としてもう一つの報告は、五大湖からマスが消えたことである。この問題の原因は、工業排水からのダイオキシン様汚染物質にたどり着いた。[54] どちらの例も、現在の環境規制制度が不適切であることを示している。これらの例で指摘された内分泌かく乱物質のうち、DDTとPCBは規制されてきたが、その他の内分泌かく乱性をもつ多くの化学物質はいまだに広く利用されており、環境保護活動家によれば、すぐにも規制当局から注目されるべきだという。

議会の措置を見越した米国の規制機関は、ホルモンかく乱物質に注目しはじめた。すでに見てきたように、EPAと内務省は、内分泌かく乱物質について研究する契約をNASと結んだ。[55] EPAは、外因性化学物質の生態系およびヒト健康影響とのつながりを調べる研究に助成金を出した。また、エストロゲンになりすます化学物質の作用機構を明らかにするために、国立衛生研究所などの他機関との共同研究も開始した。

リスク仮説を政策の場に押し上げるのに伴う障害については、すでにいくつかを見てきた。では、米国における現在の規制反対ムードにもかかわらず、そう遠からぬ将来に、一つの決定が内分泌かく乱物質を規制するために下されると仮定しよう。我々は、この対策に対してどの程度まで準備ができているのだろうか。現行法は、その課題に十分対応できるのだろうか。我々はこの責任を、すでに重くのしかかっている規制制度の上にさらに上乗せできるのだろうか。

手始めに、米国の有害化学物質に対する規制政策について一般的な結論をいくつか引き出すことにしよう。政策では、たいていの場合、有害物質の管理を化学物質ごとに取りあげてきた。農業と工業生産に導入されてきた何万という化学物質のうち、使用がはっきりと禁止されたのはごくわずかである。その場合でも、市場から取り除くのには何十年もかかっている。これまでに二〜三の化学物質類が禁止、または、使用が著しく制限された。たとえばＰＣＢは二百種類以上の異性体・同族体からなる化学物質類の総称であるが、一九七九年にすべての製造工程での使用を禁じられた。またフロン類は、多くの製品から段階的に禁止されてきている。だがこれらは例外である。規制されている化学物質の大半は、許容限度内での使用が可能である。

化学物質は、商業用として導入された時期（規制対象外もあった）、応用分野（食品添加物か農薬か）、推定される影響（発がん性か神経毒性か）、被曝集団（子どもか労働者か）、ヒトの場合の曝露経路（空気、水、土壌、加工食品、職業）に応じて、異なる規制を受ける。

政府が有害物質や有害となりうる物質を規制する一般的方法には、次の六通りがある。すなわち、調査を実施する、代替や使用削減を促すような経済的インセンティブを設ける、法律を制定する、規則を定める、国民に普及し啓発する、あるいは道徳心に訴えて（自主的なガイドライン）消費と生産行動のパターンを変えさせることである。エストロゲン様化学物質に対する連邦措置で最大のものは、鳥類の生殖への影響を主な理由として、ＥＰＡが一九七二年にＤＤＴの使用を禁じたものだ。当時、ＤＤＴのヒト発がん可能性については、動物実験で得られた状況証拠しかなかった。ＤＤＴの禁止は、レイチェル・カーソンの作品によって国民が認識したおかげであり、どちらかと言えば異例である。クロルデン、アルドリン、ディルドリンなどのように、その後禁止されたり厳しく規制されたりした農薬のほとんどはほ乳類に発がん性を示したが、その規制にはさほど国民の注意が向かず、舞台裏での法律闘争も少なかった。農薬規制につながった主なエンドポイントはがんと急性毒性だった。一九九〇年に会計検査院の一報告書は、連邦機関による生殖毒性への注意を不十分だと記した。この報告書によると、動物の生殖と発達に有害かどうかを判定する試験が行われたのは、使用されている合成化学物質のせいぜい七％程度だったという。[56]

二つの主な法令が、化学物質に関するＥＰＡの規制措置の手順を作っている。それらは、一九四七年に初めて制定された連邦殺虫剤殺菌剤殺鼠剤法（ＦＩＦＲＡ。その後一九七二年、一九八八年、一九九六年など、数回の改正あり）と一九七六年に制定された毒物管理法（ＴＳＣＡ）である。この二法令のうちで古くて強力なＦＩＦＲＡは、農薬使用を規制することを目的としている。一九七二年の修正法では、農薬を市場に出す前にスクリーニングすることが定められた。メーカーは、農薬が人の健康と環境に「不当な悪影響」をもたらさないことを実証しなければ、それを登録することはできない。「不当な悪影響」かどうかの判定には、農薬が農業にもたらすメリットも考慮しなければならない。具体的に示せば、現在、およそ二万四五〇〇種類の農薬が、約九〇〇の農薬活性成分と、「不活性」成分に分類される約二五〇〇の化学物質から作られている。農薬製剤の総数は、一九八八年の修正ＦＩＦＲＡに基づいて農薬の再登録が開始される前にはおよそ五万種類あったが、その後減少している。特別な状況が出現して特定の農薬自体の試験が要求されることがない限り、ＥＰＡは農薬自体ではなく活性成分だけを試験するのがふつうである。一九九六年食品品質保護法は、ＥＰＡに対して、農薬を審査する際の望ましくない影響のリストに「エストロゲン能」を加える権限を与えているが、内分泌かく乱物質の試験に関する基準は定めていない。

現在使われている農薬の中で、新規農薬用に設けられた基準で試験されなかったものは数千ある。議会命令に基づいて、ＥＰＡは、現在使われているすべての農薬について健康と環境への影響を見直すよう求められてきた。化学物質が内分泌系に及ぼす影響を評価することは、農薬の試験法に明文化されてはいなかった。だが農薬評価の安全基準を拡大することは、ＦＩＦＲＡで定められたＥＰＡの権限である。ＥＰＡの農薬データ要件に新たな基準を加える場合、同庁はその前に、通常、その措置の根拠を示す科学的背景説明資料を作成し、科学諮問パネルを招集し、指針案に対する国民からの意見を求めることになっていた。

議会がＴＳＣＡを承認してから一年以内に、政府の役人たちは、市販化学物質の法定目録に入れるべき候補化学物質がおよそ三万五〇〇〇件になると見積もった。この法令に基づいて、ＥＰＡは、ヒトの健康や環境に不当なリスクをもたらす化学物質や混合物の製造、加工、流通、商業利用、または処分を禁止もしくは制限する権限を与えられた。「新規」化学物質を製造する場合（いわゆる製造前届け出による）、および、既存の化学物質をまったく新しい用途で製造または加工する場合、メーカーには事前の届け出が義務づけられている。ＴＳＣＡには三つの主要規定がある。まず、どのような化学物質または混合物であれ、本来の毒性から相当量の曝露の結果として不当なリスクを「もたらす可能性がある」とＥＰＡが信じる根拠がある場合、同庁はその「試験」を要求できる。次に、化学物質を規制するＥＰＡの権限を行使するには、それがリスクを「もたらすだろう」という研究結果が必要である。三つ目は、ＥＰＡが化学物質の使用と製造に関する記録の保持と報告を要求できる、という規定である。

ＴＳＣＡが求めるものは、新規の化学物質と既存の化学物質で異なる。メーカーは新規化学物質を生産する前に、製造前届け出を出すように義務づけられている。この法律では、工業利用が予定されている新規化学物質について、ＥＰＡに九〇日間の審査期間を与えている。ＥＰＡは、新規化学物質の評価に、限られた判定基準を用いる（たとえば、同じような構造を持つ化学物質が同じような特性をもつと想定する構造活性相関をよく用いる）。ＥＰＡは、現在使用されている化学物質の目録も保管している。同庁は、一九七九年の最初の目録に約六万二〇〇〇の化学物質を収載した。一九九八年八月現在、この目録には七万五五〇〇の化学物質が載っており、うち二六四三は無機物、四万八六九七は有機物、二万四一六〇がポリマーだった。(57)こうした化学物質の多くは新法の適用対象外として使用が続けられ、厳格な評価の対象にはならなかった。ＥＰＡは、ＴＳＣＡが発効してから最初の五年間に、新規生産予定の化学物質について毎年およそ一五〇〇の製造前届け出を受領したが、何らかの形の試験を義務づけたのはそのうちの一〇パーセントにも満たなかった。(58)完全に健康リスクありとの評価を受けた新規化学物質は、一パーセント未満だった。(59)

フェイギンとラベルはＴＳＣＡを総合評価した中で次のように述べた。「一九七六年にＴＳＣＡが成立したとき、傍目には、これで連邦政府に危険な製品から国民を守る強大な力が与えられたかのように思えた。だがこの法律はＥＰＡの決定には、見込まれるコストと便益とを比べて、産業界にとって『最も負担の軽い方法』で権力を行使する選択をしたことをＥＰＡが証明しなければならない、と定めていた。その結果ＥＰＡは、ほんの一握りの化学物質しか規制できなかった。[60]」ＴＳＣＡは、厳しい環境規制反対派と賛成派の両方から、すぐに時代遅れと見なされた。環境保護主義者との議論の中でイーディス・エフロンは、規制当局が、米国中のスクリーニング施設を総動員したとしても「全部の化学物質を試験するには、毒性学者も病理学者も実験動物の販売会社も実験施設も、何一つとして十分に足りているものはない」と言ったと述べている。[61]

ＴＳＣＡに関する会計検査院の調査は、ＥＰＡの某委員会が一四年間で三八六物質を試験するように勧告したが、ＥＰＡが試験データを完成した物質はたった六物質だったと報告した。[62]同庁はＴＳＣＡの下で化学物質の使用を禁じたり制限したりできる法定権限を持っているが、どのエンドポイントについてであれ、スクリーニングを求める権限を行使するにはかなりの立証責任を負わなければならない。このようにＴＳＣＡによって与えられた権限は限られているため、比較的よく確立されているエンドポイントである急性毒性と発がん性すら十分に活用されない現状では、この法律を修正することなしに内分泌機能を有効に評価する基準ができるとは考えにくい。さらに、ＴＳＣＡはＦＩＦＲＡや食品添加物関連諸法と比べると、費用対便益分析や企業の所有権に配慮する責任をもたされている。ポートニーが言うように、「この法律［ＴＳＣＡ］がこれまであまり効果を発揮してこなかったのは、主として、化学物質が本当に差し迫った危険をもたらすものかどうかを決める明快な試験手順や試験基準がなかったからであり、かつ多くの企業が自社製品の私有財産権を盾に、化学物質が何であるかを知る権利は自分たちだけにあると主張してきたからである。[63]」

現在使われている何万という化学物質のかなりの割合が内分泌かく乱物質かもしれないと見られることから、政府は重大な政策変更を迫られている。現在使われている化学物質をスクリーニングするための優先順位を設けなければならない。現在の化学物質規制の基本となっている個別型のアプローチの下で、内分泌かく乱物質の潜在的な危険性に基づいた新しい規制目標に合わせようとすれば、何十年の年月と巨額の金が必要になろう。ハインズによれば「二つの法律（ＴＳＣＡとＦＩＦＲＡ）とも、紙の上では、危険な化学物質が商業に使われないようにするという問題を解決するためのものである。だが、できることと言えば、せいぜい最悪の新規化学物質を市場から閉め出すことぐらいである。[64]」発がん性が疑われる物質の試験を見ても、決定的な研究を行うには費用も時間もかかる。望ましいほ乳類での研究は、完了するまでに三年から五年かかるだろうし、レイブとアプトンによれば、一九八〇年代半ばでも、化学物質一つについて一〇〇万ドル以上の費用がかかったという。[65] 現在の時価に直せば、こうした研究には数百万ドルの費用を覚悟しなければならない。

ヤングの概算によれば、米国の場合、およそ五〇〇の化学物質についてはしっかりした毒性データが得られているという。だが彼の考えでは、現在市場に出回っている化学物質の総数はＥＰＡの公式発表数の八倍に上る五〇万以上で、五〇〇というのはその〇・一パーセントにも満たない。ヤングの論文には次のように書かれている。

米国の国家毒性学計画（NTP）とその前身となった国立がん研究所のがん原性バイオアッセイ計画を合わせると、これがおそらく世界最大の毒性学計画ではないかと思われる。そのほぼ二五年にわたる研究の中で、約五〇〇の化学物質の発がん性とその他の慢性毒性が調べられた。これらの慢性毒性研究や発がん性研究と、それに関連する作用範囲を見つける研究や用量設定研究はきわめて高くつくものであり（一化学物質について最高数百万ドルを要した）、必要とする動物の数も（一化学物質について約二〇〇〇頭）、時間も（一化学物質について五～一二年）膨大である。これらの研究は世界一の「ゴールド基準」であるけれども、およそ六〇万もの化学物質が市場に出回っていることを考えれば、リスクを評価するのに適切な毒性情報のある化学物質の数はきわめて少ない(66)。

わずかではあるが、健康基準を定めるための化学物質ごとのアプローチをとらずに、規制当局が化学物質をまとめるという試みを行った例が注目される。製造開始から四六年後の一九七六年に議会によって禁止されたPCBは、ごく近い類縁関係にある二〇〇以上の合成有機塩素化合物からなる一つの類と定義されている(67)。一九七三年には、労働安全衛生庁（OSHA）が緊急の暫定基準を打ちだして、写真業界と染料業界で使われていた一四の発がん物質を一グループとして、労働曝露を取り締まった。この緊急基準はその後恒久的基準となっている。このときの規則作成とそれに関連する法整備には、三年半を要した。続いてOSHAは、四種類の一般的分類に基づいて、発がん性を扱う一組の規制措置を提案した。たとえば、二つの動物試験で陽性の結果が示されるか、一つの動物試験での陽性結果と短期アッセイでの陽性のデータがあれば、証明済みの発がん物質の指定がなされることになった。またOSHAがこのような化学物質について臨時緊急基準を定めるものとした。化学物質の規制に対するこの一般的なアプローチは、業界からの猛反撃と高額な訴訟を招いた。そして化学物質をグループとして規制しようとするＯＳＨＡの施策は、一九八〇年代に米国の環境行政を取り巻いていた新たな規制緩和ムードによって制約されてしまった。

もっと最近では、環境保護グループによって支持された法案が、多種類の有機塩素化合物を段階的に廃止する目的で提出されてきた。このように、内分泌かく乱化合物を一つの（または複数の）化学物質群として規制する政策を導入しようとする先見的な考えは、過去に例がないわけではない。それにもかかわらずこの政策は、化学物質を個別に扱う規則の方を好むメーカーから激しい反発を受けている。昔の研究に、化学物質の規制が牛歩のようにしか進まないのは「厄介な法定手続きが、我々の憲法制度であらゆる個人に認められている法の適正な過程に対する権利のすべてを、化学物質に与えているからだ」と書かれている。[68]個人の権利の原則に基づいた我々の法体系は、集団代表訴訟を合法だと認めてきた。化学物質も集団として、規制決定上の立場を得ることになるかもしれない。但しこれまでのところ、それは規則というよりはむしろ例外だったが。

外因性のホルモン類似物質やホルモン拮抗物質のリスクを確認できる頼もしい安価な短期アッセイがあったとしても、どのようにこれらの化学物質を規制すべきかについての決定は、立法過程に簡単に飲み込まれてしまう可能性がある。これらの化学物質が生殖を「かく乱しうる」ことを示すだけでは、おそらく不十分であろう。現在の曝露と環境レベルが人間と野生生物に不当なリスクをもたらすことを証明しなければならない。これは、単一または複数の化学物質群が過去の生殖異常もしくは発達異常の原因であることを疫学データに基づいて証明するか、あるいはヒト細胞または動物に対する実験室での対照実験によるかのどちらかによって、達成されるだろう。しかしながら、現在商業用に使われている化学物質の大半についての立証責任は、使用を制限したいと望む側にある。

規制当局がぶつかるもう一つの問題は、内分泌かく乱特性試験で陰性結果の出た化学物質の副産物の取扱いをどうするかということである。ひとたび環境中に放出されると、これらの化学物質は他の化学物質と結合したり、あるいは、分解してホルモン類似物質やホルモン拮抗物質に変わる可能性がある。危険な副産物を産みだす商工業用化学物質の発生源を規制しようとすれば、重い立証責任を政府が負うのが常だった。たとえば、発がん性が疑われている化学物質類のニトロソアミンは、食肉加工に使われる亜硝酸と硝酸塩からできる副産物である。防腐剤として使われる硝酸ナトリウムが胃の中でアミンと反応するとニトロソアミンが生成される。規制当局は、この防腐剤でボツリヌス中毒を予防できるというメリットは、がんのリスクを差し引いてもなお余りあると主張した。内分泌かく乱物質についても似たような費用対便益計算が適用されるだろうと予想するのは当然である。規制当局が、曝露濃度、生物の系内における内分泌かく乱物質の効力、累積効果および複合効果を評価する手段を持たない限り、現行法を使ってこれらの物質を規制しようとすれば、克服しがたい壁にぶつかるだろう。

また規制当局はこれまでと同じく、製品の禁止や制限が行われるたびに代替品にからむジレンマに直面することになろう。一九四〇年代と一九五〇年代に開発されたＤＤＴその他の農薬は、環境中での残留性が低いほかの農薬に置き換えられたが、場合によっては代替品のほうが急性毒性が強いこともあった。あらゆる農薬を市場から閉め出すか、撤廃に向けて段階的に廃止するかしない限り、規制当局者たちは、疑わしい発がん物質と内分泌かく乱物質という二つの悪玉の中から、どちらかましなほうを選ぶように迫られるのが自分たちの役割だと悟ることになるかもしれない。

化学物質規制制度の再編

一八七四年、広く読まれていた月刊『ポピュラー・サイエンス』誌は、新たな合成化学時代の到来を告げ、「これからは旧来の材料から人工的に新しい化合物を生産することが目標になる」と報じた。[69] 十九世紀の三分の二を過ぎたころには、ヨーロッパの化学会社が人工の染料や香水、食品香料、薬品、農薬を合成していた。二十世紀後半には、何百万もの新化合物が作られた。何万という合成有機化学物質が、農業と製造業を通じて市場に出回り、第二次大戦後の未曾有の経済成長に貢献した。だがこの間工業諸国は、地球の最果ての人と野生生物の生息地にまで侵入してそれを脅かし続ける合成分子を、どのように規制すべきかに四苦八苦していた。

化学革命が最も手厳しく批判されたのは、一九六〇年代と一九七〇年代であった。当時多くの人たちが、ほとんどのがんは環境中の発がん性物質によって引き起こされると信じていた。米国で、次いでヨーロッパと日本で、新しく市場に出ようとする化学物質のスクリーニングと試験をしようと、次々と法律を制定した。今日、化学物質の規制をめぐる混乱と対立はかつてなく表面化している。タバコを除けば、環境化学物質はもはやがんの主因とは見られていない。その代わりに、座りがちな生活様式、肥満、喫煙、遺伝、食習慣が、がんの原因リストの上位に挙がっているようである。がんが多段階のプロセスであるとの理解が深まったため、環境中の発がん性物質は、がんのリスクに寄与しうる多くの要因の一つと捉えられている。

企業による数年間のロビー活動の後、米国の政策は一九五八年のディラニー条項から撤退した。この条項は、ヒトまたは動物にがんを引き起こすことが分かった化学物質の加工食品への使用を、用量に関係なく一切禁止していた。新たに成立した一九九六年食品品質保護法は、ディラニー条項の考え方を食品中の残留農薬に適用する代りに、「無害であるとの合理的確実性」基準を取り入れた。同じように、有毒廃棄物処理場跡地の浄化を求めるのは過剰反応であって、社会が承諾し続けるには高すぎるプロセスだと見なされつつある。果物の熟成剤アラールや殺菌剤臭化エチレン（ＥＤＢ）のような食品中の残留化学物質に対する大衆の反応は、メディアが無責任に書き立てた結果だと考えられている。新世代のジャーナリストと環境リスク専門家の中には、合成化学物質を敵ではなく友人、「化学訴訟」を起こす者をジャンクサイエンスの御用商人と見はじめる者もでてきた。

だが石油化学企業が、安心して会社のロゴに「化学」という文字を戻せると感じはじめたちょうどそのとき、化学物質によって誘発される病気に関する新たな理論が大衆の確信を揺るがしはじめ、世界最大手の化学メーカー各社の心配は再び膨らみはじめた。

すでに書いたように、環境エンドクリン仮説には、かなりの量で生産されている構造的に多様な化学物質が広く関わっている。ある意味で、生体異物によってもたらされる規制上の困難は、化学構造が違えば突然変異も変わる発がん性物質の問題と似かよっている。しかしながら、何十年にもわたって米国の規制政策の中心となっていた発がん性物質とは違って、内分泌かく乱物質はまだ舞台に登場したばかりである。内分泌かく乱物質が関与した病気の原因メカニズムに関する知識が深まれば、規制当局の役人や公衆衛生を担当する者の助けになることは確かだろう。だが過去には、そのようなメカニズムが完全には分かっていなくとも、化学物質が規制されたり禁止されたりした例がある。その典型的な例がアスベストである。アスベストの使用は劇的に規制されたが、科学者たちは今でも、どのように肺がんを引き起こすのかをまだ議論しつづけている。政策立案者にとって、詳細な原因メカニズムは化学物質と病気とのちょっとした因果関係の証明よりもはるかに重要性が低い。

化学物質のリスク評価プロセスは遅々として進まなかった。商業用化学物質の約八割は毒性情報がないという。[70] 内分泌かく乱物質の集団が小さいか、重罪犯とされる物質に代替品があれば、規制当局の負担は軽くなるだろう。現在、農薬や可塑剤としてかなり使われている七〇以上の化学物質が（PCB、フタル酸化合物、フェノールなどの化学物質類も含む）、真の内分泌かく乱物質、おそらく内分泌かく乱物質、あるいは内分泌をかく乱する可能性のある物質だと称されている。ワイルズによると、近年、内分泌かく乱物質だと分かっている農薬や疑われている農薬が二億二〇〇〇万ポンド以上（約一〇万トン）が六八種類の作物に使われ、そのうちアトラジン（EPAはおそらくヒト発がん性またはその可能性の物質に分類）だけで、この総重量の二九パーセント、総散布面積の二二パーセントを占めていたという。[71] 農薬規制のプロセスに新たな要請を入れない場合ですらこのような状況だから、現行制度がその任務を果たすのに不適切だということは広く認められている。たとえば、一般的に今でも、農業従事者は有効な農薬を使う権利を与えられている。ドーフマンが指摘するように「農薬にとってふさわしい規制は、代替品が入手できるかどうかとその有効性に依存する。[72]」

近頃では、環境規則再編の必要性について書くことが流行のようになっている。この傾向は、規則が非効率、不合理または非論理的、非科学的であり、企業にとって負担であり、国民を守るには有効でなく、費用対便益分析の義務を果たしていない、といった結論のいくつかを基にしている。現行環境規則の新たな批判者の多くは、連邦規則の縮小を求める保守的な政策を支持している。

内分泌かく乱化学物質に関する新たな科学的証拠は、すでに重すぎるほどの負担を負っている先進諸国の規制制度に、難問を突きつけている。ほとんどの化学物質は、生殖、免疫、発達面での影響に関して適切にスクリーニングされたことがない。有害化学物質の規制における現在の進捗の遅さを克服しようとするなら、新規および既存の合成化合物を評価する方法に、何らかの根本的な変更を加えなければならないだろう。我々は、内分泌かく乱物質を特定するために有効で安価なアッセイと、体内蓄積量のヒト健康リスクを評価する方法について、合意に達する必要があるだろう。従来、諸政府機関は化学物質を規制すべきか禁止すべきかを決定するために、さまざまな行動基準を使っていた。アッセイが開発されて有効だということが検証されたあかつきには、何らかの優先順位付け規則に基づいて、工業生産に使われている七万五五〇〇以上の化学物質と約九〇〇の農薬活性成分に対して、そのアッセイが一律に適用されるべきである。

化学物質に対する規制基準は、体に到達する経路ではなく、曝露レベルと生物学的な特性によって決められるべきである。農薬として食物連鎖に入る内分泌かく乱物質は、もしその影響（生殖毒性など）が食品添加物（FDAの所管）に匹敵するなら、それと同じように規制されるべきである。また人々は、規制がほとんどない化粧品やプラスチック製品中の内分泌かく乱物質に、同じ化学物質の別の曝露源よりも高濃度で曝露されている可能性がある。何年もの間、事実上二組の規則が食品中の外来化学物質を取り締まっていた。一つは加工食品中の添加物を対象とし、もう一つは生鮮食品中の残留農薬を対象としていた。一九九〇年、天然資源保護評議会はカリフォルニア州と共同でＥＰＡを提訴し、「ＥＰＡは、高用量実験で特定のほ乳類にがんを引き起こすことが示された数十の農薬に、一九五八年ディラニー条項を適用していない」と主張した。一九九四年にはこの訴訟の和解が成立し、三六種類の農薬が市場から排除されるものと見られていたが、ディラニー条項の運命も農薬残留物への一般的適用も宙ぶらりんになってしまった。[73] 実は、一九九六年に食品品質保護法が制定されたので、この和解は実質的に価値のないものとなった。同法は議論が対立する発がん性農薬の問題を一部の環境・工業利害関係者に満足のいくように解決したもので、汚染経路や汚染物質が見いだされた製品毎にではなく、健康リスクのみに基づく食品安全性確保を目標と定めた。

この農薬論争から考えると、我々は、内分泌かく乱物質に対処する有効な方法を必要としている。内分泌かく乱物質は、工業排水や農薬流出を通じて廃棄物の流れの一部を構成しており、また、包装容器を通じて、海洋生物における残留性有機化学物質の濃縮を通じて、食物連鎖に入り込む。このことから、清浄水法の下での汚染物質指定基準の見直しが必要になろう。同法の重点は、重金属、発がん性物質、硝酸塩、リン酸塩、さらに最近ではＰＣＢ、ダイオキシンなどに置かれてきた。農薬が内分泌かく乱物質に対する重大なヒト曝露源であることが示されるなら、内分泌かく乱物質の総環境負荷を減らす取り組みとともに、ＦＩＦＲＡの修正か同法の下に新しい規則を作る必要があるかもしれない。現在の情報は、巨大な規模の規制問題を浮き彫りにしており、ほぼ至るところで使われている化学物質がヒトや野生動物にリスクをもたらすという最悪の場合には特に、大きな規制問題が起きる。

我々はまた、国境を越えた食品輸送の問題にも取り組みはじめなければならない。このような輸送により、米国の許容基準を超えるレベルの内分泌かく乱化学物質がこの国の市場に持ち込まれる可能性がある。一〇年ほど前にEPAの一高官が認めたことだが、ベノミル（おそらく内分泌かく乱物質［表3参照］および発がん可能性物質に分類）で処理した輸入バナナのうち、メキシコとの国境で検査されたのはほんの少数だったという。国境検査官が外国産品の残留農薬を監視することになっているが、検査業務の予算は削られ、農産物の貿易市場は拡大しているから、単純に言って、増えつづける輸入需要に対応しきれないのである。ワーゴが指摘するように「毎年この国には、六〇億ポンド〔二七〇万トン〕を超える果物と八〇億ポンドを超える野菜が輸入される。だがFDAが検査するのは、輸入された果物と野菜合わせて年間たった八〇〇〇個のサンプルである。つまり大雑把に見積もれば、二〇〇〇万ポンド〔九〇〇〇トン〕の輸入食糧につき平均一回しか残留農薬検査が行われていないことになる。[74]」

製造前届け出要件に内分泌かく乱物質に関する強制的スクリーニングを含まれれば、毒物管理法（TSCA）は強化されるにちがいない。TSCAに基づく報告と目録の要件には、現在使われている化学物質が脊椎動物において内分泌かく乱物質の可能性があるかどうかの情報を提供することと、追加されるべきである。ある者は、TSCAの規則がもっとFIFRAに近づいてこなければならないと主張してきた。後者では化学物質の使用がヒトと環境の安全限界内にきちんと収まることを証明するデータを提供する責任は、化学物質の製造者側にある。

さらに、環境に関する諸規則は、複数の化学物質の累積的な外因性内分泌かく乱問題に対処しなければならない。特定の化学物質に対する個人の累積的または生涯の曝露量は、すでにリスク評価モデルに組み込まれている。[75]だが科学的実験によって相加効果が確認されれば、規制とリスク評価の制度は、「複数の異なる」作用因子から生じる外因性化学物質の「合計」負荷を勘案しなければならないだろう。これは規制当局にとって新たな難問であり、複数の化学物質を総合的に見る必要が生じよう。現在あるこれに最も近い例は放射線基準である。原子力産業の労働者には年間の被曝限度と生涯の被曝限度の二つが定められている。電離放射線のあらゆる発生源に関する共通の測定基準と、放射線のリスクが蓄積するという想定からこの規制ができた。この分野におけるある程度の進歩は、あらゆる化学農薬源についての累積的曝露に関する規定を定めた初めての大きな法律である食品品質保護法に見られる。

以上をまとめると、一九七〇年代に定められた現在の環境諸法の構造は、どんな思想の持ち主からも批判されてきた。裁判所、大衆の圧力、政治が、環境衛生上の優先順位を決める最有力の要素であった。その結果はレイブとアプトンが、ばらばらで、始まったかと思うと終るようなせわしない規制と描写したように、問題を狭い視角からとらえて、国境にまたがる問題をまるで無視する規制につながった[76]。社会的な規制のプロセスは、それに情報を与える科学と同じように、還元主義的なアプローチをとってきた。化学物質ごとに解決策を求め、あまりにもわずかな病因学の結果を重視し、相加的、累積的、および相乗的な効果を無視し、規制当局の分裂と弱体化を許したのである。健康影響評価に対してもっと体系的なアプローチへの転換を図るためには、環境化学物質の管理を導く法的基盤と規制の枠組みを再構築しなければならないだろう。

内分泌かく乱物質に対するスクリーニングプログラムの実施

科学者たちが、ヒトの病気や発達異常が内分泌かく乱物質から直接、または間接に生じたものかどうかを議論しているにもかかわらず、米国議会はヒト健康リスクに関する彼らの合意を待たないことに決めた。議会は、内分泌かく乱物質を特定するという課題に即刻注意を向けるよう求める強い命令的な文言を含む、二つの法律を制定した。

食品品質保護法と安全飲料水法の再承認規定に基づいて、EPA長官は厚生大臣と協議して、一九九六年の八月から二年以内に、「有効性検証済みの適切な試験系とその他の科学的に適切な情報を用いて、ある物質が、自然に生じるエストロゲンによる効果、あるいは長官が指定する他の内分泌効果に類似の影響をヒトに及ぼしうるかどうかを決定するスクリーニングプログラムを開発すること」を義務づけられた。[77]

この二つの法律が重点を置く化学物質は種類が異なっていて、対象とする曝露媒体も異なっている。食品品質保護法第三〇四条は、相当の集団が曝露される場合に、食物に使われる農薬と農薬の効果を増進させる物質を試験する権限をEPA長官に付与した。一方、修正安全飲料水法第一三六条は、飲料水中の化学物質を試験する権限をEPA長官に付与した。その他、この法律では、制定から三年以内（一九九九年八月まで）に「スクリーニングおよび試験プログラム」を実施すること、EPAは四年以内に進捗報告書を議会に提出すること（二〇〇〇年八月まで）などを求めている。

内分泌かく乱物質に関する新たな議会命令を実施するために、EPA内の二つの局が取り組みの調整を担当している。汚染防止農薬有害物質局が主に農薬と工業用化学物質を担当し、安全飲料水局が飲料水汚染物質の内分泌効果の評価を担当している。EPAは、両法の施行に向けて用意した背景説明資料の中で、内分泌かく乱物質の健康影響と環境影響についての不確実性を次のように認めた。「我々は、以上の重要な科学的疑問に答えようと取り組んでいるが……EPAは、内分泌かく乱物質が我々の子どもや未来に及ぼしうる影響が、研究の完成を待つまでもなく、慎重で予防的な対策を当然講じるべき深刻な問題だと考えている。[78]」

EPAは、PCB、クロルデン、DDT、アルドリン、ディルドリン、エンドリン、ヘプタクロール、キーポン、2、4、5-トリクロロフェノキシ酢酸（2、4、5-T）など、内分泌かく乱効果を生じうる化合物類の使用禁止措置をすでに講じたと発表している。こうした規制措置のうちのいくつかは、公益保護団体が同庁を相手取って起こした訴訟によって促進された。同じくEPAは、その時点で米国市場に出回っていた四種類の有機塩素化合物（ジコホル、メトキシクロール、リンデン、エンドスルファン）について、相乗的または累積的効果を評価しなおす計画を発表した。これらの化合物は、イリノイ州環境保護庁により、動物またはヒトにおける内分泌かく乱物質として列挙されている（一九七ページの表3参照）。

議会が連邦殺虫剤殺菌剤殺鼠剤法と安全飲料水法の修正に内分泌かく乱物質の試験を盛り込むことを見越したEPAは、スクリーニングおよび試験戦略を策定するにあたって企業や環境団体や研究機関とどのような協力ができるのかを決めようと、一九九六年五月一五〜一六日に関係者会合を開いた。一九九六年一〇月一六日、スクリーニングおよび試験プログラムを義務づける法律が成立してから約二か月後、EPAは、内分泌かく乱物質スクリーニングおよび試験諮問委員会、その頭文字から通称EDSTACと呼ばれる委員会を招集した。この委員会は、農薬その他の化学物質に対する包括的なスクリーニング・試験プログラムの設定に関して、EPAを指導するため、二年の期間と一二五万ドルの予算を与えられた。

EPAには、議会の決めた期限に間に合わせなければならないという圧力がかかっていたが、それを反映してEDSTACは二〇か月間に九回の全体会議のほか、その合間に一五回ほどの作業部会を開いた。EPAは、一九九六年一〇月三一日と一一月一日に、EDSTACの組織上の問題に関する公開会議を招集した。これには、EDSTACの委員候補に推薦されていたおよそ三〇人のほか、一般から二〇〇人が参加した。この会議では(後続の会議も同様に)、キーストン・センターという非営利のコンセンサス形成機関が世話役を務め、EDSTACをどのように組織するかが話し合われた。EDSTACは連邦諮問委員会法の下で独立した連邦諮問組織となるべきか、それとも同法に基づく既存の委員会に付属するものとなるべきか、という問題が最初に話し合われた。クリントン政権は前政権同様に、諮問委員会法の仕組みを積極的に利用してきた(それが法的要件だった場合もある)。その結果今や、行政管理予算局から承認されることになっている諮問委員会の数は膨れあがり、予算の限界に達している。連邦諮問委員会法に基づいて設置される委員会は、ウォーターゲート事件後の政府「会議公開」法(サンシャイン法)から生まれた公聴会、幅広い利害関係者の参加、自由主義的な公示の規定など、特別な法的要件の下で運営される。その結果諮問委員会法による委員会は、ごく普通の委員会よりも実施費用がかかる可能性がある。

EDSTACの委員候補たちは、独立した委員会の設置を強く望んだ。そうしなければ、委員会が勧告をまとめてもそれが上位の管理層のフィルターにかけられ、親委員会の拒否権にあうことになる、と彼らは主張した。EPAは、これを連邦諮問委員会法に基づく委員会新設を強く押す重要な論点と認識し、やがてそれは管理・予算局から承認された。

その設立綱領により、ＥＤＳＴＡＣは、幅広い利益と背景を代表する多様な個人で構成されることになった。一九九七年一月に同委員会は四八人の委員や代理人から形成され、ＥＰＡから四名、その他の連邦機関から七名、ニューヨーク州、カリフォルニア州、ウィスコンシン州の環境保護庁から計三名、企業から八名、労働者保護団体や労働者団体から二名、公益保護団体から八名、大学から六名が含まれていた。委員と代理人の合計は、三九名から四八名の間で上下した。途中で委員が増えることもあれば辞めることもあり、中にはほとんど活動しない委員もいた。

委員会には次のようにいくつかの目的が与えられた。


——化学物質と農薬のスクリーニングのため、物質の選定と優先順位付けを行う柔軟なプロセスを開発すること。

——新規および既存のスクリーニング試験を検証するプロセスを開発し、その有効性を評価する仕組みと、それを早期に適用するための手順を設けること。

——スクリーニングに次ぐ試験が適用される時期とその有効性を評価する方法を決めるためのプロセスと判定基準を設けること。

——その決定と勧告をはっきりと公衆に伝えること。


ＥＤＳＴＡＣの当初の目的は、スクリーニングおよび試験プログラムの対象範囲を決めることであった。

委員会は、プログラムの重点を三種類のホルモン（エストロゲン、アンドロゲン、甲状腺関係のホルモン）に置くこと、二種類の作用（作用、拮抗作用）について研究すること、考察対象とする効果をホルモンレセプターに結びつく化学物質の影響（内分泌かく乱メカニズムの一つ）だけに限定してはならないこと、を決定した。

食品品質保護法と一九九六年安全飲料水法は新たな試験権限を定めているが、法律もＥＤＳＴＡＣ自体も、ヒトや野生生物の内分泌系を多少なりともかく乱することが分かった化学物質がその後どうなるかについては、何も言っていない。これらの新法がなければＥＰＡは、内分泌かく乱物質を規制するために、毒物管理法や連邦殺虫剤殺菌剤殺鼠剤法、清浄水法、安全飲料水法に基づく従来の権限に頼らざるを得なかっただろう。これらの法律の下でのＥＰＡの権限には大きなばらつきがあった。たとえばＥＰＡは、毒物管理法の下では化学物質の試験を命じる権限を持っているが、その施行権限の弱さは明らかである。同法が一九七六年に成立して以来この権限が行使されたのは一二一の化学物質についてだけであり、ＴＳＣＡ化学物質目録に収載されている数の〇・二パーセントにしかならない。

法律で厳しく締め切りが定められていたので、ＥＰＡはＥＤＳＴＡＣの委員にかなりの難題を課したが、委員の多くは、これほど異なる環境利害を超えて一つの共通目標に向かって作業をすることに慣れていなかった。ＥＤＳＴＡＣの会議では、小児科医で公衆衛生専門家のリン・ゴールドマンが議長を務めた。彼女は汚染防止・農薬・毒物局長として、ＥＰＡ長官キャロル・ブラウナーから最も信頼された指名委員の一人だった。

ゴールドマンは、委員会の席で自分自身の優先順位をしっかり固めようと、戦略的に行動した。彼女はスクリーニングおよび試験戦略に関して、コンセンサスに基づいた勧告で科学的に防衛できるものを作りあげるよう、委員らに要請した。しかしながら、このグループの代表する利害の多様さがコンセンサスの形成に大きな障害となった。一九九七年四月、第三回と四回の全体会議の間に、ゴールドマンはある少数派の意見書を出す可能性についての質問に答え、自分の目標を明確に示すとともに、鍵となる問題についてコンセンサスに達することの重要性を強調した。彼女は、ＥＤＳＴＡＣ委員に宛てた手紙に次のように書いた。

コンセンサス形成の大きな利点は、主な利害集団のすべてが、互いの見解と利益がバランスされたと理解すること、つまりこの委員会では誰もが対等だと分かり合うようになることだと思います。また私は、コンセンサスができれば、ＥＰＡによる最終的な施行の前であっても、影響を受ける企業側が自主的にＥＤＳＴＡＣの勧告を実施するだろうと期待しています。また、あらゆる主な利害関係者のコンセンサスがあれば、ＥＤＳＴＡＣの勧告に基づいて作られるスクリーニングおよび試験プログラムに対して、法的な異議申し立ての可能性が最小限に、願わくばゼロに、なるだろうと我々は信じています。(79)

ゴールドマンが要請したコンセンサス戦略は、ＥＤＳＴＡＣの参加者が、中間の着地点を見いだすためには個々の思想的立場を二の次にしなければならなくなることを意味していた。自らの任務は内分泌かく乱物質のスクリーニングおよび試験プログラムに関する議会命令を達成する実用的方法を見つけることだと理解して、環境保護活動家たちは企業の代表者たちと席を並べていた。環境の清浄さを守る立場と経済の繁栄を守る立場の間の派手な応酬は、妥協策を成立させるために手控えられた。

ＥＰＡがそれまで与えられてきた課題とタイムテーブルは、環境規則の多くのベテランオブザーバーでも手ごわくて非現実的だとしか表現できないようなものだった。ＥＰＡにとって重要性の劣る問題、たとえば農薬の再登録などは予定より何年も遅れていた。化学物質の内分泌かく乱特性を試験するという今回のケースでは、議会がＥＰＡに命じた期限が短かったというだけでなく、作業も常になく複雑である。まず、いくつの化学物質が試験プログラムに該当するかという問題がある。消費者商品用、農業用、および工業用化学物質を合計すれば、たちまち一〇万になるだろう。すでに述べたように、ＴＳＣＡ目録には約七万五五〇〇の化学物質が収載されている。このほか一九九八年現在、ＥＰＡは八八四の農薬活性成分を登録しており、さらに二万四〇〇〇以上の農薬に調合される二五〇〇の不活性成分を認可していた。その上、ＦＤＡによって規制され、化粧品や食品添加物に使われているおよそ八〇〇〇の化学物質があるほか、規制されていない栄養補助剤、植物性エストロゲンやマイコトキシンのような天然物もある。それらの一部も内分泌効果を示す可能性がある。この課題の大きさを分かりやすく表せば、一つの化学物質に対して一つの試験セットを実行するのに五日かかるとして、新しい化学物質が五日ごとに試験を終えるとすれば、その試験プログラムを完了するのに一〇〇〇年以上かかることになる。

個々の化学物質の数に加えて、化学物質の混合物の問題がある。個々の化学物質だけを試験すると、多数の化合物の長期曝露から生じる相加効果と相乗効果の可能性を過小評価するおそれがある。もしＥＰＡが、分析予定の約八万七〇〇〇の化学物質についてその混合物まで扱うことになれば、その取り組みは、我々の最先端の試験システムをも凌いでしまい、もちろん連邦予算も簡単に押しつぶすほど複雑なものになろう。ハワードは、最も一般的な一〇〇〇の毒性化学物質を三つずつ組み合わせ、一実験について単回投与で試験を行っただけでも、一億六六〇〇万回の実験をする必要があると計算している。[80]

化学物質の数だけを考えても、ＥＰＡが試験すべき化学物質に優先順位を付けなければならないことは察しがつく。ここでＥＰＡは、多くの対立する判断基準に直面する。ＥＰＡは、最も大量に生産されている化学物質を選ぶべきか、それともヒト（または動物、あるいはその両方）が毎日の暮らしの中で一番頻繁に曝露される化学物質に注意を向けるべきか、まず特定の種類の曝露（食品、水または空気を介した曝露など）を重視すべきか、内分泌効果をもつ確率が低い化学物質の免除は設けるべきか、内分泌かく乱可能性の証拠がすでにある化学物質を優先すべきかなどを判断しなければならない。最後の可能性に関して言えば、ほとんどの化学物質については内分泌効果のデータがない。一九九八年にＥＰＡが推算したところでは、発達段階の生殖毒性について少なくとも何らかのスクリーニングおよび試験データが印刷された論文から得られる化学物質はたかだかおよそ五〇〇〇で、そのほとんどが農薬と医薬品であった。これほど情報が足りないのに、データに基づいた優先順位をどう決められるのだろうか？　五〇〇〇の化学物質の生殖・発達毒性データを蓄積するには、何十年とかかるかもしれない。ＥＤＳＴＡＣが克服すべき難問の一つは、内分泌かく乱物質のリスク評価の優先順位を決めるために必要な、データ作りの速度を上げることであった。

ＥＰＡはまた、スクリーニングおよび試験の重点をヒト健康影響だけに置くべきか、それとも野生生物の健康も考慮すべきかも決定しなければならなかった。少なくとも当初は、プログラムの方向をヒト健康影響に向けようという論理があった。試験プログラムを定めている法律（食品品質保護法、修正安全飲料水法）は、より一般的な環境問題ではなくヒトの健康に目を向けたものである。その上、環境影響を後回しにしてヒト影響を優先すれば、スクリーニングおよび試験プログラムは大幅に簡素化されうる。なぜなら、環境影響全般を扱うためには何種類の動物を試験すればよいのか不明だったからである。内分泌効果の対象範囲がより広がる可能性を踏まえて、ＥＤＳＴＡＣの委員に魚類と野生動物と脊椎動物の生物学者を加えたのは、ＥＰＡの判断だった。

この委員会で最も論争を呼んだ問題の一つは「リスク評価」だった。委員の中には、スクリーニングおよび試験戦略に関して委員会として到達した決定が、「自分たちはリスク管理手段として、一つのリスク評価方法に賛成した」という意味にならないならば、という条件付きで委員会に加わったものもいた。化学物質の基準設定におけるリスク評価の使用は、大きく意見の分かれるイデオロギー的な問題になっていた。進歩的な環境保護主義者だと自負する者たちは、毒性リスク評価という分野が企業から不当に影響を受けていると考えており、技術的なリスク評価が民主的な過程の信頼性を傷つけるのにしばしば使われてきたと思っていたので、リスク評価のこうした使用に批判的だった。

ＥＰＡの手順に従えば、まずＥＤＳＴＡＣはその勧告をＥＰＡ長官に提出する。その勧告は、このプロセスのためにＥＰＡが設置した科学諮問パネルによって審議される。そこで修正が加えられる。それを受けてＥＰＡが計画を作成する。次いで、一般に知らせるために計画の草案を「連邦公報」に発表する。連邦殺虫剤殺菌剤殺鼠剤法（ＦＩＦＲＡ）の科学諮問委員会（ＳＡＰ）とＥＰＡの科学諮問理事会（ＳＡＢ）からなる合同委員会が、計画と国民からの意見を検討し、勧告を出す。そして科学的な意見と国民の意見に基づいて、ＥＰＡ長官が最終的なスクリーニングおよび試験計画を発表する。従来、ＳＡＰはほとんどＦＩＦＲＡに関する問題だけを扱ってきたが、ＳＡＢのほうは事実上ＥＰＡで生じた一切の科学問題を扱ってきた。内分泌かく乱物質はＥＰＡの複数の法的役割に関連することから、ＳＡＰとＳＡＢの両方から連邦職員が指名され、ＥＤＳＴＡＣの勧告を検討するＳＡＰ／ＳＡＢ合同委員会が設けられた。

だがＥＤＳＴＡＣは、最先端科学技術にからむ複雑な技術的問題に手を付ける前に概念的な枠組みを作る重要性を認識した。それは、プログラムの総合目標と境界条件を確定し、スクリーニングおよび試験の詳細を考案するにあたっての外枠構造を設定するものである。

委員らの意見を分けた厄介な概念上の問題の一つは、内分泌かく乱物質の定義そのものだった。委員会は当初、ＥＰＡの主催した作業部会で定められた作業定義を使った。[81]それは内分泌かく乱物質を、「恒常性の維持、生殖、発達または行動を司る体内の自然ホルモンの合成、分泌、輸送、結合、作用または排泄を妨害する外因性物質」と記述していた。[82]だが一部の委員は、規制という場面で使うにはあまりにも幅広い解釈ができるとして、この定義に不満を示した。彼らは、自然ホルモンの妨害や変調で検出できるものが何かあったとしても、生物に与える影響はごく少ないこともありうると主張した。一九九七年五月までに、ＥＤＳＴＡＣは二番目の作業定義を採用した。そこでは、「悪影響」「子孫」などの言葉と個体群への影響を含ませて、「生物、その子孫、生物の個体（亜個体）群のすべてまたはいずれかのレベルで、内分泌機能を変化させ、悪影響を引き起こす外因性物質」と定義した。[83]

この新しい定義は、委員会のスクリーニングおよび試験プログラムの設計をはかどらせた点では役立ったが、委員の中には「悪影響」という語に依然反対している者もいた。彼らは、悪影響が外見に現れていなくても、化学物質がホルモンのレベルに異常な変動を引き起こしていることもありうること、しかも生体異物に曝露された悪影響が生物に現れるまでに何年もかかることがあると主張した。この視点からすれば、「悪影響」という語を使うと、化学物質を「内分泌かく乱物質」と呼ぼうとする場合に、不当に厳しい基準を課すことになる。逆に、断固として「悪影響」の語を入れようとする者たちは、「定義は、『内分泌かく乱』と、化学物質によって誘導された広範なホルモンの変動で生物が適応できるものとを区別すべきだ」と反論した。コンセンサスを得るために、EDSTACは「内分泌かく乱物質」を定義せず、その代わりに、委員らの見解の幅を表す次のような一般的記述を採用することで合意した。「EDSTACは、内分泌かく乱物質を、科学的原理、データ、『証拠の重み』手法（本章にて後述）、および予防原則に基づき、内分泌系の構造または機能を変化させ、生物、その子孫、生物の個体群または亜個体群のレベルで悪影響を引き起こす外因性の化学物質または混合物と記述する。[84]」

EDSTACがとった戦略は、スクリーニングおよび試験をすべき化学物質を決めるために最初は大きなレンズを設けておき、所与の化学物質群に関する情報が増えるにしたがって、そのレンズを狭めていくというものだった。この方法の根底にあるのは、反証がなければ、また無罪と証明されない限りは、化学物質は潜在的な内分泌かく乱物質であることで有罪だという想定であった。委員会は、内分泌かく乱物質のスクリーニングおよび試験プログラムを命じた法律がヒトの健康を対象としているにもかかわらず、同プログラムがヒトの健康と生態学的な影響の両方を対象とすべきことで合意した。また、プログラムの対象範囲を化学物質のエストロゲン効果に限定せず、その他の内分泌かく乱効果も含めることが提案された。

EDSTACは、スクリーニングおよび試験プログラムの短期目標と長期目標の両方を検討した。プログラムの短期目標として、一般に研究されている三種類の内分泌効果、すなわちエストロゲン、アンドロゲン、および甲状腺ホルモンに関連する生体プロセスを増幅し、模倣し、または抑制する内分泌かく乱物質のリスクを確認し、その特性を指摘することを提案した。だが委員会は、この計画が、ホルモンの介在する経路のうちで、外来化学伝達物質によってかく乱されうるものすべてを網羅しているわけではないことを認識していた。そのため委員会は、その長期目標として、プロラクチン（乳汁産生に関与するホルモン）と黄体形成ホルモン（女性には排卵を、男性にはテストステロンの産生を開始させるホルモン）など、脳で作られるホルモンへの化学的干渉を含めた他のホルモン効果についても検討するよう勧告した。

またEDSTACはEPAに、多重のホルモン相互作用を検出するような試験をすること（内分泌系のシグナル授受のパターンが複雑であって、化学物質がレセプターと結合して神経行動学的な結果を導く可能性を認識して）と、多種類の生物で試験をすること、長期的および遅効性の影響を考慮することを求めた。さらに、委員会の概念的枠組みには、スクリーニングおよび試験プログラムで化学物質と一般的な混合物の両方を調べること、および混合物中の成分間の相互作用によって引き起こされる相加、相乗、および拮抗的効果を確定できること、という提案が盛り込まれた。

スクリーニング対象となる化学物質を見るEDSTACのレンズの視野はかつてないほど広げられ、植物性エストロゲンとエストロゲン性マイコトキシン（糸状菌によって産生される化学物質）など、天然の非ステロイドホルモンも加えられた。委員会はなぜ、人間の食物の一部として定着している植物が作り出す物質についてまで、そのエストロゲン特性をスクリーニングせよと提案するのだろうか？　一部の委員は、そうした物質の分析が、EPAに合成化合物用試験法の有効性の検証能力を授けるだろうと感じていた。彼らは、試験系は合成エストロゲン様物質だけでなく、天然のエストロゲン様物質も測定できるべきだと主張した。その上、植物性エストロゲンは、天然物にしろ人工物にしろ、エストロゲン様化学物質の相対的な強さを定量化し、比較するために使うことができると主張した。

ＥＤＳＴＡＣの委員で企業を代表する者の中には、その効果によらずにその起源（合成など）によって化学物質を規制するのは不公平だ、と主張する者もいた。合成のエストロゲン様物質がヒト健康影響を引き起こしうるという主張に対しては、外来エストロゲンと天然エストロゲンの相対的な強さに基づいて、次のように反論している。我々が口にする食品に含まれているエストロゲン様化学物質の量が、体が外から取り込む人工のエストロゲン様化合物よりはるかに多いとしたら、いったいどのような根拠があって、合成化学物質のエストロゲン効果を懸念するのか、と。合成エストロゲン様化合物は、早く代謝しないことや、他のホルモンレセプターに影響することなどのきわだった特徴を持っている可能性があるため、内分泌かく乱物質のヒト健康リスクを論じるには、天然の非ステロイドエストロゲンと合成外因性エストロゲンを比較する何らかの方法が重要だろうと思われる。

化学物質の混合物は、規制機関にとって常に問題となる。どの混合物を研究対象に選び、化合物の混合割合はどうするか？　ＥＤＳＴＡＣは、混合物をスクリーニングプログラムに加えたことで、そのシステムに負担を掛けすぎる可能性が生じたことを重々承知していた。委員会は実際的な策として、特に乳幼児に注意しながら、ヒトが非常に高い度合いで曝露しているものとして、次の六種類を優先することにした。

一　ヒト母乳中の汚染物質類

二　大豆系乳児用粉ミルク中の植物性エストロゲン類

三　有害廃棄物処分場で最もよく検出される化学物質類

四　米国の表層水中および地下水中に一般に検出される農薬や化学肥料
五　消毒の副産物、特に飲料水浄化に使われる化学物質類
六　ガソリン（揮発性有機化合物の複雑な混合物を含有）

飲料水に入っている塩素消毒の副産物は、公衆衛生関係者がずっと懸念してきたものである。彼らはまだ、塩素消毒によって生じるリスクよりも得られるメリットのほうが大きいと考えてはいるが、最近、強力な統計方法を使った新たな研究から、塩素の副産物による健康への悪影響が見いだされた。たとえばスワンらは、カリフォルニア州の三地域を対象とした前向きコホート研究において、瓶入りの水よりも水道水を飲んでいる女性のほうが流産率の高いことを報告した(85)。原因と疑われる化学物質はトリハロメタンで、塩素消毒の副産物としてカリフォルニアの飲料水中に検出される主な化学物質類の一つである。塩素消毒副産物について内分泌かく乱効果のスクリーニングおよび試験をすれば、流産が増加しているという疫学的研究結果の根底にあるメカニズムの手がかりが得られるかもしれない。

ＥＤＳＴＡＣは、一九九七年一〇月の会合で、スクリーニングのための最優先化学物質リストを作るべきかどうかを議論した。委員会は最終的にその考えを却下したが、その代わりに、国民が内分泌効果のスクリーニング対象化学物質を推奨できるようにノミネーションプロセスという概念を承認した。企業関係の委員の一部は、最優先化学物質リストの作成に不安を覚えた。彼らは、そのようなリストは化学会社から参加している委員の利益に反すると解釈されるだろうと主張した。というのは、リストに載った化学物質が競合する企業によって製造されているかもしれないからである。企業の代弁者のあいだには、たとえ

「内分泌かく乱物質の可能性があるもの」と書かれていたとしても、リストに化学物質が載っているという だけで、情報と試験結果が得られるよりも前にその製品は烙印を押されてしまいかねないという懸念もあった。

ＥＰＡの当初計画

このようにＥＤＳＴＡＣは、多くのさまざまな部門を代表する約四〇名の人々が二年間にわたって会合を持った後、どのような化学物質が、どのようなプロセスで、どのような順番で、またどのようなスクリーニングおよび試験法で、内分泌かく乱特性が評価されるべきかを決定する一つの計画に合意した。委員会が最終的に提案したスクリーニングおよび試験プログラムの対象範囲は、米国の規制史上これまでに類のないものだった。残念ながらそのプログラムは、文章で簡単に説明できるようなものではなく、その図式化でさえ（**図２**）、その複雑さを示しきれてはいない。この計画の中心的要素を強調しようとすれば、私は必然的にその複雑さの一部をごまかすことになるだろう。

第一に、そのリスクレベルの最終評価まで、洗車機の中を移動していく車のように、化学物質が一連の試験を経由して導かれていくような直線的計画ではない、ということを強調しておかなければならない。そうではなく、化学物質の中には、他よりも早くシステム内を進行するものがあり、他方、もっと情報が得られるまで保留状態に置かれる化学物質もある。

第二にＥＤＳＴＡＣの提案では、どの化学物質も決して内分泌かく乱物質の疑いを免れない。化学物質

図２　EDSTAC 内分泌かく乱物質スクリーニングおよび試験のための概念的枠組み

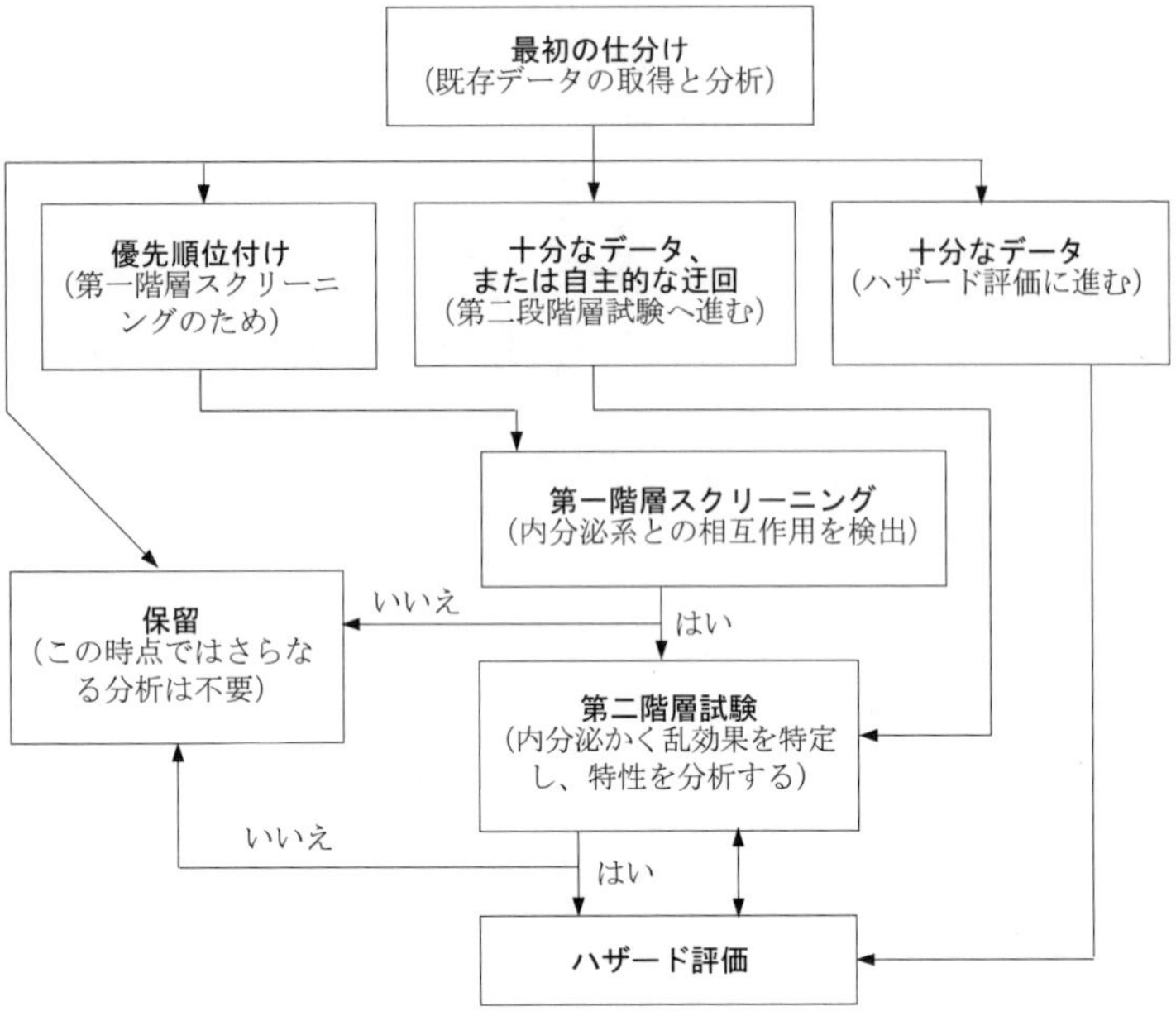

出典：内分泌かく乱物質スクリーニングおよび試験諮問委員会（1998）

の中には、完全な試験セットを受けてからハザード評価に回されるものがある。最終的な評価段階には至らなかったものは、監視下に置かれることになる。だがこの計画には、「内分泌かく乱特性なし」という主張を裏付ける実際のデータが作成されない限り、化学物質にそのようなレッテルを貼る規定はない。EDSTACは、新たな科学技術や情報が、過去には内分泌かく乱のリスクが低いと見なされた化合物の優先順位に別の光を投じることもありうるという可能性を考慮して、化学物質に「保留」という状態を設定した。EDSTACのスクリーニングおよび試験プログラムは五段階に分けることができる。各段階は、すでに分かっていること、あるいはそのプロセスを通る間に化学物質について分かったことに基づいて、スクリーニングおよび試験のためのいくつかの選択肢を提供する。その五段階は、［一］化学物質の仕分け、［二］優先順位付け、［三］スクリーニング、［四］試験、［五］ハザード評価である。

第一段階は、市場に出回っている膨大な数の化学物質を既存の情報とデータを基に四種類に仕分けし、その化学物質を保留にするべきかスクリーニングおよび試験の一段階に進ませるべきかを指示する。これは必要な第一歩である。なぜなら、研究のための資金、人材、物資、実験室の受入能力は限られているから、何百から何千という化学物質が同時にスクリーニングおよび試験プロセスに入ることはできないからである。優先順位を付ける第二段階では、化学物質を高、中、低の優先順位に振り分けて、スクリーニングおよび試験への段階的アプローチを設定する。

第三段階、あるいはスクリーニング段階（ＥＤＳＴＡＣの用語で第一階層スクリーニングまたはＴ１Ｓと呼ばれる）では、化学物質は、内分泌系との相互作用の有無、特にエストロゲン、アンドロゲン、甲状腺ホルモンの機能を改変するかどうかを検出するための一連のインビトロとインビボのアッセイ（動物と胚の両方、またはいずれか一方）を受ける。

スクリーニング段階で陽性の試験結果が出た化学物質は、試験段階（第二階層試験またはＴ２Ｔと呼ばれる）へと進む資格を得ることになる。一九九八年三月にバルチモアで開かれたＥＤＳＴＡＣの会合において、企業代表者たちは、スクリーニングおよび試験法の一部（全部ではない）を開始することになった化学物質に対して、「内分泌かく乱物質の可能性のあるもの」という用語を使うことに断固反対した。その結果、その用語は報告書草案から削除された。実のところ企業代表者たちは、スクリーニングおよび試験プロセスの全要件を満たさない限り、「内分泌かく乱物質」という用語を使うことには反対だった。彼らは、スクリーニング段階（T1S）で陽性の試験結果が出た化学物質に対して「内分泌活性物質」という用語を使うよう提案した。彼らは、「可能性のあるもの」と付くにせよ「現実の」と付くにせよ、「内分泌かく乱物質」とレッテルを貼られた化学物質は烙印を押されたことになり、事実上はすべての試験が完了する前に有罪と見なされることになるだろうと主張した。

試験段階（T2T）では、内分泌反応と何らかの病理作用を誘発する化学物質の濃度を決定するために、長期的な動物実験が用いられる。試験完了後は、利用できるすべての毒性データと情報を統合するハザード評価を受ける化学物質もあれば、保留状態に置かれる化学物質もある。

ではこれから、この五段階について詳しく見ていくことにしよう。

第一段階――化学物質の仕分け

ＥＤＳＴＡＣは、八万七〇〇〇近い化学物質群からスタートした。まず化学物質を次の四つの一般的な種類に仕分けすることを提案した。ポリマー（一つの構造またはモノマーの繰り返しによって構成される分子）類、内分泌効果を評価するための十分なデータがない化学物質、十分なデータが揃っていてスクリーニングを迂回して直接に試験まで進める化学物質、および、内分泌効果が十分理解されているのですべてのスクリーニングと試験を迂回して、直接にハザード評価まで進める化学物質の四種類である。

ポリマーという分類が、なぜスクリーニングおよび試験計画に設けられたのだろうか。それは単にＥＤ

STACが、このシステムに負担がかかりすぎないように、優先的にスクリーニングおよび試験に回す化学物質数を減らす方法を求めていたからだった。初期の討議では、ポリマーは分子量が大きいので胃腸管から吸収されないだろうとの前提にたち、それを対象から外そうと提案した委員もいた。計画からポリマーを外すと、対象となる化学物質の数はおよそ二万五〇〇〇減ることになる。だが複数の委員から、生後数か月間は新生児が胃腸管から大きな高分子を非選択的に吸収するという報告があった後、EDSTACはその除外を再検討することに納得した。結局、委員会は、スクリーニングおよび試験法からのポリマーの全面的除外を勧告しないことにした。[86] その代わりに、新規ポリマーと古いポリマーの区別、大きな高分子とその成分の区別をした。

すでにEPAは、毒物管理法に基づくEPA規則の下で、一万ダルトン（ダルトンは分子量の単位）よりも分子量の大きいポリマーについては製造前届け出を免除している。これはこのサイズの化学物質が生物系に吸収されず、それとの相互作用も起こさないことを根拠にしている。EDSTACで得られたコンセンサスに基づき、ポリマー免除開始点の分子量として一〇〇〇ダルトンが選択された。この分子量以上のポリマーは、その成分（モノマー、二つ以上のモノマーからなるオリゴマー）ごとに評価され、保留状態に置かれることになる。これよりも小さいポリマー（分子量一〇〇〇ダルトン未満）はスクリーニングのための優先順位付け段階に進むことになる。

第二段階——優先順位付け

討議を行う中で、EDSTACの委員は、文献から発達・生殖毒性データの得られる化学物質の割合がかなり少なく、それもほとんどが農薬と医薬品であることを認識した。「内分泌を介した効果」は、従来の規制では一般的に評価されるものではなかったので、既存の毒性データベースを利用しても、スクリーニングおよび試験プロセスを早める役にはほとんど立ちそうにもなかった。従来の毒性研究から関連するリスク情報を時宜に適って（たとえば一〇年以内で）作成できる見込みはきわめて薄かった。システムの負担を軽減するには、優先順位付けと段階的な試験を行う何らかの方法が必要であった。

優先順位付けの一助として、EDSTACは自動スクリーニング法に注目した。臨床試験や実験に入る前に有望な薬品、問題のある薬品、工業用化学物質を決めるために、製薬会社と化学品会社がこの数十年間に開発した方法だった。「高速大量処理プレスクリーニング（HTPS）」という用語は、化学物質の事前スクリーニングを行う自動化プロセスを表すためにEDSTACが用いている語である。この事前スクリーニング作業はロボットが機械的に行うので継続的な試験が可能となり、比較的短期間に多数の化学物質を処理することができる。自動化された試験がつくるデータの範囲は限られるが、その第一の役割は、エストロゲン、アンドロゲンまたは甲状腺ホルモンのレセプターに親和性を持つ化学物質を同定すること、つまり、被検化学物質が問題となっているホルモンレセプターに結合するかどうかを判定することであろう。

HTPSの結果は、化学物質が内分泌かく乱特性を有するかどうかを示す決定的証拠を与えるとは見なされなかった。その理由の一つはHTPSの手法が、化学物質が内分泌系に影響しうるメカニズムの一つ、つまり、化学物質がホルモンレセプターに結合することから生じる生物学的活性のみを対象としているからである。化学物質がホルモン信号を妨害しうる既知のメカニズムは他にもある。この理由から、HTPSは選別という役割であって、どの化学物質がさらなるスクリーニングおよび試験へと送られるべきかを決定するものである。ＥＤＳＴＡＣは、年間生産量が一万ポンド（四・五トン）よりも多いおよそ一万五〇〇〇の化学物質をＨＴＰＳでスクリーニングするよう勧告した。この事前スクリーニングを行って、試験結果が陽性だったものは次のスクリーニング段階へ回すことが検討され、陰性の結果がでたものは「待機」という分類に置かれることになる。

第三段階——スクリーニング

スクリーニング段階（ＥＤＳＴＡＣの用語で第一階層スクリーニングまたはＴ１Ｓ）では、化学物質は、内分泌系と相互作用をしてそれをかく乱する可能性を検出するための一連のインビトロとインビボのアッセイを受ける。このスクリーニングプログラムの目的は、化学物質が自然のホルモンと同様の効果をもつかどうかを決定し、エストロゲン、アンドロゲン、および甲状腺ホルモン効果を同定し、分析し、定量することである。インビトロのスクリーニングは、ヒトのホルモンレセプターを組み込んだ酵母細胞など、特定の作用について化学物質を試験できる特殊な細胞構造物を含む。被検化学物質はある種の酵素の存在下で、エストロゲンやアンドロゲン、あるいは甲状腺ホルモンのレセプターに結合するか？　これらの試験は非常に特異的で敏感なので、多くの擬陽性の読みが出てくる。簡単に言えば、細胞のない試料（つまり、細胞からは離した化学物質のみの試料）や一個の細胞においてホルモンレセプターと結合する物質であっても、動物そのものに生物学的悪影響を引き起こさないこともある。

細胞培養に加えて動物そのものを使う利点は、外来化学物質に曝露される生物の内分泌系に関して総合的評価ができることであり、したがってインビトロ・アッセイよりも広範なメカニズムの研究に使えることである。もちろん、短期の動物実験は長期の実験で現れるであろう生物学的影響をとらえられないかもしれない。長期の動物実験では、生物の発達の重要な段階と、さまざまな用量や曝露経路を適用して化学物質の影響を評価できる。

ＥＤＳＴＡＣはスクリーニングプログラムに、培養細胞を用いたレセプター結合アッセイに加えて、重要な発達時期における動物の被曝に対応するため、三日間と二〇日間のげっ歯類アッセイ、カエル変態アッセイ、魚類生殖腺アッセイを提案した。Ｔ１Ｓで陰性だった化学物質は、新たな法律が定期的見直しや再スクリーニングを求めるか新たな情報によって再調査が必要になるかしない限り、保留という分類に置かれる。また、スクリーニングで陽性だった化学物質は、次の「試験」段階にとって「高い優先順位」にあるものと見なされる。

第四段階――試験

試験段階（第二階層試験またはＴ２Ｔとも呼ばれる）は、動物における内分泌かく乱に対してさらに総合的な試験を提供することになる。動物試験セットは、生物におけるエストロゲン、アンドロゲン、甲状腺ホルモンを介したプロセスに対する内分泌応答を誘発する化学物質の濃度を決定するのに用いられる。ＥＤＳＴＡＣは、発がん性試験でよく使われるげっ歯類に加えて四つの非ほ乳類種、すなわち鳥類、両生類、魚類、無脊椎動物をＴ２Ｔの動物実験で用いるように勧告した。この試験セットで陰性となった化学物質は、再試験の理由がない限り保留の分類に入れられ、そこにとどまる。陽性の化学物質は、プログラムの最終段階、すなわちハザード評価に回される。

ＥＤＳＴＡＣの描いた試験セットの構想は、一生のうちの重要な段階とプロセス、広範囲の用量、関連する曝露経路（空気、水、食物など）を介した被検物質の投与を網羅する長期試験を含むものであった。試験は、子宮内曝露による第二世代への影響など、影響の総合的な特徴が出るように設計される。この試験は、スクリーニング・セットより感度が低いが、化学物質が生体内でふるまう実際の条件（吸収、代謝、体外排出）を一段とよく反映し、生物のライフサイクル全体（成長、発達、行動）に対応したものとなる。

第五段階――ハザード評価

ＥＤＳＴＡＣが策定したスクリーニングおよび試験プログラムの最終段階は、動物での試験法を終了した化学物質の集合に対するハザード評価である。ハザード評価、すなわちハザード同定は、化学的作用因子のリスク評価における中心段階の一つである。全米研究評議会（ＮＲＣ）の発表したリスク評価の構成概念によれば、ハザード同定（化学物質が健康影響の原因に関係しているかどうかを決定すること）、用量反応評価（曝露量と健康影響の発生との関係を研究すること）、曝露評価（ヒトまたは野生動物の曝露の程度を決定すること）、リスク特定（前の三段階をヒトや野生動物にもたらされるリスクの大きさの推定に組み込むこと）をリスク評価の四段階としている。[87]

内分泌かく乱化学物質をスクリーニングおよび試験するためのシステム案は、厄介で、複雑で、あいまいさに満ちている。プログラムの詳細が立案された時点で解消されるものも一部あるだろう。潜在的内分泌かく乱物質の試験をめぐる問題は、発がん性試験に関する問題よりもはるかに複雑に見える。発がん性の場合、研究者は動物実験で腫瘍の発生を探るか、細胞試験で突然変異を探ってきた。規則では二つの種で同じ動物実験をするように求めていた。エンドポイントは当然はっきりしていて、腫瘍ができることだった。ディラニー条項は用量反応評価を要件としていなかった。規制機関は、化学物質の発がん性を試験する範囲を決めるために、最大耐容用量か LD_{50}（最低の五〇％致死量）を用いた。低用量効果は、高用量の実験データから外挿された。

これとは対照的に、内分泌かく乱物質の試験案には多数のエンドポイントが含まれている。外来化学物質は多数のホルモン信号経路を妨害する可能性があり、その結果どれだけ多くの悪影響が生じるか決められない。エストロゲンレセプター結合アッセイを使う場合には、DESやエストラジオールなどの標準的エストロゲン様化学物質と比べて化学物質の強さを調べる。ある場合には、細胞増殖能や甲状腺ホルモン妨害能を、標準のエストロゲンと比較して決定する。また、外来化学物質は細胞核内の特定の遺伝子を活性化することによってタンパク合成を開始（いわゆる転写活性化）する場合もある。あるいは、化学物質のホルモン合成阻害能を調べたいという科学者がいるかもしれない。外因性物質は、ホルモン合成に不可欠な特定の酵素経路に介入する可能性がある。ホルモン合成が遮断されると、生物にさまざまな悪影響、たとえば、血清中の異常なホルモン濃度、流産、正常な雌雄の交尾の乱れなどが生じる可能性がある。インビボ試験の結果の尺度として七〇年前から使われてきたものの中には、子宮の大きさ、膣上皮の角質化、思春期開始年齢などがある。鳥類の試験には、産卵数、破卵率、卵殻の厚さ、生存可能胚数、生後一四日までのひな鳥生存数など、内分泌活性を知るためのいくつかのエンドポイントがある。

内分泌かく乱物質を特定する場合の厄介な要素には、発達の特定の段階にしか現れない影響のことがある。複数世代にわたる試験が適切だという影響もある。複数世代試験は、生殖・発生毒性評価に利用される最も総合的な試験と考えられる。だがこのような試験は、一化学物質につき三五〜八〇万ドルの費用がかかる。つまり、あまり使えないことを意味する。

規制当局者が直面するもう一つの問題は、スクリーニングおよび試験法から出た証拠をどう評価するかということである。ある一連の試験セットから、いくつかの陽性と陰性の結果が得られたと仮定しよう。これらの混じりあった結果から政策に与えられる情報は何だろうか？　EDSTACは、ある物質がスクリーニングから試験へ進むべきかどうか、どの物質が試験の後に内分泌かく乱物質と指定されるべきか、そして規制の実施前に、どの物質が最終段階のハザード評価に回されるべきかを決定するための判断基準として、「証拠の重み」手法を提案した。ある物質について、異なる生物を含む複数のアッセイから矛盾する結果が出た場合、一つの判断に達するには、証拠の重みが役に立つ。多数ありうる「証拠の重み」手法の中から一つを定める代わりに、EDSTACは、いくつかの指針を提示してEPAが詳細をまとめるという線で合意した。これらの指針はすべての証拠の検討を要求するが、特定の結果に対して異なる価値と重要性を設定する。証拠の重みを決定するには、陽性結果の出たアッセイの数と種類を考慮し、比較的低用量の効果を一段と重視し、インビトロのアッセイよりも、インビボ・アッセイからの内分泌かく乱効果のほうにより大きな重みをかける。[88]

EDSTACの採用したような、規制に対する「証拠の重み」手法は、化学物質がハザード評価に回されるべきかどうかを決める単純な論理構造がないことを意味する。したがってそれは、二つの異なる生物種に対して腫瘍が陽性ならば、疑わしい発がん物質への規制を自動的に始めるような判断基準とは、非常に異なっている。その決定プロセスはきわめて透明だが、ＥＤＳＴＡＣの提案したスクリーニングプログラムは、市民にとって、あるいは熱心な環境利害関係者にとってさえも、ついていく、あるいは理解することは容易ではないだろう。企業や公益保護団体の非常に専門的な知識を持った特定の人間を除けば、誰であれ、初期の計画書の記述に基づいて、試験プログラムをしっかりと理解し、賢明なコメントを出し、批判することはできそうにもない。

注目すべきことは、この大々的な政府の取り組み、すなわち、比較的新しい公衆衛生上の懸念への対応として工業用化学物質の毒性目録を作るという取り組みは、概ね、一女性研究者の非常に先見性と構想力のある仕事を軸にして乳がん問題を構築していた乳がん活動家たちの成果だったことである。乳がん問題活動家がその病気の原因を探る際の国家の優先順位を強化しようとして大衆運動を組織しはじめたときに、シーア・コルボーンが、環境エンドクリン仮説を打ちだした。

ＥＤＳＴＡＣが提案してきたスクリーニングおよび試験プログラムは、その進行中の管理をＥＰＡのような中央集中化した政府機関に任せるのが最もふさわしいタイプの施策である。何年もの間ＥＰＡは、連邦スーパーファンド計画、産業界で使われている全化学物質の目録維持、国の大気基準と水質基準の執行、農薬再登録などの大規模なプロジェクトを引き受けるよう命じられてきた。同庁は、政府がその作業のために有効性を検証した試験に基づいて、内分泌かく乱物質に関するデータを提供するよう企業に要求するために、既存の法律に基づく自らの権限を行使する計画である。ＥＰＡが法的権限を持たない場合でも、同庁は最優先化学物質をスクリーニングするための強制力のある合意を探ることができる。

他の政府機関は、この取り組みを支援しはじめている。一九九六年、国立環境衛生科学研究所と疾病管理センターは、環境内分泌かく乱物質のヒト曝露評価に関する研究で協力を開始した。同研究所から年間約七〇万ドルの資金を得て、疾病管理センターは約二〇〇名の血液サンプルと尿サンプルについて、合成内分泌かく乱化合物と植物性エストロゲンなど約三〇の化合物の存在を調べはじめた。

種を超えた広範な影響に関して質の高い毒性データを作りあげるという問題は、特に、これまでの大規模な規制プログラムがたどったさまざまな歴史を考えると、手に負えないように思う者もいるかもしれない。また、ヒトゲノム計画を見て、環境衛生と疾病予防の分野でも、同じような大々的進展が望み得ないのはなぜかと問う者もいるだろう。だが別の人は、同じヒトゲノム計画を見て、環境化学物質のリスク評価に対する総合的なアプローチがそのコストに値するだろうかと問うかもしれない。ヒトゲノム計画における政府の役割は、福祉の増進と商業拡大への機会を生みだすことだが、内分泌かく乱の試験における政府の役割は、少なくとも化学部門においては、商業の代償の一部が高すぎたかどうかを決定することなのである。おそらくそのことが、一般市民の認識の違いを説明する。我々は、大量の社会資源を新たな富の創出につぎ込むことには慣れてきた。だが、最終的に経済発展を抑えるような発見を生みだすものかもしれないとしたら、それに同じような規模で資源を費やすことにはもっと躊躇するのである。

第五章　結論——化学物質の毒性パラダイムを拡張する

リスクについての考え方を含め、世界についての我々のイメージを形作る上で、科学は中心的な役割を演じている。二十世紀の少なくとも後半に、人々が化学物質の毒について抱いてきた感じ方は、主にがんの恐怖に影響されてきた。突然変異が新生物（がん細胞）の開始および成長に関係しているという見方は広まっていたので、化学物質が体の細胞中の遺伝子に突然変異を起こすことが発見されると、それが、発がん性物質に分類された化学物質に対して社会が反応する際の科学的基礎となった。

そういうことから社会は環境に排出された人工の有機化学物質にヒトと野生生物がさらされることのリスクとしてがんを優先して考えてきたのであるが、長年有効だったこの社会的優先順位も、一九九〇年代に入ってようやく再考されることとなった。すなわち、シーア・コルボーンが他の科学者たちとの協力の下に、人工の化学物質と生殖、行動、発達の様々な障害が結びついているという仮説の大枠を公表してから初めて再考が始まったのである。

化学物質のリスクを評価するための発がんパラダイムは、農薬や工業化学品を禁止したり制限したりする結果を出してはこなかった。人々が強い直感からがん発生率の上昇の原因として化学物質を名指していた場合ですら、科学的調査がその直感を確認できるのはまれであった。

発がん性物質をめぐる人々の疑問が衰えはじめていたその時、また、メディアが化学物質のリスクの話に飽き飽きしていたその時、環境エンドクリン仮説が持ち上がった。一九八八年一月のはじめ、『ニューヨーク・タイムズ』紙は「心配症」と題する社説を載せて、環境を懸念する世界観に対して「ふーん？それは本当かなあ」という見方を表明した。

「安心するのはまだだ。いつでも心配なことがある。ワインの中のウレタン、寿司の中の寄生虫、……ワインにウレタンが入っていなくても硫化物が入っている。あるいはビールにも入っていよう。いずれも、もっと有毒なアルコールと一緒になっているのだ。これらはどれもこれも、現代生活はアメリカ人にさらにさらに心配を抱えさせるぞと、という意味だろうか？　いや、違う。心配が心配の種を生むのだ。その態度を変える必要がある。続いているのは心配症である。」と書いた。[1]

同紙社説の軽率さ加減は、最近の化学リスクのニュース報道にみられる一般的な調子を象徴していた。たとえば、一九八九年のアラール騒ぎに反撥するメディアの強い反応があった。科学者たちも、人工有機化学物質とがんに関する心配を大衆のはき違えだと思うと、自由に言うようになった。一九八〇年代の初めのこと、経済界は「一九五八年食品医薬品法」のデイラニー条項をひっくり返すために同盟を作りはじめた。科学者の中にも、高用量の化学物質で行う動物バイオ・アッセイ結果から、事実ヒトにがんを起こす物質であるかどうかを決められるのかという懐疑主義が持ち上がった。科学ジャーナリストたちの興味が化学物質から遺伝性がんへと移った。がんは遺伝性の病気だという思想はヒト・ゲノム・プロジェクトと具合よくフィットし、病気の原因遺伝子を解明する研究の流行と合致した。

一九九〇年代半ばまでに、環境エンドクリン仮説は化学リスクの新しいメタファー（隠喩）を科学界内部にも一般大衆の間にも呼び起こしはじめていた。

科学界内部では、内分泌かく乱物質の概念は、広い領域の研究を大きなアーチでつなぎ合わせる枠組を与えた。また原因がよく分かっていない数多くの病気が、この内分泌かく乱物質に関連したメカニズムで再検討されはじめた。その中には女性・男性の生殖系の病気、免疫系の病気、甲状腺の病気があり、もちろん乳がんと前立腺がんも入っている。

この仮説が発表されたことで、幾人かの科学者は自分が研究しているヒトまたは野生生物の病気が何らかの形で、生体組織の発達段階の重要な時期に化学物質に曝露されたためではないかと考えるようになった。遺伝と環境とを二分する伝統的な考えが見直された。お腹の中の胎児は子宮環境内のホルモン変化に非常に敏感である。母親の脂肪組織や血液中に貯まっていた化学物質は妊娠や授乳という身体の変化を通して動き出し、胎児や乳児に移される。ホルモンをかく乱する性質を持った化学物質は脳の発達に影響を及ぼし、あるいは、解剖学的バランスを損なう力がある。科学者たちは子宮内で胎児（または胚）の適当な時期にたった一度だけ化学物質に曝露されたことが、その後何十年間も現れてこないような不可逆的異常につながっていく道を研究するために、動物モデルを工夫した。

がんの体細胞変異理論の解釈に従えば、ＤＮＡが化学的に変異した細胞はそのまま何もせずに体内に留まり、細胞分裂と腫瘍成長に都合の良い条件が来るまでじっとしている。ホルモンのようにふるまう人工化学物質は、胎児の細胞を病的な状態にしたり異常な発達に導いたりして改変する力があると信じられている。

出産前の羊水についての最近の研究によれば、人の胎児は発達に影響を受けるに十分な濃度で外来化学物質にさらされているという見方は確かにありそうなことである。ロサンゼルスのシーダルス・シナイ医学センターの婦人科医であるクロード・ヒューは、一九九九年六月一四日の内分泌学会年会で「かなり高濃度のＤＤＥが、妊娠一六週から二〇週の女性五三人の羊水から検出された。」と報告した。ＤＤＥはテストステロン・アンタゴニスト〔拮抗物質〕で、その羊水中の濃度は正常な女の胎児中の自然男性ホルモンと同レベルで、かつ男の胎児中の自然男性ホルモンの半分程度であった。この結果は、胎児がその発達の初期段階で相対的に高濃度のホルモン・アンタゴニストに曝露されていることを示している。[2]

一九九六年に「発達中の免疫系における化学的に誘起された変化」に関する作業部会から合意宣言が出された（付録B参照）。一八人の科学者が、「免疫系の障害は発達段階における変化から始まり長く続く可能性がある。その影響は誕生時には現れないで、大人になるまで見えてこないこともある」のは確かだと表明した。[3]

がんの「エンドポイント」は一個の細胞型あるいは病気のメカニズムで定義されるのではないけれども、がんで共通するテーマは、異常な細胞型、細胞増殖、および細胞変態である。内分泌かく乱物質の場合はこのような共通テーマが特定の病気や遺伝的条件の中にあるのではなく、外来の化学物質が胎児の成長中やその直後に体内メッセージをかき乱す、その役割の中にある。

たとえば、ノルウェーにいる北極グマの中にはオスとメスの両生殖器をもって生まれて成獣まで成長するものがいる。クマの生殖器異常は食べ物中のＰＣＢのせいとされている。

環境エンドクリン仮説は多くの面ですでに成功を見ている。内分泌かく乱物質という概念のおかげで、化学的に誘起されホルモンを介して起こる病気の研究を積極的にしてみようという新しい研究分野が生まれた。しかし、内分泌かく乱物質がヒトの異常に関係あるかどうかは分かりようがないとする科学者たちは、実験室研究と、限られた数の化学物質による影響が出ている野生生物研究にかなり信頼を置いている。

この三〇年以上の間に、様々な野生生物種の間に異常な発達があるという研究論文が山積している。こうした研究は、もし内分泌かく乱物質理論のレンズを通して再検討されれば、この理論にとってもまた理論からの解釈という意味でも、貢献が期待できる。

一九九〇年代半ばにおける、内分泌かく乱物質を巡る人々の声と政府の反応が、小規模の研究、資金の少ない研究を、野生生物研究と比較内分泌学の重要性を高めホルモンレセプターのメカニズムへと進むという共通したテーマの下に束ねることとなった。がんの場合と同様に、研究費の優先、人々の主張、会議、規制等の中にはっきりと、内分泌かく乱物質の支持層の浮上が見られる。この現象はがんから社会の注目が移ってきたというものではなく、がん研究者の視野が広がってホルモン依存性がんに対して外来的な原因を含めようと動いてきた結果である。

環境エンドクリン仮説の範囲が広がると共に仮説は論争相手に対して脆弱な面も大きくなってきた。しかしながら、この仮説は堅く結びついた一組の命題の周りに構築されているわけではない。物理学にあるような、通常の意味での理論ではない。そうではなく、様々な観察事項の理論的説明を結びつけている数々の提案の集合、一致を見たルールの集合である。むしろ、この仮説は、緩やかな構造を持った枠組みとでもいうものである。ヒトと野生生物の化学物質被曝とヒトの問題との間に何らかのメカニズムと何らかの相関があるという点に研究者の関心を集める凸レンズのようなもので、様々な確かな結果や推測的仮説から構築されている。この傘の下には、より固い枠組みとして子宮中での化学物質曝露が発達異常や大人の病気につながるかどうかなどの試験可能な推定提案がある。仮説全体を見渡せば、矛盾や否定的あるいは再確認できない証拠などもあろうし、特定の部分仮説の論駁すらも入っているかもしれない。それを撥ね返す力は、残りの一般的仮説が観察結果の上にしっかりと築かれていて科学の基本を踏み外してはいないという事実の中にある。さらに、科学者たちは環境化学物質のホルモン様効果を示す実験室内の結果や野生生物の現象を機構面から説明するための生化学的筋道を研究してきている。

内分泌かく乱物質の理論は単なる仮説以外の何物でもないと主張する批判者たちは、動物データの重要性を軽んじている。そして生物の成長の特定段階で環境化学物質が体内の生化学ルートを妨害する方法を理解しようとして進めてきた科学の進歩の重要性をも軽んじている。

これを図解的に示せば、仮説には以下の主張が関係している。これは科学界内部では大方議論の余地のないものとなっている結論を再現したものである。

——高濃度（あるいは中濃度）の人工化学物質に曝露された野生生物は性ステロイドにより誘起される典型的反応を示している。

——インビトロ研究では、人工化学物質がホルモンレセプターと結合し、あるいはレセプターを活性化して、遺伝子を発現させることが示された。

——妊娠マウスが非常に低濃度の人工化学物質に曝露されると、仔の精子製造能力の低下と前立腺肥大を示した。

——ある類の人工化学物質は人の乳がん細胞を刺激して培養中に分裂を起こさせた。それは強い女性ホルモンのエストラジオールの作用と相似している。

——工場排水に曝露されたオスの魚とワニは、メス化の徴候を示す。実験室で様々な化学物質を卵に曝露すると再現した。

——難分解の有機化学物質はヒトの組織に貯まり、妊娠中には胎児に、授乳中には乳児に渡される。

——子宮内の動物に低濃度の人工化学物質を曝露して、免疫系の障害と生後の行動変化を起こすことができる。

最も激しい懐疑主義者ですら、これらの事実とその他のいくつかの同様の提案がしっかりした基礎の上に立っていることを否定はしない。このことから、確立された仮説とまだ不確実な仮説とを分離したいと望んでいる科学者もいる。論争を挑まれてきた知見で、ある程度支持が得られているがまだ広い科学的合意には至っていない知見は、次のようなものである。

——ヒトの精子の密度、運動能および健康度はこの数十年間に世界中で徐々に下がってきている。

——有機塩素化合物はヒトに乳がんを起こす。

——子どもたちの認知能力と行動の異常は子宮の中で内分泌かく乱物質に被曝したためである。

——精巣がんや前立腺がん、尿道下裂、停留精巣、その他の生殖・発達異常のような病気は、女性が環境レベル程度の内分泌かく乱物質を体内に持っていたことから、胎児が子宮内で被曝したことに帰せられる。

ダンゾーは一般的合意を次のように表現している。「数々の実験研究が、環境由来の異物は動物の生殖健康に悪い影響を持ちうるという考えを支持している。環境由来の異物がヒトの男性生殖過程をかく乱しているという状況証拠は累積している。(5)」

ヒトの病気の原因を突き止めようとする場合には、倫理的制限が科学に課せられるのは当然である。ヒトを工業化学物質に被曝させてその効果を試すということは倫理的に許されない。このように計画的な実験で確認することができないので、疫学の結果には力の点で限界がある。そこで、統計的に有意な相関を見いだすことが、研究の背後で未知の交絡変数が働いているかもしれないという事情に対抗するための標準的手続きとなる。たとえば、『ニューイングランド医学』誌に報告された論文では妊婦が摂取したPCB汚染魚の量と子どもの知能低下と注意力欠如問題との間に統計的に有意な相関があることが示されている。[6]

他方、最良の動物実験結果があったとしても、ヒトへの影響を予言するものとしては〝示唆される〟と言えるだけであって、〝結論される〟とは言えない。しかし、たとえヒトについて計画された実験というものがなくても、子宮内で、あるいは誕生後に内分泌かく乱物質を被曝することと、子ども時代、あるいは大人になってからの異常とを結びつける際の信頼レベルは様々な間接的研究を複合させることによって改善されよう。四章で見たように、計画的な実験の有利さを欠いた原因追究を行うこの方法は、「証拠の重み」手法と呼ばれることがある。米国の厚生省毒物疾病登録庁（US‐ATSDR）の報告書には、「政策を立てる場合の原因研究に必要で合理的な別法は、原因決定の代用として使える科学的証拠の全般的重みを使った慎重な評価ということになろう」と書かれている。[7] この見解は、動物はヒトの健康問題にとっての斥候であるという前提に立っている。ATSDR庁は、生物の種、門を越えた証拠の重みは、環境政策の基礎として使えると言っている。そして、この方法がヒトの病気の原因としてPCBを名指しするのに使われた。

疫学研究、実験室研究、あるいは野生生物学者の観察結果のいずれも、顕微鏡のレンズにたとえることができる。レンズと同様に、これらの研究は分解能と質に幅がある。それぞれ異なった個体集団の異なった時期に焦点を当てている。しかし、繰り返し発見されてきた事実の間には顕著な平行性が認められ、また、地域的境界も生物種、属の境界も超えているものもある。一つ一つの種についての研究には限界があり証拠の力も弱いものの、それらの証拠を集めれば、その重みから、五大湖からセント・ローレンス湾にかけての魚中に見い出される、ある型のＰＣＢとダイオキシン様の化合物が神経行動学的欠陥の原因であると言うことができる。(8)

国際がん研究所はこれと同じ線に沿って考えており、「ヒトについての適当なデータがないときは、ある物質や混合物が発がん性であると動物実験で充分な証拠がでていれば、ヒトにも発がんのリスクがあることを示しているとみなすのが生物学的に妥当であり、慎重な判断である」という見方をとっている。(9)「証拠の重み」を採用する方法は特定の原因―結果シナリオを評価するのに用いられる。環境毒物に結びつく野生生物の内分泌かく乱物質の例がもっと現れてくれれば、このような物質の環境レベルでヒトも危険に直面しているという理論が支持を得ることになろう。しかし、皮肉なことに、一つの理論的な枠組の下に、精子数減少、がん、免疫低下、認知能力の障害などの幅広い効果を置いてしまうと、たった一つの作用機構が働いているのだという誤った印象が生まれてくる。また、このようになると、何か否定的な事象が一つでも見つかると理論全体を弱めたとの誤った印象も生む。実際、この理論（の建物）は礎石の上に証拠のかけらという石を一つずつ積み上げて建築されている途上である。

生物化学的説明をあまりにも簡単化しすぎていると指摘する批判は正しい。特に大衆的なメディアや主張型の出版物に現れたものは簡単化しすぎている。内分泌かく乱物質に対して芽生えた関心は、かつて、全く孤立した独特なものと考えられていた研究が一つのレンズで再検証されつつあるということを意味している。データを採っていく「第一世代の努力」は複雑さを持った新しい地平に道を拓いている。同じ化学物質がある条件下では、エストロゲンとして働く。認知機能や免疫機能を乱す化学物質がホルモンレセプターにかかわらない作用機構で働くこともある。ジレスビーとザカレフスキーは次のように記している。「エストロゲン様物質の作用機構はきわめて幅広く、異なった数種の信号ルートを包含している……つまり作用メカニズムと化学構造の多様性が、内分泌物質の研究をきわめて難しい複雑なプロセスにしている。[10]」

特定の化学物質あるいは特定の生物種ではホルモンかく乱の一つのメカニズムを確証することができないという事実は、一般的な枠組の有用性を無意味にするものではなく、その枠組内で、様々な外来異物によるシグナル妨害のメカニズムが多様に働くだろうということを示唆するものである。

環境エンドクリン仮説の成功例に敬意を払うために、我々はヒトの病気についての例や実際の死者数を確認する必要はない。化学物質による災難を調査するためには、もっと総合的な取り組みを組織すべきであるが、そのためには新しい横断的な学術協力を推進し奨励することである。世界中の科学者と科学の研究予算を握っている政府の中に新しい考えが起きている。すなわち、様々な生物の発達異常には環境因子――特に妊娠中や授乳中に移行する体内に貯えられていた化学物質という因子、あるいは発達中の胎児に影響を与えるほどに、環境中に蓄積している化学物質という因子――が働いているという考えが燃え上がっている。一つの例として、日本の環境行政を先導している環境庁は、世界で最初に専ら内分泌かく乱物質を研究する学会の設立を支援した。これは、国内の新聞の一面に取り上げられ続けてきた問題に応えたものである。環境エンドクリン仮説は様々な学問分野から新しい研究意欲を生み出し、前立腺がんや尿道下裂のような工業国で発生の増加が見られ、かつ原因不明の病気を調べてみようという動きを作っている。

と同時に、化学物質のエンドクリン効果の研究が、伝統的毒性学の限界に注目するようになってきている。脳の発達において化学物質が初期設計に影響を与えるという問題も、細胞死や染色体損傷や腫瘍発生というような伝統的・標準的バイオマーカーの背後にうち捨てられてはならない。化学物質の遅発性効果を研究する新しい方法がＤＥＳの経験から生まれてきたが、これは他のホルモン様物質やアンタゴニストの研究にも応用できるだろう。

生涯にわたって多数の化学物質に被曝した場合の原因を探索するという複雑な問題から、予防原則について新しい認識が始まっている。そして、環境エンドクリン仮説がこの原則の公共政策への適用性を検討する公開議論の場を提供している。

こうしたすべての理由から、内分泌かく乱物質という言葉は科学辞典にも社会的協議事項にも常に刻み込まれてきた。したがって、科学者たちは化学物質が生物活性であるかどうか調べるように頼まれれば、従来の急性毒性、発がん性、遺伝毒性、および、催奇形性に加えて、内分泌かく乱作用をも念頭に置くことになるだろう。これは決して小さな遺産と呼んで済ませられるようなものではない。

エピローグ

一九九九年八月四日、米国科学アカデミーの全米研究評議会は、待望の内分泌かく乱物質に関する報告書「環境中のホルモン活性物質」（*Hormonally Active Agents in the Environment*）を出版した。これは、一六名の科学者からなる委員会（発足当初よりも一名減少）が一九九五年から始めた調査の末に作成したものであり、四一四ページからなる報告書には、三つの重要なメッセージがこめられている。まず第一に、委員会は内分泌かく乱化学物質（委員会はこれを「ホルモン活性物質」またはＨＡＡｓと呼んでいる）の科学的問題の重大さについて合意し、この問題は、広範な野生生物とヒトの集団に対する研究、モニタリング、試験、および、化学物質のスクリーニング方法の開発を通して、掘り下げるべきだと結論している。

科学アカデミーの研究報告は、「環境エンドクリン仮説」を支持し唱えてきた科学者らの活動と、米国その他の諸国が内分泌かく乱物質の健康影響と環境影響を研究するために講じた措置を、検討評価した。委員会では、環境中のホルモン活性物質が健康にとって大きな脅威となるのか、また足並みをそろえた対応が即刻必要かどうかという点について、意見の一致は見ていない。

この報告書が、これまでに環境エンドクリン仮説のためになされた主張と一致している部分は、次のような研究結果についてである。

——ホルモン活性物質に曝露した結果として、生殖と発達への悪影響がヒトの個体群、野生生物、実験動物に観察されている。（三頁）

——特定の化学物質に対する出生前曝露は、低体重出生児や早産の原因となることがあり、記憶力や知能の障害、それに神経筋の発達遅滞と相関づけられている。（三頁）

——さまざまな動物を用いた実験研究では、子宮内で特定のホルモン活性物質をいろいろな濃度で動物に曝露すると、生殖器の構造異常や機能異常を引き起こせることが示されている。（三頁）

——野生生物に見つかった健康影響は、それらが曝露したのと同じ化学物質にさらされた実験動物にも同じく観察されている。（四頁）

また委員会は、「いくつかのホルモン活性物質に対する生物学的反応は、高用量よりも低用量のときのほうが大きくなる可能性がある」（八頁）ことを認め、この化学物質が単調な用量反応曲線を示すとは限らないと表明している。

第二にこの報告書は、どのような知見が不足しているために、化学物質の影響に関する推論の幅が狭められているのかを明らかにしている。内分泌かく乱特性を持つ合成化学物質と野生生物の発達異常や生殖異常とを結びつける状況証拠や蓋然性を示す証拠は増えつづけており、報告書はこうした証拠を引用しているものの、内分泌をかく乱するどのメカニズムによって、どの化学物質がどの影響を引き起こすのかについては推測にとどまっているとしている。また、内分泌かく乱物質がヒトに及ぼしうる影響に関して、重要な関連分野でかなりのデータが不足していることも次のように指摘している。「胎児期や妊娠中など、影響を受けやすい時期におけるホルモン活性物質への曝露と起こりうる影響、および世代を越えた影響がヒトについて評価された例はない。」（二五七頁）

最も強い確信を表明する言葉は、野生生物への影響に関する結論部分に見られる。「環境中のホルモン活性物質は、おそらく、五大湖の魚類や鳥類、アポプカ湖の若いワニをはじめとする一部の野生生物の個体数減少の一因であり、また米国のミンク、ヨーロッパのカナダカワウソ、ヨーロッパ水域の海洋ほ乳類の病気や奇形にも寄与している可能性がある。」（六頁）「合成された持続性のある生物濃縮性炭化水素が、野生生物の生殖への影響を引き起こしたという証拠がある……」（二七九頁）

第三にこの報告書は、いくつかの研究の解釈とそこからの一般化について、委員会の科学者の間に意見の相違があることを挙げている。その傾向を的確にとらえている文章は、「概要」の最初の段落に見られる。「高濃度のホルモン活性物質への曝露が、野生生物やヒトの健康に影響を与えうることは明らかである。だが、環境中にふつうに存在する濃度でホルモン活性物質に曝露するとどの程度の被害が生じるかについては、まだ議論がある」（一頁）。この全米研究評議会の報告書は、何百もの科学研究をベースにしている。特定のヒトあるいは動物の影響について引用されたデータの傾向について述べている解釈には、限定的な文言を多くつけて偏重のないようにしている。たとえば、「因果関係の欠如」「ヒトの曝露データの不足」「生物システムに対する重要な作用機構が分かっていない」「実験動物における結果をヒト影響に外挿することの限界」「自然界に見いだされるホルモン活性物質から、人工のホルモン活性化学物質を選り分けることの困難」などの文言が使われている。

この報告書の「概要」と「序文」では、委員会のメンバー間に見られる見解の相違について論じられている。「委員会の作業で、データに限界と不確実性があると、一般仮説の解釈、適切な情報源の決定、証拠の評価、関連物質の定義、環境変数および生物学的変数の評価に関して、委員の判断が分かれてくることがはっきりした。」こうした意見の違いが科学的知識の欠落からきているのは一部にすぎなかった。「違いの一部は、各種の証拠に対する価値観の違いからきているのは明らかである。実験や観察、「証拠の重み」手法、一つの化合物や生物の結果を別の化合物や生物に外挿すること、情報源公開、意味のある結論勧告に達するための判断基準などを見る目に違いがあった。」（二頁）「委員の意見を分けたものは、たいてい、今の知見をどのようにして得たかという方法に対する見解の相違から来ていることが明らかになった。我々が自然界をどう理解するか、自然界に関して相矛盾する仮説がある中でどのような決定を下すかは、認識論の分野の問題である。委員会のメンバーは、ある基本的な認識論において見解を異にしているようであり、そのために、環境中のホルモン活性物質の問題に関する解釈や結論が異なってきた。」（一三頁）

論争から生まれた問題に関する科学的証拠の現状に関して意見の分かれている委員会が、コンセンサスに基づく報告書を作成しようとすれば、どうしても科学を控えめに慎重に解釈せざるを得ない。報告書の中で一般仮説への支持を表明する文章は、委員会自身と外部委員の懐疑主義者や反対論者の審査を通らなければならなかった。この報告書に非常に多くの限定的文言が使われていること、内分泌かく乱物質の病因論についてほとんど決定的説明がされていないこと、そして、因果関係について非常に控えめな見方をしていることは、そうした理由による。最終的には、エンドクリン仮説は、全米研究評議会の審査を通して最も手厳しい懐疑主義者たちの批判的評価を受けた上で、工業用および農業用化学物質の研究に対する正統で有望なアプローチとして浮上したのである。

付録

付録A　環境エンドクリン仮説の展開における重要な出来事

一九三八年　合成エストロゲン第一号のジエチルスチルベストロール（ＤＥＳ）発表
一九四一年　米国食品医薬品庁（ＦＤＡ）がホルモン療法用と更年期障害治療用にＤＥＳの使用を認可
一九四七年　米国農務省（ＵＳＤＡ）が鶏の成長促進用にＤＥＳの使用を認可
一九四九年　ＦＤＡが流産予防用にＤＥＳの使用を認可
一九五四年　ＵＳＤＡが、牛と羊へのＤＥＳの使用範囲を局部への埋め込みおよび飼料への混合にまで拡大して認可
一九五九年　実験動物でＤＥＳの発がん性を発見。鶏関連の販売と使用を禁止
一九六二年　レイチェル・カーソンが『沈黙の春』を出版
一九七一年　妊婦のＤＥＳ服用と、生まれた娘の稀なタイプの膣がんとの関係を発見。ＦＤＡが動物へのＤＥＳの使用を禁止
一九七二年　米国ＥＰＡが農薬のジクロロジフェニル・トリクロロエタン（ＤＤＴ）を禁止。ＦＤＡが、妊婦にＤＥＳを処方しないよう医師に通告
一九七七年　ＥＰＡがＰＣＢの製造、使用を禁止
一九七九年　（九月一〇〜一二日）国立環境衛生科学研究所（ＮＩＥＨＳ）の後援により、ノースカロライナ州ローリーで、「環境エストロゲン会議」開催（会議録、McLachlan, 1980）

一九八一年　（一一月一～四日）「ヒトの成長と発達における環境要因」をテーマに、コールドスプリングハーバー研究所にて、第一一回バンベリー会議開催（会議録、Hunt et al., 1982）

一九八五年　（四月一〇～一二日）ＮＩＥＨＳの後援により、ノースカロライナ州ローリーで、「第二回環境エストロゲン会議」開催（会議録、McLachlan, 1985）

一九九〇年　五大湖周辺の野生生物に対する化学物質の影響に関する国際合同委員会のための、調査結果発表（Colborn et al, 1990 参照）

一九九一年　（七月二六～二八日）コルボーンがウィスコンシン州ラシーンにて、「化学物質によって誘発される性発達と機能発達の変化——野生生物と人間との関係」と題するウィングスプレッド会議を開催（会議録、Colborn et al., 1992）

（九月三〇日～一〇月四日）ＷＨＯおよび他の組織との共催により、生殖健康に対する環境影響について、国際作業部会開催（会議録、Skakkebaek et al., 1993）

一九九二年　（一〇月二日）上院の政府問題委員会、「生殖危険に関する政府規制」に関する公聴会開催（議事録、U. S. Congress, Senate, Committee on Governmental Affairs, 1992）

アナ・ソトとカルロス・ソンネンシャインが外因性エストロゲン用Ｅ‐スクリーンアッセイを開発（Soto et al, 1992, 1995 参照）

一九九三年　（一〇月二一日）下院エネルギー商業委員会の健康環境小委員会が「エストロゲン様農薬の健康影響」に関する公聴会を開催（議事録、U. S. Congress, House, Committee on Energy and Commerce, Subcommittee on Health and the Environment, 1994）

（一二月一〇～一二日）コルボーンがウィスコンシン州ラシーンにて、「化学物質によって誘発される発達の変化——野生生物」と題するウィングスプレッド会議を開催（Bantle et al., 1995 参照）

一九九四年（一月九～一一日）ＮＩＥＨＳの後援により、Ｊ・Ａ・マクラクランとＫ・Ｓ・コラックが、ノースカロライナ州ローリーで「第三回環境エストロゲン会議――地球規模の健康影響」を開催（会議録、J. A. McLachlan and Korach, 1995）
（九月四～五日）ディスカバリーチャンネルで、ＢＢＣ制作のドキュメンタリー番組「男性への攻撃」〔邦題――精子が減ってゆく〕を放送

一九九五年（一月二三～二七日）デンマークの環境保護庁と環境エネルギー省の要請により、国立コペンハーゲン大学病院で、「男性の生殖健康とエストロゲン効果をもつ環境化学物質会議」開催（報告書、Danish Environmental Protection Agency, 1995）
（二月一〇～一二日）コルボーンがウィスコンシン州ラシーンにて、「化学物質によって誘発される免疫系発達の変化――野生生物と人間との関係」と題するウィングスプレッド会議を開催（合意宣言、Barnett et al., 1996）
（四月一〇～一三日）Ｒ・Ｊ・カブロックが中心となり、ノースカロライナ州ローリーのリサーチトライアングルパークにて、「ＥＰＡ研究開発局の内分泌かく乱物質会議」開催（会議録、Kavlock et al., 1996）
（六月九日）デンマークのエスビャウにて、北海沿岸諸国の国際環境大臣会合「第四回北海会議」開催。残留性有機汚染物質の段階的撤廃に合意
（七月二一～二三日）コルボーンがウィスコンシン州ラシーンにて、「化学物質によって誘発される魚類の機能発達と生殖における変化」と題するウィングスプレッド会議を開催（会議録、Rolland et al., 1997）
（一〇月二四～二六日）米国科学アカデミーの全米研究評議会「環境中のホルモン関連毒物」委

員会が、ワシントンDCにて初会合（後に「環境中のホルモン活性物質」委員会に名称変更）
（一〇月二九日～一一月一日）アーカンソー州ホットスプリングズにて、「ダイオキシン、PCB、農薬、金属、精神活性剤、治療薬等内分泌かく乱物質の発達神経毒性学会議」を開催
（一一月五～一〇日）コルボーンがイタリアのシチリア島エリーチェにて、「環境内分泌かく乱物質——神経、内分泌、行動への影響」と題してエリーチェ会議を開催（合意宣言、Brouwer et al., 1998）

一九九六年

（三月）シーア・コルボーン、ダイアン・ダマノスキ、ジョン・ピーターソン・マイヤーズによる『奪われし未来』の出版
（五月一五～一六日）EPA後援により、ワシントンDCにて、ホルモン系をかく乱するおそれのある化学物質のスクリーニングに関する作業部会開催
（五月二六～三〇日）内分泌かく乱物質をテーマに、トロント大学で五大湖研究三九周年記念会議開催
（八月）食品品質保護法可決。EPAに対し、食品中の残留農薬の潜在的ホルモンかく乱効果に関するデータ取得を義務づけ
（八月）「安全飲料水エストロゲン様物質スクリーニングプログラム法」とも呼べる一九九六年修正安全飲料水法（合衆国法律集第四二編三〇〇節f～）により、エストロゲン様物質のスクリーニングプログラムの策定をEPAに義務づけ
（九月二七～二九日）コルボーンがウィスコンシン州ラシーンにて、「現在使用中の農薬による健康影響——野生生物と人間との関係」と題するウィングスプレッド会議を開催（合意宣言、Brock et al., 1999）

一九九七年

（一〇月一六日）ＥＰＡ、内分泌かく乱物質スクリーニングおよび試験諮問委員会（ＥＤＳＴＡＣ）設置

（一二月二～四日）英国のウェイブリッジで、ヒトの健康と野生生物に対する内分泌かく乱物質の影響について、欧州作業部会開催（会議録、International Organization for Economic Cooperation and Development, 1997）

一九九八年

（四月一〇～一三日）アムステルダムにて、ＯＥＣＤ、ＳＥＴＡＣ、欧州連合により、内分泌変調物質と野生生物の評価・試験に関する作業部会開催

（七月一四日）イリノイ州シカゴにて、五大湖内分泌かく乱物質シンポジウム開催

（七月二〇～二三日）ＮＩＥＨＳと国家毒性学計画（ＮＴＰ）との後援により、バージニア州アーリントンで、「第四回環境エストロゲン会議──基本的知識、リスク評価、公共政策を結ぶ」開催

（六月二日）ＰＢＳ放送の番組「フロントライン」が、内分泌かく乱化学物質に関するドキュメンタリー作品「自然をあやつる」を放映

（七月一二～一七日）ニューハンプシャー州プリマスにあるプリマス州立大学で、環境内分泌かく乱物質に関するゴードン研究会議開催

（八月）米国ＥＰＡ汚染防止・農薬・毒物局「内分泌かく乱物質スクリーニングおよび試験諮問委員会の最終報告書」発表

（一二月一一～一三日）京都にて、国際内分泌かく乱化学物質シンポジウム開催

一九九九年

（七月）全米研究評議会が、ワシントンＤＣのナショナルアカデミー出版より『環境中のホルモン活性物質』出版

付録B　一連のウィングスプレッド会議から出された合意宣言、1991～1996年

会議タイトル	開催場所、開催日	合意宣言文書発表	署名科学者数
化学物質によって誘発される性発達と機能発達の変化——野生生物と人間との関係	ウィングスプレッド会議センター ウィスコンシン州ラシーン 1991年7月26～28日	Berne et al. (1992)	21
環境によって誘発される発達の変化——野生生物	ウィングスプレッド会議センター ウィスコンシン州ラシーン 1993年12月10～12日	Bantle et al. (1995)	23
化学物質によって誘発される免疫系発達の変化——野生生物と人間との関係	ウィングスプレッド会議センター ウィスコンシン州ラシーン 1995年2月10～12日	Bantle et al. (1996)	18
化学物質によって誘発される魚類の機能発達と生殖における変化	ウィングスプレッド会議センター ウィスコンシン州ラシーン 1995年7月21～23日	Benson et al. (1997)	22
環境中の内分泌かく乱化学物質——神経、内分泌、行動への影響	エットーレ・マジョラナ科学文化センター イタリア、シチリー島、エリーチェ 1995年11月5～10日	Brouwer et al. (1998)	18
現在使用中の農薬による健康影響——野生生物と人間の関係	ウィングスプレッド会議センター ウィスコンシン州ラシーン 1996年9月27～29日	Brock et al. (1999)	23

付録C 『奪われし未来』の論評

著者	職業	出版物	日付	論評の種類	評価
モギッシ	科学者	エンバイロンメント・インターナショナル	1996年	書評	否定的
フルクス	医師	フルオライド（臭素化物）	1996年	書評	肯定的
メドウズ	科学者	ロサンゼルス・タイムズ	1996年1月31日	意見記事	肯定的
ワルトホルツ	記者	ウォールストロート・ジャーナル	1996年3月7日	書評/ニュース	中間
カーペンター	記者	U. S. ニュース・アンド・ワールドレポート	1996年3月11日	書評/ニュース	肯定的
マシューズ	政策顧問	ワシントンポスト	1996年3月11日	意見記事	肯定的
マルキン	政策顧問	シアトル・タイムズ	1996年3月12日	意見記事	否定的
編集長	—	ワシントン・タイムズ	1996年3月13日	社説	否定的
ベグレイ、グリック	記者	ニューズウィーク	1996年3月21日	書評/ニュース	中間
レイバーン	記者	ビジネスウィーク	1996年3月18日	書評/ニュース	中間
コラータ	記者	ニューヨーク・タイムズ	1996年3月19日	書評/ニュース	否定的
ダンスロー	政策顧問	シアトル・タイムズ	1996年3月20日	意見記事	肯定的
スノー	記者	ハッティズバーグ・アメリカン	1996年3月21日	書評	中間
ジマーマン	科学者	フィラデルフィア・インクワイアラー	1996年3月24日	書評	肯定的
ベイリー	TVプロデューサー	ワシントンポスト	1996年3月31日	意見記事	否定的
編集長	—	リッチモンドタイムズ・ディスパッチ	1996年3月31日	書評	否定的
フューメント	科学作家	サクラメント・ビー	1996年3月31日	意見記事	否定的
ウェイス、リー	記者	ワシントンポスト	1996年3月31日	書評/ニュース	中間
コルティーズ	科学者	エンバイロンメンタル・サイエンス&テクノロジー	1996年4月1日	書評	肯定的
ジョンソン	記者	エンバイロンメンタル・サイエンス&テクノロジー	1996年4月1日	書評/ニュース	中間
ルシエ、フック	科学者	環境衛生展望（ＥＨＰ）	1996年4月1日	論説	中間
ムーモー	科学者	ケミカル&エンジニアリング・ニュース	1996年4月1日	書評	肯定的
サリバン	科学者	ロサンゼルス・タイムズ	1996年4月1日	意見記事	否定的
テイラー	記者	シアトルポスト・インテリジェンサー	1996年4月2日	書評/ニュース	中間
ハーツガード	作家	ニューヨークタイムズ・ブック・レビュー	1996年4月7日	書評	肯定的
デマレスト	科学者	サンフランシスコ・クロニクル	1996年4月14日	書評	肯定的
リー	記者	ワシントンポスト	1996年4月14日	書評	肯定的
スプリングストン	記者	リッチモンドタイムズ・ディスパッチ	1996年4月14日	書評/ニュース	中間
ケアリー	主席特派員	ビジネスウィーク	1996年4月18日	書評	否定的
ウィンザー	記者	ニュー・アメリカン	1996年4月29日	書評	否定的
ボナー	科学作家	ニュー・サイエンティスト	1996年5月4日	書評	肯定的
ジョンソン	政策顧問	サンフランシスコ・イグザミナー	1996年5月5日	意見記事	肯定的
ビーティー	編集者	オーデュボン	1996年5月6日	書評	肯定的
ハーシュフィールドら	科学者	サイエンス	1996年6月7日	書評	肯定的
サイアリ	医師	リプロダクティブ・トキシコロジー	1996年6月18日	書評	否定的
ジーマン	科学者	バイオサイエンス	1996年7月	書評	肯定的
ベーデン、ヌーナン	財団の会長、研究助手	アメリカン・エンタープライズ	1996年7月8日	書評	否定的
カムリン	科学者	サイエンティフィック・アメリカン	1996年9月	書評	否定的
ギデンス	記者	ロンドン・レビュー・オブ・ブックス	1996年9月5日	書評	中間
レモニック	記者	タイム	1996年9月19日	書評/ニュース	中間

56. U.S. General Accounting Office 1990; Gibbons 1991:25.
57. Endocrine Disrupter Screening and Testing Advisory Committee 1998.
58. Lewis 1990:199.
59. Lave and Upton 1987:283.
60. Fagin and Lavelle 1996:13.
61. Efron 1984:392.
62. Breyer 1993:19.
63. Portney 1992:137.
64. Hynes 1989:102.
65. Lave and Upton 1987:282.
66. Yang 1996:1037.
67. Ashford 1994.
68. Environmental Defense Fund and Boyle 1980:131.
69. Langley 1874:40.
70. Lave and Upton 1987:282.
71. Wiles 1994:33.
72. Dorfman 1982:17.
73. Cushman 1994.
74. Wargo 1996:162.
75. Cohrssen and Covello 1989:85.
76. Lave and Upton 1987:281.
77. U.S. Congress, House, Commerce 1996:87.
78. Environmental Protection Agency, Office of Prevention, Pesticides and Toxic Substances 1997:3.
79. Goldman 1997.
80. Howard 1997:193.
81. Kavlock et al. 1996.
82. Endocrine Disrupter Screening and Testing Advisory Committee 1998:3–2.
83. Ibid.
84. Endocrine Disrupter Screening and Testing Advisory Committee 1998:3–4.
85. Swan et al. 1998.
86. Schettler 1998.
87. National Research Council 1983:3.
88. Endocrine Disrupter Screening and Testing Advisory Committee 1998:532.

第５章　結論 —— 化学物質の毒性のパラダイムを拡張する

1. *New York Times* 1988:A26.
2. Van 1999.
3. Barnett et al. 1996:807.
4. Gillesby and Zacharewski 1998.
5. Danzo 1997:294.
6. Jacobson and Jacobson 1996.
7. U.S. Agency for Toxic Substances and Disease Registry 1998:5.
8. U.S. Agency for Toxic Substances and Disease Registry 1998:36.
9. Fung et al. 1995:680.
10. Gillesby and Zacharewski 1998:4.

80. McLachlan 1997:462–63.
81. Weiser et al. 1997:20–21.
82. Fagin and Lavelle 1996.
83. Weiss 1997.
84. Safe 1997a:A14.
85. Katz 1997:A14.
86. Hook and Lucier 1997:784.
87. McKinney 1997:896.
88. Foster 1997:1; 言及している文献は Sharpe and Skakkebaek 1993.
89. Dodds and Lawson 1936, 1938.
90. Vom Saal et al. 1998:254.
91. Vom Saal 1997.
92. Vom Saal and Welshons 1997.
93. Macilwain 1998.
94. Zinberg 1997:411.
95. Anonymous 1996c.
96. Broton et al. 1995.

第4章　政策の難問

1. Pauling 1958.
2. Commoner 1971:112.
3. Krimsky 1982.
4. Roan 1989.
5. Gore 1992:318–19.
6. Rosen 1990.
7. Natural Resources Defense Council 1989.
8. Wilson 1940.
9. Glas 1989:137.
10. Ames et al. 1987.
11. Krimsky 1992:19–20.
12. Osborn 1948:61.
13. Carson 1962.
14. Unger et al. 1984.
15. Falk et al. 1992.
16. Wolff et al. 1993.
17. Wolff et al. 1993:652.
18. Krieger et al. 1994.
19. Davis and Bradlow 1995.
20. International Agency for Research on Cancer 1991.
21. Key and Reeves 1994.
22. Quoted in Cadbury 1997:199.
23. Adami et al. 1995.
24. Rivero-Rodriguez et al. 1997.
25. Allen et al. 1997:681.
26. Hunter et al. 1997:1253.
27. Safe 1997b:1303–4.
28. Høyer et al. 1998.
29. Fagin and Lavelle 1996:228.
30. Cranor 1993:118.
31. Huber 1991.
32. Ehrlich and Ehrlich 1996: 199.
33. International Organization for Economic Cooperation and Development 1997:6.
34. Sever et al. 1997.
35. Ginsberg 1996:1501.
36. Abraham and Frawley 1997.
37. Johnstone 1997:5.
38. Cranor 1993:115–16.
39. Krimsky et al. 1991:284; Krimsky et al. 1996.
40. Krimsky and Rothenberg 1998.
41. Cameron and Abouchar 1991:5.
42. Cameron and Abouchar 1991:2.
43. Perrings 1991:166.
44. Cameron and Abouchar 1991:6.
45. Environmental Media Services 1996.
46. Dopyera 1994:A14.
47. Churchman 1947; Shrader-Frechette 1991, 1994; Cranor 1993.
48. Shrader-Frechette 1991.
49. Quoted in Shrader-Frechette 1991:133.
50. Ashford 1997.
51. Stone 1994:308.
52. National Wildlife Federation 1994a,b.
53. Guillette 1994:39–41.
54. National Wildlife Federation 1994a:14.
55. Stevens 1994:C6.

第３章　不確実性、価値観、科学の責任

1. Planck 1949:33–34.
2. Kuhn 1962:159.
3. Monmaney 1993.
4. Hentschel et al. 1993.
5. Colborn et al. 1993:379.
6. Ashby et al. 1997a:165.
7. Lamb 1997:32.
8. Patlak 1996:542.
9. Ashby et al. 1997a:165.
10. Hammond et al. 1979.
11. Rudolph 1999.
12. Sheehan and vom Saal 1997:36.
13. Sheehan and vom Saal 1997:38.
14. Environmental Protection Agency 1997:2.
15. Safe and Ramamoorthy 1998:22.
16. Wolff and Landrigan 1994:525–26.
17. Steingraber 1997b:686.
18. Altenburger et al. 1996:1157.
19. Safe 1995a.
20. Safe 1995a, 1997a.
21. Hunter et al. 1997.
22. Colborn et al. 1996:180.
23. Environmental Protection Agency 1997:6, 9.
24. Colborn et al. 1996:196, 186.
25. Meadows 1996.
26. Mathews 1996.
27. Anonymous 1996a.
28. J. Johnson 1996; Waldholz 1996.
29. Hileman 1996:28.
30. 例えば Malkin 1996 ; Washington Times 1996 を見よ。
31. Lee 1996.
32. Weiss and Lee 1996.
33. Slovic as quoted in Weiss and Lee 1996:A14.
34. Kolata 1996a,b.
35. Kolata 1996c.
36. Hertsgaard 1996:25.
37. Sullivan 1996:B5.
38. Malkin 1996:B4.
39. Kolata 1996a:C10.
40. Dowie 1998:18, 19.
41. Bailey 1996:C3.
42. Hileman 1996:28.
43. H. D. Johnson 1996.
44. Lucier and Hook 1996:350.
45. Cortese 1996:213A.
46. Zeeman 1996:544.
47. Colborn et al. 1996:vi.
48. Graham 1970:57.
49. Hynes 1989:41–42.
50. Kamrin 1996:178.
51. Hirshfield et al. 1996:1444–45.
52. Krimsky 1982.
53. Funtowicz and Ravetz 1992.
54. Efron 1984:258.
55. Roush 1995.
56. Andreopolis 1980.
57. Krimsky 1982.
58. Zilinskas and Zimmerman 1986; Piller and Yamamoto 1988.
59. *New York Times* 1996.
60. Leary 1998:A13.
61. Kamrin 1996:178.
62. Alleva et al. 1998:5.
63. Vom Saal 1996.
64. Skakkebaek 1996.
65. Safe 1995a.
66. Safe 1997a,b; Safe and McDougal 1997.
67. Cadbury 1997:175.
68. Safe 1997c.
69. Whelan et al. 1996:1.
70. Safe 1994, 1995a.
71. Popper 1959:33.
72. Safe 1995b:785.
73. Hertsgaard 1996:25.
74. Colborn et al. 1996:208.
75. Steingraber 1997a:17.
76. Arnold et al. 1996:1490.
77. Arnold et al. 1996.
78. Chemical Industry Institute of Toxicology 1997.
79. Ashby et al. 1997b; Ramamoorthy et al. 1997.

17. Kaiser 1996.
18. U.S. Congress, Health and Environment 1996:83, 18.
19. Barish 1998.
20. U.S. Congress, Joint Committee 1994:11–12.
21. U.S. Congress, Senate 1995:S17749.
22. U.S. Congress, Health and Environment 1996:148.
23. U.S. Congress, Agriculture 1996:56.
24. U.S. Congress, Agriculture 1996:123.
25. U.S. Congress, Commerce 1996:87.
26. Endocrine Disrupter Screening and Testing Advisory Committee 1998: ES-1.
27. Dumanoski 1996/97:40.
28. Dumanoski 1996/97:43.
29. Carson 1962:14.
30. Dumanoski pers. comm. 1998.
31. Lear 1997:430.
32. Colborn et al. 1996:vi.
33. Anonymous 1996b.
34. McLachlan and Newbold 1987:25.
35. Newbold and McLachlan 1996.
36. Kavlock et al. 1996:715.
37. National Academy of Sciences 1994.
38. Environmental Protection Agency 1997.
39. Environmental Protection Agency 1997:2.
40. International Organization for Economic Cooperation and Development 1997:8–9.
41. Silent Spring Institute 1996:II:3.
42. Soto et al. 1995.
43. Greenpeace International 1995.
44. Silverstein 1996:28.
45. Whelan et al. 1996.
46. Environmental Media Services 1996.
47. Anonymous 1996c.
48. Luoma 1992a.
49. Luoma 1992b.
50. Peterson 1993.
51. Sharpe and Skakkebaek 1993.
52. Healy 1993.
53. Beil 1993.
54. Stevens 1994.
55. Cone 1994a–c.
56. Barnard 1994.
57. Raloff 1994a.
58. Raloff 1994b.
59. Weiss 1994.
60. Kay 1994.
61. National Wildlife Federation 1994b.
62. Hiltbrand 1994.
63. Goodman 1994.
64. *Arizona Republic* 1995.
65. *Atlanta Journal and Constitution* 1995.
66. Haybron 1995.
67. Pinchbeck 1996.
68. Wright 1996.
69. Colborn et al. 1996.
70. Carpenter 1996.
71. Crumley et al. 1996.
72. Kolata 1996a,b.
73. Kolata 1996c.
74. Bailey 1996; Weiss and Lee 1996.
75. McKenna 1994.
76. Arnold et al. 1996.
77. Frith 1996; Roberts 1996.
78. Golder 1996.
79. Wapner 1995:21.
80. Fantle 1994.
81. M. Fox 1996.
82. Burger 1996.
83. Toppari et al. 1996:741.
84. Worldwatch Institute 1994: 130.
85. Fairley et al. 1996:30.

66. Sharpe and Skakkebaek 1993:1393.
67. Wright 1996:44.
68. Danish Environmental Protection Agency 1995.
69. Wright 1996.
70. Fisch and Goluboff 1996.
71. Paulsen et al. 1996.
72. Kolata 1996c.
73. Toppari et al. 1996.
74. Danish Environmental Protection Agency 1995.
75. Toppari et al. 1996:768.
76. Swan et al. 1997:131.
77. Anonymous 1994.
78. Erikson 1995:1508.
79. Gorbach et al. 1984.
80. Stoll 1969:36.
81. Gorbach et al. 1984:39.
82. Lahita et al. 1981; Schneider et al. 1982.
83. Osborne et al. 1993.
84. Davis et al. 1993.
85. Davis et al. 1993:372.
86. Davis and Bradlow 1995.
87. Davis et al. 1997.
88. Raloff 1993.
89. Clorfene-Casten 1993:53.
90. Colborn et al. 1996:184–85.
91. Meilahn et al. 1998; Telang et al. 1998.
92. Safe and McDougal 1997:7.
93. Bradlow 1997.
94. Hunter et al. 1997.
95. Safe 1997b:1304.
96. Tye 1998.
97. Steingraber 1997a:267.
98. Daly et al. 1989.
99. ダマノスキの 1998 年の私信による。ハウザーの論文とは Hauser et al.1993。
100. Ibid.
101. Alleva et al. 1998.
102. Needleman and Gatsonis 1990.
103. Rogan et al. 1988.
104. Ibid.; Chen et al. 1992, 1994.
105. Jacobson et al. 1985.
106. Ibid.
107. Gladen et al. 1988.
108. Jacobson et al. 1990b.
109. Daly et al. 1989; Daly 1991, 1993.
110. Alleva et al. 1998:2.
111. B. Weiss, http://www.envi-rotrust. com/stolesupp.html.
112. Jacobson and Jacobson 1996.
113. Brody 1996.
114. Fox 1992; Reijnders and Brasseur 1992.
115. Colborn et al. 1993.
116. Danish Environmental Protection Agency 1995.
117. Colborn et al. 1993; Davis et al. 1993; Safe 1995a.
118. Davis and Bradlow 1995.
119. Reijnders and Brasseur 1992.
120. Danish Environmental Protection Agency 1995.

第２章　公共的仮説の誕生

1. Krimsky and Plough 1988.
2. Colborn et al. 1993; Safe 1995a.
3. Krimsky and Golding 1992.
4. U.S. Congress, Senate 1992.
5. U.S. Congress, House 1994.
6. U.S. Congress, Senate 1992:2.
7. U.S. General Accounting Office 1992:4.
8. Colborn 1991:95.
9. U.S. Congress, Senate 1992:51.
10. Jacobson et al. 1985, 1990b.
11. U.S. Congress, Senate 1992:54.
12. U.S. Congress, Joint Committee 1994:6.
13. U.S. Congress, House 1994:2.
14. U.S. Congress, House 1994:72.
15. U.S. Congress, House 1994:38.
16. U.S. Congress, House 1994:17, 41, 124.

原　注

第1章　科学の展開

1. Burlington and Lindeman 1950:51.
2. Carson 1962:197.
3. Carson 1962:209.
4. Carson 1962:209–10.
5. Carson 1962:210.
6. Carson 1962:211.
7. Burlington and Lindeman 1950.
8. McLachlan and Newbold 1987:25.
9. Palmlund 1996.
10. Apfel and Fisher 1984:14.
11. Cottrell 1971.
12. Palmlund 1996.
13. Stillman 1982.
14. Herbst et al. 1971.
15. Herbst and Scully 1970; Herbst et al. 1971; Stillman 1982.
16. Herbst and Bern 1981:156, 197.
17. Herbst et al. 1971.
18. McLachlan 1995.
19. McLachlan 1980.
20. Newbold et al. 1990.
21. McLachlan and Newbold 1987:25.
22. McLachlan 1995.
23. Duax et al. 1984.
24. Cadbury 1997:77.
25. Myers 1979.
26. Gellert 1978; Hammond et al. 1979.
27. Colborn 1981.
28. Colborn 1985.
29. Colborn et al. 1990:182.
30. Colborn 1995.
31. Fox 1996; Gilbertson 1996.
32. Colborn et al. 1996:25.
33. Colborn et al. 1996:26.
34. Colborn et al. 1990:139.
35. Wapner 1995.
36. Colborn 1995.
37. Colborn et al. 1990.
38. Myers 1998.
39. Colborn 1991:109.
40. Vom Saal and Bronson 1980; vom Saal et al. 1983.
41. Vom Saal 1996.
42. Ibid.
43. Myers 1999.
44. Vom Saal 1996.
45. McLachlan 1980:vi–vii.
46. McLachlan and Newbold 1987:25.
47. McLachlan and Newbold 1987:26.
48. McLachlan 1995.
49. Cited in Wapner 1995:21.
50. Colborn and Clement 1992.
51. Myers 1999.
52. Houghton et al. 1990:xi–xii.
53. Colborn and Clement 1992.
54. Skakkebaek 1996.
55. Skakkebaek et al. 1993.
56. Skakkebaek 1996.
57. Carlsen et al. 1992:612.
58. Suominen and Vierula 1993.
59. Sharpe and Skakkebaek 1993.
60. Ibid.
61. Skakkebaek 1996.
62. Whorton et al. 1979; Whorton and Milby 1980.
63. Thrupp 1991.
64. Bibbo et al. 1977.
65. Sharpe and Skakkebaek 1993: 1392
「エストロゲンの大海」という表現は、シャープとスキャケベクが Field et al. 1990 を引用したもの。

Vom Saal, F. S., P. S. Cooke, D. L. Buchanan, et al. 1998. A physiologically based approach to the study of bisphenol-A and other estrogenic chemicals on the size of reproductive organs, daily sperm production, and behavior. *Toxicology and Industrial Health* 14:239–60.

Waldholz, M. 1996. Scientists debate the future threat of common chemicals. *Wall Street Journal,* March 7, B9, B14.

Wapner, K. 1995. Chemical sleuth: Theo Colborn studies waterways and wildlife. *Amicus Journal* 17:18–21.

Wargo, J. 1996. *Our Children's Toxic Legacy.* New Haven, Conn.: Yale University Press.

Washington Times. 1996. Editorial: sperm limits. March 13, A18.

Weiser, P., R. Muller, U. Braun, and M. Roth. 1997. Endosomal targeting and the cytoplasmic tail of membrane immunoglobin: retraction. *Science* 277:20–21.

Weiss, R. 1994. Estrogens in the environment: are some pollutants a threat to fertility? *Washington Post,* January 25, Z10.

———.1997. Tulane researchers retract findings on pollutants' risk. *Washington Post,* August 17, A15.

Weiss, R., and G. Lee. 1996. Pollution's effect on human hormones: when fear exceeds evidence. *Washington Post,* March 31, A14.

Whelan, E. M., W. M. London, and L. T. Flynn. 1996. *ACSH Commentary on Our Stolen Future.* Washington, D.C.: American Council on Science and Health.

Whorton, M. D., and T. H. Milby. 1980. Recovery of testicular function among DBCP workers. *Journal of Occupational Medicine* 22:177–79.

Whorton, M. D., T. H. Milby, R. M. Krauss, and H. A. Stubbs. 1979. Testicular function in DBCP-exposed pesticide workers. *Journal of Occupational Medicine* 21:161–66.

Wiles, R. 1994. Testimony: U.S. Congress, 103rd, 1st session, Subcommittee on Health and the Environment, Committee on Energy and Commerce, Hearings: *Health Effects of Estrogenic Pesticides.* October 21.

Wilson, P. W. 1940. *The Biochemistry of Symbiotic Nitrogen Fixation.* Madison: University of Wisconsin Press.

Windsor, Jr., A. S. 1996. Another eco alarm. *The New American,* April 29, 31–32.

Wolff, M. S., and P. J. Landrigan. 1994. Letter. *Science* 266:525–26.

Wolff, M. S., P. G. Toniolo, E. W. Lee, et al. 1993. Blood levels of organochlorine residues and risk of breast cancer. *Journal of the National Cancer Institute* 85:648–52.

Worldwatch Institute. 1994. *State of the World 1994.* New York: W. W. Norton.

(R・ブラウン編著『ワールドウォッチ地球白書 1994-95』澤村宏訳、ダイヤモンド社、1994年)

Wright, L. 1996. Silent sperm. *The New Yorker,* January 15, 42.

Yang., R. S. H. 1996. Some current approaches for studying combination toxicology in chemical mixtures. *Food & Chemical Toxicology* 34:1037–44.

Zeeman, M. 1996. Our fate is connected with the animals (review of *Our Stolen Future*). *BioScience* 46:542–44.

Zilinskas, R. A., and B. K. Zimmerman. 1986. *The Gene Splicing Wars.* New York: Macmillan.

Zimmerman, M. 1996. Toxic bodies. *Philadelphia Inquirer,* March 24, K1, K6.

Zinberg, D. S. 1997. Editorial: a cautionary tale. *Science* 273:411.

Unger, M., H. Kiaer, M. Blichert-Toft, et al. 1984. Organochlorine compounds in human breast fat from deceased with and without breast cancer and in a biopsy material from newly diagnosed patients undergoing breast surgery. *Environmental Research* 34:24–28.

U.S. Agency for Toxic Substances and Disease Registry, Department of Health and Human Services, Public Health Service. 1998. *Public Health Implications of Persistent Toxic Substances in the Great Lakes and St. Lawrence Basins.* Atlanta: Department of Health and Human Services.

U.S. Congress, House, Committee on Agriculture. 1996. 104th, 2nd session. *Food Quality Protection Act of 1996 (HR1627).* Report of the committee. July 8. Washington, D.C.: U.S. Government Printing Office.

U.S. Congress, House, Committee on Commerce. 1996. 104th, 2nd session. *Food Quality Protection Act of 1996 (HR1627).* Report of the committee. July 23. Washington, D.C.: U.S. Government Printing Office.

U.S. Congress, House, Committee on Commerce, Subcommittee on Health and the Environment. 1996. 104th, 1st session. Hearings: *Food Quality Protection Act of 1995.* June 7, 29, 1995. Washington, D.C.: U.S. Government Printing Office.

U.S. Congress, House, Committee on Energy and Commerce, Subcommittee on Health and the Environment. 1994. 103rd, 1st session. *Health Effects of Estrogenic Pesticides.* Published proceedings. Washington, D.C.: U.S. Government Printing Office.

U.S. Congress, House, Committee on Energy and Commerce, Subcommittee on Health and the Environment, and Senate Committee on Labor and Human Resources. 1994. 103rd, 1st session. Joint hearings: *Safety of Pesticides in Food.* September 21, 1993. Washington, D.C.: U.S. Government Printing Office.

U.S. Congress, Senate. 1995. 104th, 1st session. *Congressional Record* 141(189):S17749 (November 29).

U.S. Congress, Senate, Committee on Governmental Affairs. 1992. 102nd, 1st session. Hearings: *Government Regulation of Reproductive Hazards,* October 2, 1991. Washington, D.C.: U.S. Government Printing Office.

U.S. General Accounting Office. 1990. *Toxic Substances: EPA's Chemical Testing Program Has Made Little Progress.* April 13. Washington, D.C.: U.S. Government Printing Office.

———.1992. *Reproductive and Developmental Toxicants: Regulatory Actions Provide Uncertain Protection.* October. Washington, D.C.: U.S. Government Printing Office.

Van, S. 1999. Researchers at Cedars-Sinai Medical Center to present first documentation of man-made chemical contaminants in the amniotic fluid of unborn babies (Cedars-Sinai Medical Center news release). June 14.

Vom Saal, F. S. 1996. Interview. February 13.

———.1997. Interview. October 31.

Vom Saal, F., and F. Bronson. 1980. Sexual characteristics of adult female mice are correlated with their blood testosterone levels during prenatal development. *Science* 208:597–99.

Vom Saal, F. S., and W. V. Welshons. 1997. Letter to Lynn Harris, Society of the Plastics Industry. June 12.

Vom Saal, F. S., W. Grant, C. McMullen, and K. Laves. 1983. High fetal estrogen titres correlate with enhanced adult sexual preferences and decreased aggression in male mice. *Science* 220:1306–9.

Skakkebaek, N. E., A. Negro-Vilar, and F. Michal, eds. 1993. Proceedings of the International Workshop on the Impact of the Environment on Reproductive Health, September 30–October 4, 1991. *Environmental Health Perspectives* 101(suppl. 2):1–167.

Snow, T. 1996. Book raises alarm about human survival. *Hattiesburg American*, March 21.

Soto, A. M., T. M. Lin, J. H. Silva, et al. 1992. An "in-culture" bioassay to assess the estrogenicity of xenobiotics (E-SCREEN). In *Chemically Induced Alterations in Sexual and Functional Development: The Wildlife/Human Connection*, ed. T. Colborn and C. Clement, 295–309. Advances in Modern Environmental Toxicology, Vol. 21. Princeton, N.J.: Princeton Scientific.

Soto, A. M., C. Sonnenschein, K. L. Chung, et al. 1995. The E-SCREEN assay as a tool to identify estrogens: an update on estrogenic environmental pollutants. *Environmental Health Perspectives* 103(suppl. 7):113–22.

Springston, R. 1996. Authors issue new pesticide warnings. *Richmond Times Dispatch*, April 14, A1, A10.

Steingraber, S. 1997a. *Living Downstream*. Reading, Mass.: Addison-Wesley.

（S・スタイングラーバー『がんと環境』松崎早苗訳、藤原書店、2000 年）

———. 1997b. Mechanism, proof, and unmet needs: the perspective of a cancer activist. *Environmental Health Perspectives* 105(suppl. 3):685–87.

Stevens, W. K. 1994. Pesticides may leave legacy of hormonal chaos. *New York Times*, August 23, C1, C6.

Stillman, R. J. 1982. In utero exposure to diethylstilbestrol: adverse effects on the reproductive tract and reproductive performance in male and female offspring. *American Journal of Obstetrics and Gynecology* 142:905–21.

Stoll, B. A. 1969. *Hormonal Management in Breast Cancer*. Philadelphia: Lippincott.

Stone, R. 1994. Environmental estrogens stir debate. *Science* 265:308–10.

Sullivan, L. W. 1996. Chemical villains (review of *Our Stolen Future*). *Los Angeles Times*, April 1, B5.

Suominen, J., and M. Vierula. 1993. Semen quality of Finnish men. *British Medical Journal* 306:1579.

Swan, S. H., E. P. Elkin, and L. Fenster. 1997. Have sperm densities declined? A reanalysis of global trend data. *Environmental Health Perspectives* 105:128–32.

Swan, S. H., K. Waller, B. Hopkins, and G. DeLorenze. 1998. Trihalomethanes in drinking water and spontaneous abortion. *Journal of Epidemiology* 9:134–40.

Taylor, R. 1996. Ecologist fears a future stolen by man-made chemicals. *Seattle Post-Intelligencer*, April 2, C1.

Telang, N. T., F. Arcuri, D. M. Granata, et al. 1998. Alteration of estradiol metabolism in *myc* oncogene–transfected mouse mammary epithelial cells. *British Journal of Cancer* 77:1549–54.

Thrupp, L. A. 1991. Sterilization of workers from pesticide exposure: the causes and consequences of DBCP-induced damage in Costa Rica and beyond. *International Journal of Health Services* 21:731–57.

Toppari, J., J. C. Larsen, P. Christiansen, et al. 1996. Male reproductive health and environmental xenoestrogens. *Environmental Health Perspectives* 104(suppl. 4):741–76.

Tye, L. 1998. Journal fuels conflict-of-interest debate. *Boston Globe*, January 6, B1, B8.

Roberts, M. 1996. U.K. health scare over phthalates in infant formula. *Chemical Week*, June 5, 22.

Rogan, W. J., B. C. Gladen, K. L. Hung, et al. 1988. Congenital poisoning by polychlorinated biphenyls and their contaminants in Taiwan. *Science* 241:334–36.

Rolland, R., M. Gilbertson, and R. B. Peterson, eds. 1997. *Chemically Induced Alterations in the Development and Reproduction of Fishes*. Pensacola, Fla.: SETAC Press.

Rosen, J. D. 1990. Much ado about Alar. *Issues in Science and Technology* 7:85–90.

Roush, W. 1995. Conflict marks crime conference. *Science* 269:1808–9.

Rudolph, J. 1999. Coming to the defense of the human guinea pig. *Boston Globe*, January 17, C3.

Safe, S. H. 1994. Dietary and environmental estrogens and antiestrogens and their possible role in human disease. *Environmental Science and Pollution Research International* 1:29–33.

———. 1995a. Environmental and dietary estrogens and human health: is there a problem? *Environmental Health Perspectives* 103:346–51.

———.1995b. Environmental estrogens—response. *Environmental Health Perspectives* 103:784–85.

———. 1997a. Editorial: another enviro-scare debunked. *Wall Street Journal*, August 20, A14.

———. 1997b. Editorial: xenoestrogens and breast cancer. *New England Journal of Medicine* 337:1303–4.

———.1997c. Interview. April 16.

Safe, S. H., and A. McDougal. 1997. Environmental factors and breast cancer. *Endocrine-Related Cancer* 4:1–11.

Safe, S. H., and K. Ramamoorthy. 1998. Disruptive behavior. *Forum* 13(Fall):19–23.

Schettler, Ted. 1998. Interview. April 13.

Schneider, J., D. Kinne, A. Fracchia, et al. 1982. Abnormal oxidative metabolism of estradiol in women with breast cancer. *Proceedings of the National Academy of Sciences USA* 79:3047–51.

Scialli, A. R. 1996. The developmental toxicity of the H-1 histamine antagonists. *Reproductive Toxicology* 10:247–55.

Sever, L., T. E. Arbuckle, and A. Sweeney. 1997. Reproductive and developmental effects of occupational pesticide exposure: the epidemiological evidence. *Occupational Medicine* 12:305–25.

Sharpe, R. M., and N. E. Skakkebaek. 1993. Are oestrogens involved in falling sperm counts and disorders of the male reproductive tract? *Lancet* 431:1392–95.

Sheehan, D. M., and F. S. vom Saal. 1997. Low dose effects of endocrine disruptors: a challenge for risk assessment. *Inside EPA's Risk Policy Report* 4:31, 35–39.

Shrader-Frechette, K. 1991. *Risk and Rationality*. Berkeley: University of California Press.

———.1994. *Ethics of Scientific Research*. London: Rowman and Littlefield.

Silent Spring Institute. 1996. Report to the Public Advisory Committee for the Cape Cod Breast Cancer and Environmental Study, Section II. Newton, Mass.

Silverstein, K. 1996. APCO: Astroturf makers. *Multinational Monitor*, March, 28.

Skakkebaek, N. E. 1996. Interview. November 5.

New York Times. 1988. Editorial: worry chic. January 7, A26.
———. 1996. New study questions radon danger in houses. July 17, A15.
Osborn, F. 1948. *Our Plundered Planet*. Boston: Little, Brown.
Osborne, M. P., H. L. Bradlow, G. Y. Wang, et al. 1993. Increase in the extent of estradiol 16α-hydroxylation in human breast tissue: a potential biomarker of breast cancer risk. *Journal of the National Cancer Institute* 85:1917–20.
Palmlund, I. 1996. Exposure to xenoestrogens before birth: the diethylstilbestrol experience. *Journal of Psychometrics, Obstetrics, and Gynecology* 17:71–84.
Patlak, M. 1996. A testing deadline for endocrine disrupters. *Environmental Science and Technology/News* 30:542.
Pauling, L. 1958. *No More War!* New York: Dodd, Mead.
Paulsen, C. A., N. C. Berman, and C. Wang. 1996. Data from men in greater Seattle area reveals no downward trend in semen quality: further evidence that deterioration of semen quality is not geographically uniform. *Fertility and Sterility* 65:1015–20.
Perrings, C. 1991. Reserved rationality and the precautionary principle: technological change, time and uncertainty in environmental decision making. In *Ecological Economics*, ed. R. Costanza, 153–66. New York: Columbia University Press.
Peterson, K. 1993. Decreasing sperm counts blamed on the environment. *USA Today*, May 28, A1.
Piller, C., and K. Yamamoto. 1988. *Gene Wars*. New York: William Morrow.
Pinchbeck, D. 1996. Downward motility. *Esquire* 125(January):78–84.
Planck, M. 1949. *Scientific Autobiography and Other Papers*. New York: Philosophical Library.
Popper, K. 1959. *The Logic of Scientific Discovery*. New York: Harper and Row.
Portney, K. E. 1992. *Controversial Issues in Environmental Policy*. Newbury Park, Calif.: Sage.
Raeburn, P. 1996. From silent spring to barren spring (review of *Our Stolen Future*). *Business Week*, March 18, 42.
Raloff, J. 1993. Plastics may shed chemical estrogens. *Science News* 144:12.
———. 1994a. The gender benders: are environmental "hormones" emasculating wildlife? *Science News* 145:24–27.
———. 1994b. Estrogen's malevolence: that feminine touch. Are men suffering from prenatal or childhood exposures to "hormonal" toxicants? *Science News* 145:56–59.
Ramamoorthy, K., F. Wang, I. C. Chen, et al. 1997. Estrogenic activity of a dieldrin/toxaphene mixture in the mouse uterus, MCF-7 human breast cancer cells, and yeast-based estrogen receptor assays: no apparent synergism. *Endocrinology* 138:1520–27.
Reijnders, P. J. H., and S. M. J. M. Brasseur. 1992. Xenobiotic induced hormonal and associated developmental disorders in marine organisms and related effects on humans: an overview. In *Chemically Induced Alterations in Sexual and Functional Development: The Wildlife/Human Connection*, ed. T. Colborn and C. Clement, 159–74. Advances in Modern Environmental Toxicology, Vol. 21. Princeton, N.J.: Princeton Scientific.
Richmond Times-Dispatch. 1996. Editorial: polluting the debate. March 31, F6.
Rivero-Rodriguez, L., V. H. Borja-Aburto, C. Santos-Burgoa, et al. 1997. Exposure assessment for workers applying DDT to control malaria in Veracruz, Mexico. *Environmental Health Perspectives* 105:98–101.
Roan, S. 1989. *Ozone Crisis*. New York: John Wiley and Sons.

McLachlan, J. A., and K. S. Korach, eds. 1995. *Estrogens in the Environment III: Global Health Implications.* Washington, D.C.: National Institutes of Health, National Institute of Environmental Health Sciences.

McLachlan, J. A., and R. R. Newbold. 1987. Estrogens and development. *Environmental Health Perspectives* 75:25–27.

Malkin, M. 1996. A technophobe's whimper about the end of the world. *Seattle Times,* March 12, B4.

Mathews, J. 1996. Overlooking the "POPs" problem. *Washington Post,* March 11, A19.

Meadows, D. 1996. A chemical whirlwind on the horizon (review of *Our Stolen Future*). *Los Angeles Times,* January 31, B9.

Meilahn, E. N., B. De Stavola, D. S. Allen, et al. 1998. Do urinary oestrogen metabolites predict breast cancer? Guernsey III cohort follow-up. *British Journal of Cancer* 78:1250–55.

Moghissi, A. A. 1996. Is the future stolen? (review of *Our Stolen Future*). *Environment International* 22:275–77.

Monmaney, T. 1993. Marshall's hunch: annals of medicine. *New Yorker,* September 20, 64–72.

Moomaw, W. 1996. Hormone mimics in the environment (review of *Our Stolen Future*). *Chemical & Engineering News,* April 1, 34–35.

Myers, J. P. 1998. Interview. February 16.

———.1999. Interview. February 24.

Myers, N. 1979. *The Sinking Ark.* New York: Pergamon.

（N・マイヤース『沈みゆく箱船』林雄次郎訳、岩波現代選書、1981 年）

National Academy of Sciences, Commission on Life Sciences. 1994. *Statement of Contract: Hormone-Related Toxicants in the Environment.* September 13. Washington, D.C.: National Academy of Sciences.

National Research Council. 1983. *Risk Assessment in the Federal Government: Managing the Process.* Washington, D.C.: National Academy Press.

———.1999. *Hormonally Active Agents in the Environment.* Washington, D.C.: National Academy Press.

National Wildlife Federation. 1994a. *Hormone Copy Cats.* Unpublished report of the Great Lakes Natural Resources Center, National Wildlife Federation. April 4. Washington, D.C: National Wildlife Federation.

———.1994b. *Fertility on the Brink: The Legacy of the Chemical Age.* Washington, D.C: National Wildlife Federation.

Natural Resources Defense Council. 1989. *Intolerable Risk: Pesticides in Our Children's Food.* Unpublished report. February 27. New York: Natural Resources Defense Council.

Needleman, H. L., and C. A. Gatsonis. 1990. Low-level lead exposure and the IQ of children: a meta-analysis of modern studies. *Journal of the American Medical Association* 263:673–78.

Newbold, R. R., and J. A. McLachlan. 1996. Transplacental hormonal carcinogenesis: diethyl stilbestrol as an example. In *Cellular and Molecular Mechanisms of Hormonal Carcinogenesis,* ed. J. Juff, J. Boyd, and J. C. Barrett. New York: Wiley-Liss.

Newbold, R. R., B. C. Bullock, and J. A. McLachlan. 1990. Uterine adenocarcinoma in mice following developmental treatment with estrogens: a model for hormonal carcinogenesis. *Cancer Research* 50:7677–81.

Krimsky, S., and L. S. Rothenberg. 1998. Financial interest and its disclosure in scientific publications. *Journal of the American Medical Association* 280:1–2.
Krimsky, S., J. Ennis, and R. Weissman. 1991. Academic-corporate ties in biotechnology: a quantitative study. *Science, Technology, and Human Values* 16:275–87.
Krimsky, S., L. S. Rothenberg, P. Stott, and G. Kyle. 1996. Financial interests of authors in scientific journals: a pilot study of 14 publications. *Science and Engineering Ethics* 2:395–410.
Kuhn, T. 1962. *The Structure of Scientific Revolutions.* Chicago: University of Chicago Press.
（T・クーン『科学革命の構造』中山茂訳、みすず書房、1971 年）
Lahita, R. G., H. L. Bradlow, H. G. Kunkel, and J. Fishman. 1981. Increased 16-alpha-hydroxylation of estradiol in systemic lupus erythematosus. *Journal of Clinical Endocrinology and Metabolism* 53:174–78.
Lamb, J. C. 1997. Can today's risk assessment paradigms deal with endocrine active chemicals? *Risk Policy Report* 4:30, 32–33.
Langley, J. W. 1874. Synthetic chemistry. *Popular Science Monthly* 5:39–46.
Lave, L. B., and A. C. Upton. 1987. Regulating toxic chemicals in the environment. In *Toxic Chemicals, Health, and the Environment,* ed. L. B. Lave and A. C. Upton, 280–93. Baltimore: Johns Hopkins University Press.
Lear, L. 1997. *Rachel Carson: Witness for Nature.* New York: Holt.
Leary, W. E. 1998. Research ties radon to as many as 21,800 deaths each year. *New York Times,* February 20, A13.
Lee, G. 1996. Poisoned planet. *Washington Post,* April 14, X9.
Lemonick, M. D. 1996. Not so fertile ground. *Time,* September 19, 68–70.
Lewis, S. 1990. Federal statutes. In *Fighting Toxics,* ed. G. Cohen and J. O'Connor, 165–208. Washington, D.C.: Island Press.
Lucier, G. W., and G. E. R. Hook. 1996. Anniversaries and issues. *Environmental Health Perspectives* 104:350.
Luoma, J. R. 1992a. New effect of pollutants: hormone mayhem. *New York Times,* March 24, C1.
———. 1992b. Cancer not only contaminant concern: hormonal systems profoundly affected. *San Diego Union Tribune,* April 1, C3.
Macilwain, C. 1998. U.S. panel split on endocrine disruptors. *Nature* 397:828.
McKenna, M. A. J. 1994. Could men become extinct? Pesticides and plastics may threaten male sex hormones. *Boston Herald,* July 14, 1, 39.
McKinney, J. D. 1997. Editorial: interactive hormonal activity of chemical mixtures. *Environmental Health Perspectives* 105:896–97.
McLachlan, J. A., ed. 1980. *Estrogens in the Environment.* New York: Elsevier North-Holland.
———, ed. 1985. *Estrogens in the Environment II: Influences on Development.* New York: Elsevier North-Holland.
———.1995. Interview. May 22.
———.1997. Letter: synergistic effects of environmental estrogens: report withdrawn. *Science* 277:462–63.

International Agency for Research on Cancer. 1991. *Monographs on the Evaluation of Carcinogenic Risks to Humans: Occupational Exposure in Insecticide Application, and Some Pesticides*. Lyons: IARC.

International Organization for Economic Cooperation and Development. 1997. European Workshop on the Impact of Endocrine Disrupters on Human Health and Wildlife. Report of proceedings. DGX11, April 16. EUR 17459.

Jacobson, J. L., and S. W. Jacobson. 1996. Intellectual impairment in children exposed to polychlorinated biphenyls in utero. *New England Journal of Medicine* 335:783–89.

Jacobson, J. L., S. W. Jacobson, and H. E. B. Humphrey. 1990. Effects of in utero exposure to polychlorinated biphenyls and related contaminants on cognitive functioning in young children. *Journal of Pediatrics* 116:36–45.

Jacobson, S. W., G. G. Fein, J. L. Jacobson, et al. 1985. The effect of intrauterine PCB exposure on visual recognition memory. *Child Development* 56:853–60.

Johnson, H. D. 1996. A disturbing sequel to *Silent Spring*. *San Francisco Examiner*, May 5, C15.

Johnson, J. 1996. Endocrine disruption. *Environmental Science & Technology* 30:168A–70A.

Johnstone, J. W. 1997. Editorial: combating junk science. *Chemical and Engineering News*, April 28, 5.

Kaiser, J. 1996. Endocrine disrupters: Scientists angle for answers. *Science* 274:1837–38.

Kamrin, M. A. 1996. The mismeasure of risk (review of *Our Stolen Future*). *Scientific American* 275:178–79.

Katz, D. 1997. The press's ignominious role. *Wall Street Journal*. August 20, A14.

Kavlock, R. J., G. P. Daston, C. DeRosa, et al. 1996. Research needs for the risk assessment of health and environmental effects of endocrine disruptors: a report of the U.S. EPA-sponsored workshop. *Environmental Health Perspectives* 104(suppl. 4):715–40.

Kay, J. 1994. Cancer linked to use of DDT. But some dispute Israeli findings. *San Francisco Examiner*, March 2, A4.

Key, T., and G. Reeves. 1994. Organochlorines in the environment and breast cancer. *British Medical Journal* 308:1520–21.

Kolata, G. 1996a. Chemicals that mimic hormones spark alarm and debate. *New York Times*, March 19, C1, C10.

———. 1996b. Sperm counts: some experts see a fall, others poor data. *New York Times*, March 19, C10.

———. 1996c. Are U.S. men less fertile? Latest research says no. *New York Times*, April 29, A4.

Krieger, N., M. S. Wolff, R. A. Hiatt, et al. 1994. Breast cancer and serum organochlorines: a prospective study among white, black, and Asian women. *Journal of the National Cancer Institute* 86:589–99.

Krimsky, S. 1982. *Genetic Alchemy: The Social History of the Recombinant DNA Controversy*. Cambridge, Mass.: MIT Press.

———. 1992. The role of theory in risk studies. In *Social Theories of Risk*, ed. S. Krimsky and D. Golding. New York: Praeger.

（S・クリムスキー『生命工学への警告』木村利人監訳、家の光協会、1984 年）

Krimsky, S., and D. Golding, eds. 1992. *Social Theories of Risk*. New York: Praeger.

Krimsky, S., and A. Plough. 1988. *Environmental Hazards: Communicating Risks as a Social Process*. Dover, Mass.: Auburn House.

Guillette, L. J. 1994. Testimony before U.S. Congress, House, Committee on Energy and Commerce, Subcommittee on Health and the Environment. *Health Effects of Estrogenic Pesticides.* Published proceedings. Washington, D.C.: U.S. Government Printing Office.

Hammond, B., B. S. Katzenellenbogen, N. Krauthammer, and J. McConnell. 1979. Estrogenic activity of the insecticide chlordecone (kepone) and interaction with uterine estrogen receptors. *Proceedings of the National Academy of Sciences USA* 76:6641–45.

Hauser, P., A. J. Zametkin, P. Martinez, et al. 1993. Attention deficit–hyperactivity disorder in people with generalized resistance to thyroid hormone. *New England Journal of Medicine* 328:997–1000.

Haybron, R. 1995. Fertility in males is declining. [Cleveland] *Plain Dealer,* February 7, E7.

Healy, M. 1993. Pesticides may be linked to breast cancer, scientists warn. *Los Angeles Times,* October 22, A20.

Hentschel, E., G. Brandstatter, B. Dragosics, et al. 1993. Effect of ranitidine and amoxicillin plus metronidazole on the eradication of *Helicobacter pylori* and the recurrence of duodenal ulcer. *New England Journal of Medicine* 328:308–12.

Herbst, A. L., and H. A. Bern, eds. 1981. *Developmental Effects of Diethylstilbestrol (DES) in Pregnancy.* New York: Thieme-Stratton.

Herbst, A. L., and R. E. Scully. 1970. Adenocarcinoma of the vagina in adolescence: a report of 7 cases including 6 clear cell carcinoma so-called mesomephromas. *Cancer* 25:745–57.

Herbst, A. L., H. Ulfelder, and D. C. Peskanzer. 1971. Adenocarcinoma of the vagina: association of maternal stilbestrol therapy with tumor appearances in young women. *New England Journal of Medicine* 284:878–81.

Hertsgaard, M. 1996. A world awash in chemicals (review of *Our Stolen Future*). *New York Times Book Review,* April 7, 25.

Hileman, B. 1996. Environmental hormone disruptors focus of major research initiatives. *Chemical and Engineering News,* May 13, 28–32.

Hiltbrand, D. 1994. Picks & pans: tube. *People,* September 5, 13.

Hirshfield, A. N., M. F. Hirshfield, and J. A. Flaws. 1996. Problems beyond pesticides (review of *Our Stolen Future*). *Science* 272:1444–45.

Hook, G. E. R., and G. W. Lucier. 1997. Editorial: synergy, antagonism, and scientific process. *Environmental Health Perspectives* 105:784.

Houghton, J. T., G. J. Jenkins, and J. J. Ephraums, eds. 1990. *Climate Change: The IPCC Scientific Assessment.* Cambridge: Cambridge University Press.

Howard, V. 1997. Synergistic effects of chemical mixtures—can we rely on traditional toxicology? *Ecologist* 27:192–94.

Høyer, A. P., P. Grandjean, T. Jørgensen, et al. 1998. Organochlorine exposure and risk of breast cancer. *Lancet* 352:1816–20.

Huber, P. 1991. *Galileo's Revenge: Junk Science in the Courtroom.* New York: Basic Books.

Hunt, V. R., K. M. Smith, D. Worth, et al., eds. 1982. *Environmental Factors in Human Growth and Development.* Cold Spring Harbor, N.Y.: Cold Spring Harbor Laboratory.

Hunter, D. J., S. E. Hankinson, F. Laden, et al. 1997. Plasma organochlorine levels and the risk of breast cancer. *New England Journal of Medicine* 337:1253–58.

Hynes, H. P. 1989. *The Recurring Silent Spring.* Elmsford, N.Y.: Pergamon Press.

Illinois Environmental Protection Agency. 1997. *Endocrine Disruptors Strategy.* February.

Fox, G. A. 1992. Epidemiological and pathobiological evidence of contaminant-induced alterations in sexual development in free-living wildlife. In *Chemically Induced Alterations in Sexual and Functional Development: The Wildlife/Human Connection*, ed. T. Colborn and C. Clement, 147–58. Advances in Modern Environmental Toxicology, Vol. 21. Princeton, N.J.: Princeton Scientific.

———.1996. Interview. February 12.

Fox, M. 1996. Sex chemicals. *Harper's Bazaar*, February, 92, 94.

Frith, M. 1996. Fertility fear after baby milk chemical find. *Press Association Newsfile*, May 25.

Fumento, M. 1996. Sperm care may just be soybeans. *Sacramento Bee*, March 31, F3.

Fung, V. A., J. C. Barrett, and J. Huff. 1995. The carcinogenesis bioassay in perspective: application in identifying human cancer hazards. *Environmental Health Perspectives* 103:680–83.

Funtowicz, S. O., and J. R. Ravetz. 1992. Three types of risk assessment and the emergence of post-normal science. In *Social Theories of Risk*, ed. S. Krimsky and D. Golding, 251–73. New York: Praeger.

Gellert, R. J. 1978. Kepone, mirex, dieldrin, and aldrin: estrogenic activity and the induction of persistent vaginal estrus and anovulation in rats following neonatal treatment. *Environmental Research* 16:131–38.

Gibbons, A. 1991. Reproductive toxicity: regs slow to change. *Science* 254:25.

Giddens, A. 1996. Why sounding the alarm on chemical contamination is not necessarily alarmist (review of *Our Stolen Future*). *London Review of Books* 18:19–20.

Gilbertson, M. 1996. Interview. March 15.

Gillesby, B. E., and T. R. Zacharewski. 1998. Exoestrogens: mechanisms of action and strategies for identification and assessment. *Environmental Toxicology and Chemistry* 17:3–14.

Ginsberg, J. 1996. Tackling environmental endocrine disrupters. *Lancet* 347:1501.

Gladen, B. C., W. J. Rogan, P. Hardy, et al. 1988. Development after exposure to polychlorinated biphenyls and dichlorodiphenyl dichloroethane transplacentally and through breast milk. *Journal of Pediatrics* 113:991–95.

Glas, J. P. 1989. Protecting the ozone layer: a perspective from industry. In *Technology and Environment*, ed. J. H. Ausubel and H. E. Sladovich, 137–55. Washington, D.C.: National Academy Press.

Golder, D. J. 1996. Letter to the editor: exploiting breast cancer won't cure it. *New York Times*, October 7, A16.

Goldman, L. R. 1997. Letter to EDSTAC members, April 24. http://www.epa.gov/opptintr/opptendo/consensu.txt.

Goodman, W. 1994. Something is attacking male fetus sex organs. *New York Times*, September 2, D17.

Gorbach, S. L., D. Zimmerman, and M. Woods. 1984. *The Doctor's Anti–Breast Cancer Diet*. New York: Simon and Schuster.

Gore, A. 1992. *Earth in the Balance*. Boston: Houghton Mifflin.
(A・ゴア『地球の掟』小杉隆訳、ダイアモンド社、1992 年)

Graham, F. 1970. *Since Silent Spring*. Boston: Houghton Mifflin.

Greenpeace International. 1995. Body of evidence: the effects of chlorine on human health. May. Public information document.

Dodds, E. C., L. Goldberg, W. Lawson, et al. 1938. Estrogenic activity of certain synthetic compounds. *Nature* 141:247–48.

Dopyera, C. 1994. Chemicals tinker with sexuality. [Raleigh, N.C.] *News and Observer*, September 25, A1, A14.

Dorfman, R. 1982. The lessons of pesticide regulation. In *Reform of Environmental Regulation*, ed. W. A. Magat. Cambridge, Mass.: Ballinger.

Dowie, M. 1998. What's wrong with the *New York Times* science reporting? *Nation*, July 6, 13–14, 16–19.

Duax, W. L., D. C. Swenson, P. D. Strong, et al. 1984. Molecular structures of metabolites and analogues of diethylstilbestrol and their relationship to receptor binding and biological activity. *Molecular Pharmacology* 26:520–25.

Dumanoski, Dianne. 1996/97. Charting the territory of collaboration. *Antioch Journal* 5:40–44.

———.1998. Personal communication, June.

Efron, E. 1984. *The Apocalyptics*. New York: Simon and Schuster.

Ehrlich, P., and A. Ehrlich. 1996. *Betrayal of Science and Reason*. Washington, D.C.: Island Press.

Endocrine Disrupter Screening and Testing Advisory Committee, Environmental Protection Agency. 1998. Final report. Washington, D.C.: Environmental Protection Agency.

Environmental Defense Fund and R. H. Boyle. 1980. *Malignant Neglect*. New York: Vintage.

Environmental Media Services. 1996. Exposure to environmental chemicals: PR hype or public health concern (audiotape recording). June 12.

Environmental Protection Agency, Office of Pollution Prevention and Toxic Substances. 1996. *EPA Activities on Endocrine Disrupters: Background Paper*. Prepared for the meeting "Endocrine Disruption by Chemicals: Next Steps in Chemical Screening and Testing," May 15–16, 1996, Washington, D.C.

Environmental Protection Agency, Technical Panel, Office of Research and Development, Office of Prevention, Pesticides and Toxic Substances. 1997. *Special Report on Environmental Endocrine Disrupters: An Effects Assessment and Analysis*. EPA/630/ R-961012.Washington, D.C.: U.S. Environmental Protection Agency.

Erikson, J. 1995. Breast cancer activists seek voice in research decisions. *Science* 269:1508–9.

Fagin, D., and M. Lavelle. 1996. *Toxic Deception*. Secaucus, N.J.: Carol.

Fairley, P., M. Roberts, and J. Stringer. 1996. Endocrine disrupters: sensationalism or science? *Chemical Week*, May 8, 29.

Falk, F. Y., A. Ricci, M. Wolff, et al. 1992. Pesticides and polychlorinated biphenyl residues in human breast lipids and their relation to breast cancer. *Archives of Environmental Health* 47:143–46.

Fantle, W. 1994. The incredible shrinking man. *The Progressive* 58(October):12–13.

Field, B., M. Selub, and C. I. Hughes. 1990. Reproductive effects of environmental agents. *Seminars in Reproductive Endocrinology* 8:44–54.

Fisch, H., and E. T. Goluboff. 1996. Geographic variations in sperm counts: a potential cause of bias in studies of semen quality. *Fertility and Sterility* 65:1044–46.

Foster, P. 1997. Assessing the effects of chemicals on male reproduction: lessons learned from Di-n-butylphthalate. *CIIT Activities* 17:1–8.

Foulkes, R. G. 1996. Review of *Our Stolen Future*. *Fluoride* 29:227–29.

Commoner, B. 1971. *Science and Survival.* New York: Viking.

Cone, M. 1994a. Sexual confusion in the wild (The gender war: are chemicals blurring sexual identities?). *Los Angeles Times,* October 2 (first in a series).

———. 1994b. Pollution's effect on sexual development fires debate (The gender war: are chemicals blurring sexual identities?). *Los Angeles Times,* October 3 (second in a series).

———. 1994c. Battle looms on chemicals that disrupt hormones (The gender war: are chemicals blurring sexual identities?). *Los Angeles Times,* October 4 (third and last in a series).

Cortese, A. D. 1996. Endocrine disruption (review of *Our Stolen Future*). *Environmental Science & Technology* 30:213A.

Cottrell, D. 1971. The price of beef. *Environment* 13:44–51.

Cranor, C. F. 1993. *Regulating Toxic Substances.* New York: Oxford University Press.

Crumley, B., L. Mondi, U. Plon, and L. H. Towle. 1996. What's wrong with our sperm? *Time,* March 18, 78.

Cushman, J. H. 1994. E.P.A. Settles Suit and Agrees to Move Against 36 Pesticides. *New York Times,* October 13, A24.

Daly, H. B. 1991. Reward reductions found more aversive by rats fed environmentally contaminated salmon. *Neurotoxicology and Teratology* 13:449–53.

———. 1993. Laboratory rat experiments show consumption of Lake Ontario salmon causes behavioral changes: support for wildlife and human research results. *Journal of Great Lakes Research* 19:784–88.

Daly, H. B., D. R. Hertler, and D. M. Sargent. 1989. Ingestion of environmentally contaminated Lake Ontario salmon by laboratory rats increases avoidance of unpredictable aversive nonreward and mild electric shock. *Behavioral Neuroscience* 103:1356–65.

Danish Environmental Protection Agency. 1995. *Male Reproductive Health and Environmental Chemicals with Estrogenic Effects.* Miljø projekt nr. 290. Copenhagen: Ministry of Environment and Energy.

Dansereau, C. 1996. Pollution: placing children in harm's way. *Seattle Times,* March 20, B5.

Danzo, B. J. 1997. Environmental xenobiotics may disrupt normal endocrine function by interfering with physiological ligands to steroid receptors and binding proteins. *Environmental Health Perspectives* 105:294–301.

Davis, D. L., and H. L. Bradlow. 1995. Can environmental estrogens cause breast cancer? *Scientific American* 273:166–72.

Davis, D. L., H. L. Bradlow, M. Wolff, et al. 1993. Medical hypothesis: xenoestrogens as preventable causes of breast cancer. *Environmental Health Perspectives* 101:372–77.

Davis, D. L., D. Axelrod, M. P. Osborne, et al. 1997. Environmental influences on breast cancer. *Science and Medicine* 4:56–63.

Demarest, H. E. 1996. A Great Lakes time bomb the cleanup crew missed. *San Francisco Chronicle,* April 14, Book Review, 10.

Dodds, E. C., and W. Lawson. 1936. Synthetic oestrogenic agents without the phenanthrene nucleus. *Nature* 137:996.

Dodds, E. C., and W. Lawson. 1938. Molecular structure in relation to oestrogenic activity: compounds without a phenanthrene nucleus. *Proceedings of the Royal Society of London, Series B* 125:222–32.

Cameron, J., and J. Aboucher. 1991. The precautionary principle: a fundamental principle of law and policy for the protection of the global environment. *Boston College International Comparative Law Review* 14:1–27.
Carey, J. 1996. Review of *Our Stolen Future. Business Week,* April 18, 18.
Carlsen, E., A. Giwervman, N. Keiding, and N. E. Skakkebaek. 1992. Evidence for decreasing quality of semen during the past 50 years. *British Medical Journal* 305:609–13.
Carpenter, B. 1996. Investigating the next silent spring? *U.S. News & World Report,* March 11, 50.
Carson, R. 1962. *Silent Spring.* New York: Fawcett Crest.
（R・カーソン『沈黙の春』青樹簗一訳、新潮社、1987 年）
Chemical Industry Institute of Toxicology. 1997. Synergism of weakly estrogenic chemicals not confirmed (news release). May 30.
Chen, Y. C. J., Y. L. Guo, C. C. Hsu, et al. 1992. Cognitive development of Yu-cheng (oil-disease) children prenatally exposed to heat-degraded PCBs. *Journal of the American Medical Association* 268:3213–18.
Chen, Y. C. J., M. L. M. Yu, W. J. Rogan, et al. 1994. A 6-year follow-up of behavior and activity disorders in the Taiwan Yu-Cheng children. *American Journal of Public Health* 84:415–21.
Churchman, C. W. 1947. *Theory of Experimental Inference.* New York: Macmillan.
Clorfene-Casten, L. 1993. The environmental link to breast cancer. *Ms.,* May/June, 52–56.
Cohrssen, J. J., and V. T. Covello. 1989. *Risk Analysis: A Guide to Principles and Methods for Analyzing Health and Environmental Risks.* Washington, D.C.: Council on Environmental Quality.
Colborn, T. 1981. Aquatic insects as measures of trace element presence: cadmium and molybdenum. Master's thesis. Western State College of Colorado, Department of Biology.
———. 1985. The use of the stonefly, *Pteronarcys californica* Newport, as a measure of bioavailable cadmium in a high-altitude river system, Gunnison County, Colorado. Ph.D. dissertation. University of Wisconsin, Department of Zoology.
———. 1991. Nontraditional evaluation of risk from fish contaminants. In *Proceedings of a Symposium on Issues in Seafood Safety,* ed. F. E. Ahmed. Washington, D.C.: National Academy of Sciences, Institute of Medicine, Food and Nutrition Board, 95–122.
———.1995. Interview. December 29.
Colborn, T., and C. Clement, eds. 1992. *Chemically Induced Alterations in Sexual and Functional Development: The Wildlife/Human Connection.* Advances in Modern Environmental Toxicology, Vol. 21. Princeton, N.J.: Princeton Scientific.
Colborn, T. E., A. Davidson, S. N. Green, et al. 1990. *Great Lakes, Great Legacy?* Washington, D.C.: Conservation Foundation.
Colborn,T., F. S. vom Saal, and A. M. Soto. 1993. Developmental effects of endocrine disrupting chemicals in wildlife and humans. *Environmental Health Perspectives* 101:378–83.
Colborn, T., D. Dumanoski, and J. P. Myers. 1996. *Our Stolen Future.* New York: Dutton.
（T・コルボーン、D・ダマノスキ、J・P・マイヤーズ『奪われし未来』長尾力訳、翔泳社、1997 年）

Bantle, J., W. W. Bowerman, C. Carey, et al. 1995. Consensus statement from the Work Session on "Environmentally Induced Alterations in Development: A Focus on Wildlife." *Environmental Health Perspectives* 103(suppl. 4):3–5.

Barish, G. 1998. Interview. January 31.

Barnard, J. 1994. Canaries in the coal mine? Wild birds' deformities could have ominous implications for humans. *Salt Lake Tribune*, August 18, C4.

Barnett, J. B., T. Colborn, M. Fournier, et al. 1996. Consensus statement from the Work Session on "Chemically Induced Alterations in the Developing Immune System: The Wildlife/Human Connection." *Environmental Health Perspectives* 104(suppl. 4):807–8.

Beatty, Jack. 1996. Review of *Our Stolen Future*. *Audubon* 98:112–13.

Begley, S., and D. Glick. 1996. The estrogen complex. *Newsweek*, March 21, 76–77.

Beil, L. 1993. Toxic chemicals' role in breast cancer studied. *Dallas Morning News*, November 1, D8.

Benson, W. H., H. A. Bern, B. Bue, et al. 1997. Consensus statement from the Work Session on "Chemically Induced Alterations in the Functional Development and Reproduction of Fishes." In *Chemically Induced Alterations in the Development and Reproduction of Fishes*, ed. R. Rolland, M. Gilbertson, and R. B. Peterson, 3–8. Pensacola, Fla.: SETAC Press.

Bern, H. A., P. Blair, S. Brasseur, et al. 1992. Consensus statement from the Work Session on "Chemically Induced Alterations in Sexual Development: The Wildlife/Human Connection." In *Chemically Induced Alterations in Sexual and Functional Development: The Wildlife/Human Connection*, ed. T. Colborn and C. Clement, 1–8. Advances in Modern Environmental Toxicology, Vol. 21. Princeton, N.J.: Princeton Scientific.

Bibbo, M., W. B. Gill, F. Azizi, et al. 1977. Follow-up study of male and female offspring of DES-exposed mothers. *Obstetrics and Gynecology* 49:1–8.

Bonner, J. 1996. Review of *Our Stolen Future*. *New Scientist* 150:46–47.

Bradlow, H. L. 1997. Interview. June 16.

Breyer, S. 1993. *Breaking the Vicious Circle*. Cambridge, Mass.: Harvard University Press.

Brock, J., T. Colborn, R. Cooper, et al. 1999. Consensus statement from the Work Session on "Health Effects of Contemporary-Use Pesticides: The Wildlife/Human Connection." *Toxicology and Industrial Health* 15:1–5.

Brody, J. E. 1996. Study finds lasting damage from prenatal PCB exposure. *New York Times*, September 12, A14.

Broton, J. A., M. F. Olea-Serrano, M. Villalobos, et al. 1995. Xenoestrogens released from lacquer coatings in food cans. *Environmental Health Perspectives* 103:608–12.

Brouwer, A., C. Colborn, M. C. Fossi, et al. 1998. Consensus statement from the Work Session on "Environmental Endocrine-Disrupting Chemicals: Neural, Endocrine, and Behavioral Effects." *Toxicology and Industrial Health* 14:1–8.

Burger, A. 1996. Sex offenders. *E. Magazine*, April, 44–47.

Burlington, H., and V. F. Lindeman. 1950. Effect of DDT on testes and secondary sex characteristics of white leghorn cockerels. *Proceedings of the Society for Experimental Biology and Medicine* 74:48–51.

Cadbury, D. 1997. *The Feminization of Nature*. London: Hamish Hamilton.
（D・キャドバリー『メス化する自然』古草秀子訳、集英社、1998 年）

参考文献

Abraham, E. J., and L. S. Frawley. 1997. Octylphenol (OP), an environmental estrogen, stimulates prolactin (PRL) gene expression. *Life Sciences* 60:457–65.

Adami, H. O., L. Lipworth, L. Titusernstoff, et al. 1995. Organochlorine and estrogen related cancers in women. *Cancer Causes and Control* 6:551–66.

Allen, R. H., M. Gottlieb, E. Clute, et al. 1997. Breast cancer and pesticides in Hawaii: the need for further study. *Environmental Health Perspectives* 105(suppl. 3):679–83.

Alleva, E., J. Brock, A. Brouwer, et al. 1998. Statement from the Work Session on Environmental Endocrine-Disrupting Chemicals: neural, endocrine, and behavioral effects. *Toxicology and Industrial Health* 14:1–8.

Altenburger, R., W. Boedeker, M. Faust, and L. H. Grimme. 1996. Regulations for combined effects of pollutants: consequences from risk assessment in aquatic toxicology. *Food and Chemical Toxicology* 34:1155–57.

Ames, B. N., R. Magaw, and L. S. Gold. 1987. Ranking possible carcinogenic hazards. *Science* 236:271–80.

Andreopolis, S. 1980. Sounding board: gene cloning by press conference. *New England Journal of Medicine* 302:743–45.

Anonymous. 1994. Editorial: changes in semen and the testis. *British Medical Journal* 309:1316.

———. 1996a. Hormonal sabotage. *Natural History* 105(March):42–49.

———. 1996b. Endocrine disruptor research planned by White House, agencies, industry. *Environmental Science & Technology* 30(June):242A–43A.

———. 1996c. Another chemicals balls-up? *Chemistry & Industry* no. 9, May 6, 315.

Apfel, R. J., and S. M. Fisher. 1984. *To Do No Harm.* New Haven: Yale University Press.

Arizona Republic. 1995. Lesbian leanings, estrogen tied. Daughters of moms who took DES also show bisexuality. February 1, A2.

Arnold, S. F., D. M. Klotz, B. M. Collins, et al. 1996. Synergistic activation of estrogen receptor with combinations of environmental chemicals. *Science* 272:1489–92.

Ashby, J., E. Houthoff, S. J. Kennedy, et al. 1997a. The challenge posed by endocrine disrupting chemicals. *Environmental Health Perspectives* 105:164–9.

Ashby, J., P. A. Lefevre, J. Odum, et al. 1997b. Synergy between synthetic estrogens? *Nature* 385:494.

Ashford, Nicholas. 1994. Personal communication. August.

———. 1997. The policy framework for endocrine-disrupting chemicals. *Human Environment* 4(summer):6–7.

Atlanta Journal and Constitution. 1995. Falling sperm count sounds warning. February 6, A8.

Baden, J., and D. S. Noonan. 1996. Al Gore's newest horror story (review of *Our Stolen Future*). *American Enterprise* 7:83–84.

Bailey, R. 1996. Hormones and humbug: a new exposé is one part pseudo-science, two parts hype, three parts hysteria. *Washington Post,* March 31, C3.

訳者あとがき

一九九七年の五月に「環境ホルモン」という言葉がメディアを通して出てきたとき、ホルモンという、私たちの体にとって非常に大切な、不可欠の「何か」を表す言葉が、暗い未来を予感させる事柄に結びつけられたことに対して、ある人はショックを受け、また戸惑い、不快に感じた人もあった。とくに、医学畑の人々は不快感をあらわにした。

あれから四年半、日本国内ではこの言葉が、一種の熱病のようにはやり、そして終息しようとしている。例によって、流行は外からやってきて、やがて、捨てられる。しかし、環境政策の課題は洋服のファッションではないのだから、一つを脱ぎ捨てて次の流行を着るという姿勢では何も解決しない。

環境ホルモン問題（本書の著者は「環境エンドクリン仮説」と呼んでいる）の震源地アメリカでは、問題はどのように浮上し、社会の各層はどのように対応したのだろうか。舶来流行物のように受け入れた日本人としては、これをきちんと知っておきたいところだ。人の情熱の裏には、善意や真実を知る喜びの外に、金や地位に対する欲があり、それらがない交ぜになって時代の波が作り出される。「不確実性を含んだ科学」が課題の中心に座ったとき、そうした人間ドラマはどのように進行するのか。著者のシェルドン・クリムスキーが幕を開けてくれた。

第一幕では、読者も名前をよく知っている科学者たちが役者で、「環境エンドクリン仮説」の壺をこね上げている。

第二幕では、まだ生乾きのその壺、形さえ出来上がっているとは言えない「壺になるはずの粘土の塊」が人々の目に触れる。役者は議員、メディア関係者、政府の役人、NGOなどだ。どんな形の壺になるのか見極めるのを待てずに、各の「壺の未来型」を抱いて激しく踊る。

第三幕は再び科学者の周辺に戻る。「不確実性」をめぐって科学者はいかなる行動をとるべきかというテーマの下に、現実に起こった興味深い事実が示される。科学者の意志決定にかけられる外圧、また、科学の倫理をどう考えるかという内圧が映し出される。

第四幕は、そうした科学者の悩みを含みつつも、現実には別の力が働いて進んでいく政策形成のドラマだ。利害関係者としての化学工業界と健康影響を受ける国民がいて、それらの間にあって議会とEPA（環境保護庁）が何をどう決めたかのドラマだ。

そして、化学物質が生物界に与える影響をとらえる学問のパラダイムが転換しつつあることを告げながら、舞台は終幕となる。

書名に「カオス（混沌）」とあるように、詳しく研究してもその先に更に「未解明の深い淵」が現れる「生物の不思議」の上に議論を組み立てなければならないことと、その議論には人類の文明社会内部の価値観が入ってきて錯綜することが避けられないことから、文章も難解になりがちで、訳文も易しくはなっていないと思う。しかし、中身はおもしろい。混沌の中から未来への光が現れるはずだと、著者は言っているのかもしれない。

著者のシェルドン・クリムスキーはタフツ大学の都市・環境政策の教授で、『遺伝子操作――DNA組み替え論争の社会史』、『遺伝子操作』、『環境災害』、『バイオ技術と社会』、『リスクの社会理論』（編著）、『農業の遺伝子工学と環境――科学・政策・社会問題（環境と人間の条件）』などの著作（出版年順）があり、社会的な論争となっている環境問題の背景にある「問題を扱う手法」の妥当性を検討するという姿勢が見られる。最新作の本書では、リスク・アセスメントを基礎とした環境政策の批判的研究対象を、遺伝子操作から化学物質問題へと広げたことになり、今後の展開が期待される。

以下に、著者の本をリストアップしておく。

Genetic Alchemy : The Social History of the Recombination DNA Controversy（絶版）

Genetic Alchemy, MIT Press, 1984（邦題『生命工学への警告』家の光協会、一九八四年）

Environmental Hazards, Auburn House Pub., 1988

Biotechnics and Society, Praeger Pub Text, 1991

Social Theories of Risk, Praeger Pub Text, 1992

Agricultural Biotechnology and the Environment : Science, Policy, and Social issues (The Environment and the Human Condition), Univ. Illinois Press, 1996

最後に、再三にわたる問い合わせに快く回答してくださったクリムスキー氏に深く感謝する。

二〇〇一年七月

松崎 早苗

ま行

や行

ら行

わ行

た　行

な　行

は　行

人名索引

あ 行

か 行

さ 行

わ 行

ら　行

や 行

ま　行

は　行

な　行

た　行

さ　行

か　行

事項索引

あ　行

著者紹介

シェルドン・クリムスキー（Sheldon KRIMSKY）

1941年生まれ。現在タフツ大学「都市政策および環境政策学」教授。ニューヨーク市立大学ブルックリン校で物理学士号、パーデュ大学で物理学修士号、ボストン大学で哲学修士号と哲学博士号を取得。科学や技術そして倫理観や価値観が公共政策とどのように関係しているかを中心に研究。

著書に、*Genetic Alchemy: The Social History of the Recombinant DNA Controversy*（MIT Press, 邦訳『生命工学への警告』家の光協会）など。

訳者紹介

松崎早苗（まつざき・さなえ）

1941年静岡県生まれ。1964年、静岡大学文理学部卒。現在、産業技術総合研究所研究員。共著書に『環境ホルモンとは何か Ⅰ・Ⅱ』（藤原書店、1998年）、訳書にビーダー『グローバルスピン』（創芸出版、1999年）、スタイングラーバー『がんと環境』（藤原書店、2000年）などがある。

斉藤陽子（さいとう・ようこ）

1952年生まれ。上智大学仏文学科卒。現在、フリーの翻訳者。共訳書に『世界の資源と環境』（中央法規出版、1996・98年／日経ＢＰ社、2001年）、エアーズ、ウィーヴァー編『環境再建』（創芸出版、2000年）などがある。

ホルモン・カオス

——「環境エンドクリン仮説」の科学的・社会的起源——

2001年9月30日　初版第１刷発行©

訳　者　松　崎　早　苗
　　　　斉　藤　陽　子

発行者　藤　原　良　雄

発行所　株式会社　藤　原　書　店

〒162-0041　東京都新宿区早稲田鶴巻町 523

TEL　03（5272）0301
FAX　03（5272）0450
振替　00160-4-17013

印刷・製本　美研プリンティング

落丁本・乱丁本はお取り替えします
定価はカバーに表示してあります

Printed in Japan
ISBN4-89434-249-9

「環境の世紀」に向けて放つ待望のシリーズ

シリーズ 21世紀の環境読本（全六巻 別巻一）

ＩＳＯ 14000から環境ＪＩＳへ

山田國廣

Ａ５並製　予平均 250 頁　**各巻予 2500 円**

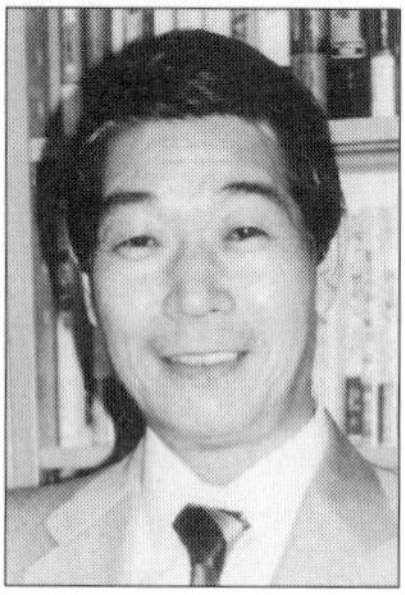

1　環境管理・監査の基礎知識
Ａ５並製 192 頁 **1942 円**（1995 年 7 月刊）
◇4-89434-020-8

2　エコラベルとグリーンコンシューマリズム
Ａ５並製 248 頁 **2427 円**（1995 年 8 月刊）
◇4-89434-021-6

3　製造業、中小企業の環境管理・監査
Ａ５並製 296 頁 **3107 円**（1995 年 11 月刊）
◇4-89434-027-5

4　地方自治体の環境管理・監査（続刊）

5　ライフサイクル・アセスメントとグリーンマーケッティング

6　阪神大震災に学ぶリスク管理手法

別巻　環境監査員および環境カウンセラー入門

環境への配慮は節約につながる

1億人の環境家計簿

（リサイクル時代の生活革命）

山田國廣　イラスト＝本間都

標準家庭（四人家族）で月3万円の節約が可能。月一回の記入から自分のペースで取り組める、手軽にできる環境への取り組みを、イラスト・図版約二百点でわかりやすく紹介。環境問題の全貌を〈理論〉と〈実践〉から理解できる、全家庭必携の書。

Ａ５並製　二二四頁　**一九〇〇円**
（一九九六年九月刊）
◇4-89434-047-X

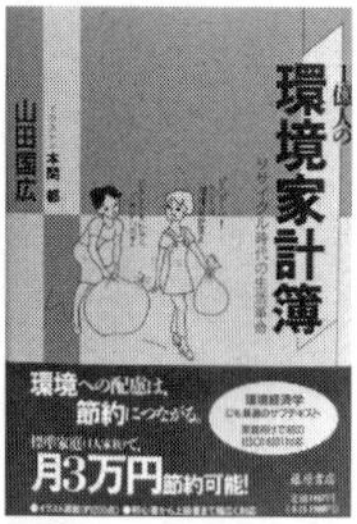

「循環科学」の誕生

環境革命　I入門篇

（循環科学としての環境学）

山田國廣

危機的な環境破壊の現状を乗り越え、「持続可能な発展」のために具体的にどうするかを提言。様々な環境問題を、「循環」の視点で総合把握する初の書。理科系の知識に弱い人にも、環境問題を科学的に捉えるための最適な環境学入門。著者待望の書き下し。

Ａ５並製　二三二頁　**二一三六円**
（一九九四年六月刊）
◇4-938661-94-2

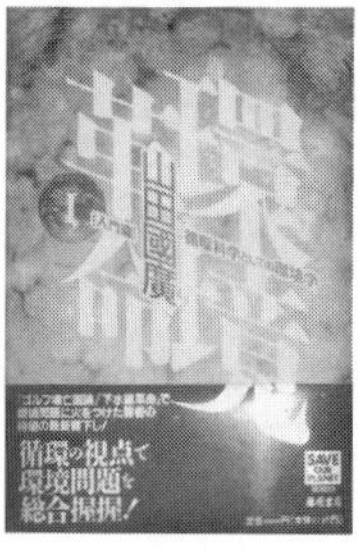

「南北問題」の構図の大転換

新・南北問題

〔地球温暖化からみた二十一世紀の構図〕

さがら邦夫

六〇年代、先進国と途上国の経済格差を俎上に載せた「南北問題」は、急加速する地球温暖化でその様相を一変させた。経済格差の激化、温暖化による気象災害の続発――重債務貧困国の悲惨な現状と、「IT革命」の虚妄に、具体的数値や各国の発言を総合して迫る。

Ａ５並製　二四〇頁　**二八〇〇円**
（二〇〇〇年七月刊）
◇4-89434-183-2

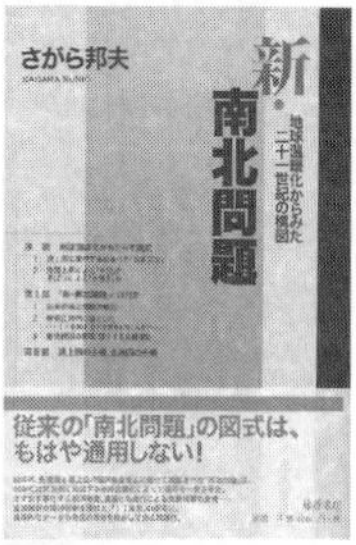

最新データに基づく実態

地球温暖化とCO_2の恐怖

さがら邦夫

地球温暖化は本当に防げるのか。温室効果と同時にそれ自体が殺傷力をもつCO_2の急増は「窒息死が先か、熱死が先か」という段階にきている。科学ジャーナリストにして初めて成し得た徹底取材で迫る戦慄の実態。

Ａ５並製　二八八頁　**二八〇〇円**
（一九九七年一一月刊）
◇4-89434-084-4

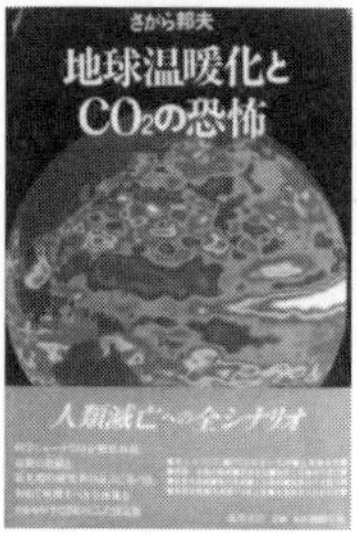

「京都会議」を徹底検証

地球温暖化は阻止できるか

〔京都会議検証〕

さがら邦夫編／序・西澤潤一

世界的科学者集団ＩＰＣＣから「地球温暖化は阻止できない」との予測が示されるなかで、我々にできることは何か？　官界、学界そして市民の専門家・実践家が、最新の情報を駆使して地球温暖化問題の実態に迫る。

Ａ５並製　二六四頁　**二八〇〇円**
（一九九八年一二月刊）
◇4-89434-113-1

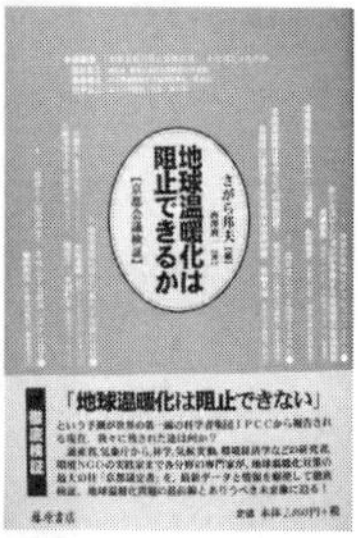

湖の生理

新版

宍道湖物語

〔水と人とのふれあいの歴史〕

保母武彦監修／川上誠一著

国家による開発プロジェクトを初めて凍結させた「宍道湖問題」の全貌を示し、宍道湖と共に生きる人々の葛藤とジレンマを描く壮大な「水の物語」。「開発か保全か」を考えるうえでの何よりの教科書と評された名著の最新版。

小泉八雲市民文化賞受賞

Ａ５並製　二四八頁　**二八〇〇円**
（一九九二年七月／一九九七年六月刊）
◇4-89434-072-0

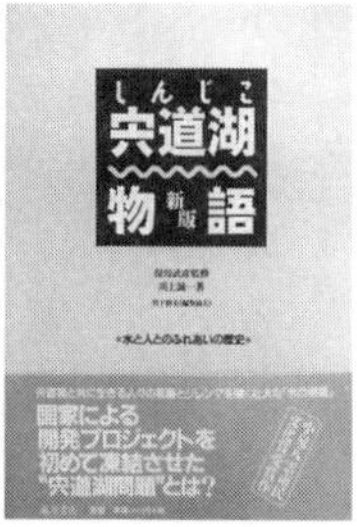

「医の魂」を問う

冒される日本人の脳

〈ある神経病理学者の遺言〉

白木博次

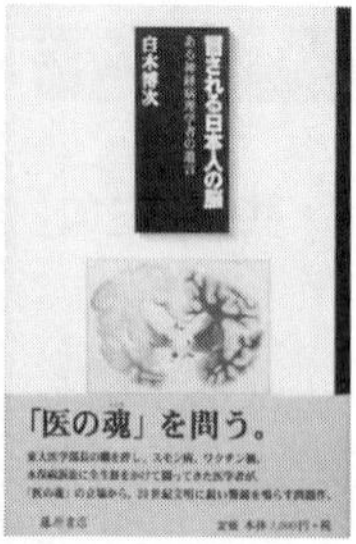

東大医学部長を定年前に辞し、ワクチン禍、スモン、水俣病訴訟などの法廷闘争に生涯を捧げてきた一医学者が、二〇世紀文明の終着点においてすべての日本人に向けて放つ警告の書。

四六上製　三二〇頁　**三〇〇〇円**（一九九八年一二月刊）

◇4-89434-117-4

現代の親鸞が説く生命観

穢《え》土《ど》とこころ

〈環境破壊の地獄から浄土へ〉

青木敬介

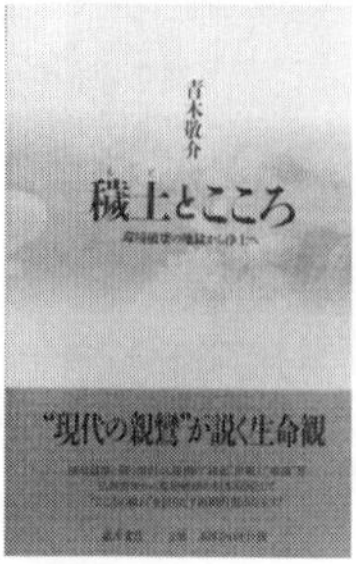

長年にわたり瀬戸内・播磨灘の環境破壊と闘ってきた僧侶が、龍樹の「縁起」、世親の「唯識」等の仏教哲理から、環境問題の根本原因として「こころの穢れ」を抉りだす画期的視点を提言。足尾鉱毒事件以来の環境破壊をのりこえる道をやさしく説き示す。

四六上製　二八〇頁　**二八〇〇円**（一九九七年一二月刊）

◇4-89434-087-9

近代医学の選択を問う

世界史の中のマラリア

〈一微生物学者の視点から〉

橋本雅一

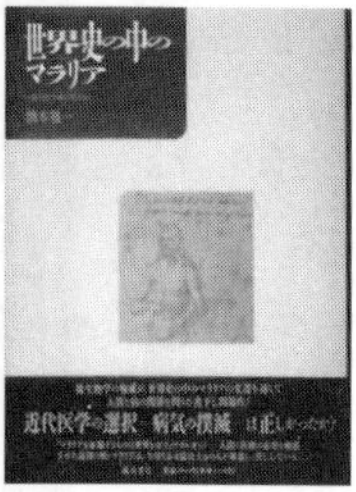

微生物学の権威であり、自身もマラリア罹患歴のある著者が、世界史の中のマラリアの変遷を通して人間と病の関係を考察し、病気の撲滅という近代医学の選択は正しかったか、と問う。マラリアとエイズの共存する現代をいかに生きるかを考えさせる労作。

Ａ５変上製　二四〇頁　**三一〇七円**（一九九一年三月刊）

◇4-938661-21-7

市民活動家の必読書

ＮＧＯとは何か

〈現場からの声〉

伊勢﨑賢治

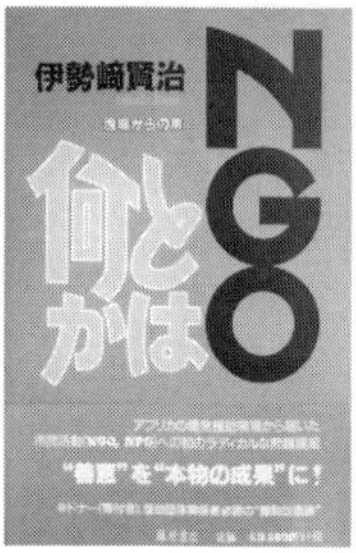

アフリカの開発援助現場から届いた市民活動（ＮＧＯ、ＮＰＯ）への初のラディカルな問題提起。「善意」を「本物の成果」にするために何を変えなければならないかを、国際ＮＧＯの海外事務所長が経験に基づき具体的に示した、関係者必読の開発援助改造論。

四六並製　三〇四頁　**二八〇〇円**（一九九七年一〇月刊）

◇4-89434-079-8

円熟期のイリイチの集大成

新版
生きる思想
（反=教育／技術／生命）
I・イリイチ　桜井直文監訳

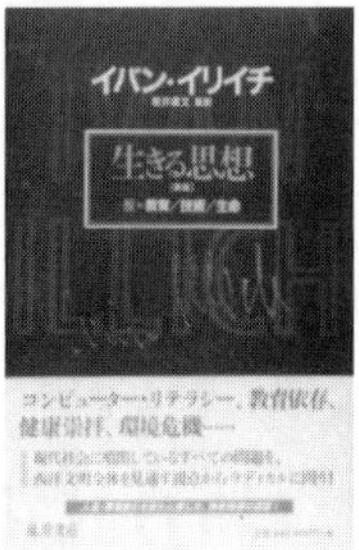

コンピューター、教育依存、健康崇拝、環境危機……現代社会に噴出している全ての問題を、西欧文明全体を見通す視点からラディカルに問い続けてきたイリイチの、八〇年代末発表草稿を集成した『生きる思想』を、読者待望の新版として刊行。

四六並製　三八〇頁　二九〇〇円
（一九九一年一〇月／一九九九年四月刊）
◇4-89434-131-X

認知心理学の最新成果

赤ちゃんは知っている
（認知科学のフロンティア）
J・メレール、E・デュプー
加藤晴久・増茂和男訳

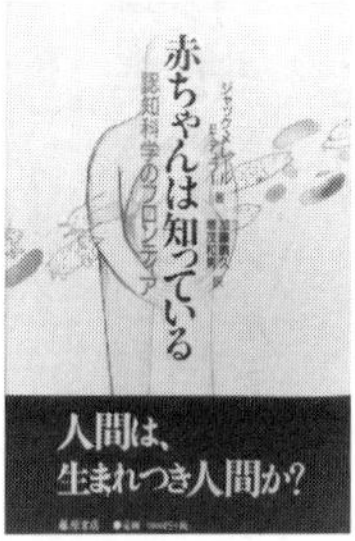

「人間は生まれつき人間なのか。」言語能力などは、成長過程における学習によって獲得されるのか、あるいは遺伝によって予め備わっているのか、という難問に鮮やかに答えた問題作。

四六上製　三六八頁　三八〇〇円
（一九九七年一一月刊）
◇4-89434-089-5

NAÎTRE HUMAIN
Jacques MEHLER et Emmanuel DUPOUX

脱近代の知を探る

近代科学の終焉
北沢方邦

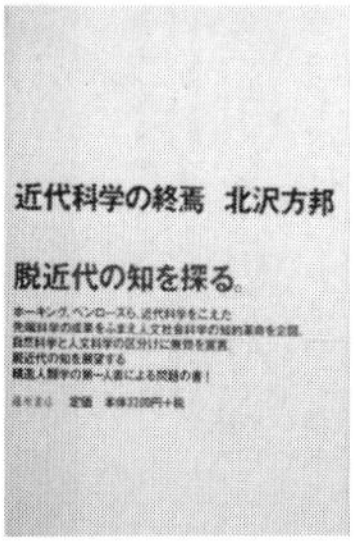

ホーキング、ペンローズら、近代科学をこえた先端科学の成果を踏まえつつ人文社会科学の知的革命を企図し、自然科学と人文科学の区分けに無効を宣言。構造人類学、神話論理学、音楽社会学、抽象数学を横断し、脱近代の知を展望する問題の書。

四六上製　二七二頁　三二〇〇円
（一九九八年五月刊）
◇4-89434-101-

身体化された社会としての感情

増補改訂版
生の技法
（家と施設を出て暮らす障害者の社会学）
安積純子・岡原正幸・尾中文哉・立岩真也

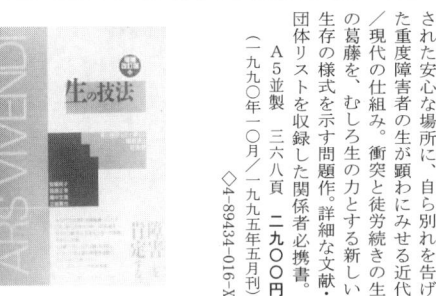

「家」と「施設」という介助を保証された安心な場所に、自ら別れを告げた重度障害者の生が顕わにみせる近代／現代の仕組み。衝突と徒労続きの生の葛藤を、むしろ生の力とする新しい生存の様式を示す問題作。詳細な文献・団体リストを収録した関係者必携書。

Ａ５並製　三六八頁　二九〇〇円
（一九九〇年一〇月／一九九五年五月刊）
◇4-89434-016-X

初の資本主義五百年物語

資本主義の世界史
〔1500–1995〕

M・ボー　筆宝康之・勝俣誠訳

ブローデルの全体史、ウォーラーステインの世界システム論、レギュラシオン・アプローチを架橋し、商人資本主義から、アジア太平洋時代を迎えた二〇世紀資本主義の大転換までを、統一的視野のもとに収めた画期的業績。世界十か国語で読まれる大冊の名著。

A5上製　五一二頁　**五八〇〇円**
（一九九六年六月刊）
◇4-89434-041-0

HISTOIRE DU CAPITALISME　Michel BEAUD

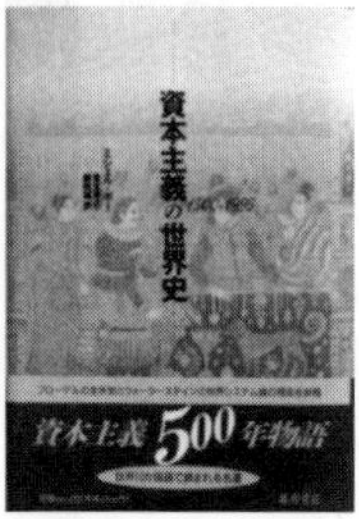

新しい経済学の決定版

増補新版 レギュラシオン・アプローチ
〔21世紀の経済学〕

山田鋭夫

新しい経済理論として注目を浴びるレギュラシオン理論を日本に初めて紹介した著者が、初学者のために「レギュラシオン理論への誘い」を増補し、総合的かつ平易に説く決定版。〔附〕最新「レギュラシオン理論文献」(60頁)

四六上製　三〇四頁　**二八〇〇円**
（一九九四年一二月刊）
◇4-89434-002-X

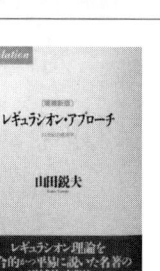

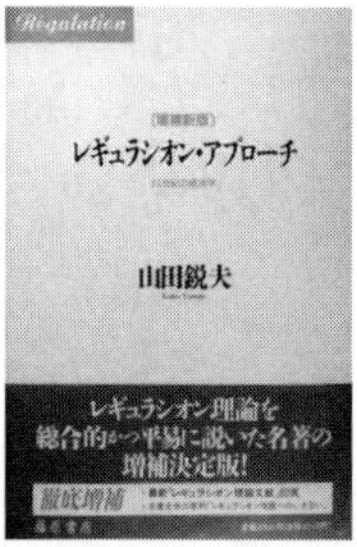

バブルとは何か？

世界恐慌 診断と処方箋
〔グローバリゼーションの神話〕

R・ボワイエ　井上泰夫訳

ヨーロッパを代表するエコノミストである「真のユーロ政策」のリーダーが、世界の主流派エコノミストが共有する誤った仮説を抉り出し、アメリカの繁栄の虚実を暴く。バブル経済の本質に迫り、二一世紀の世界経済を展望。

四六上製　二四〇頁　**二四〇〇円**
（一九九八年一二月刊）
◇4-89434-115-8

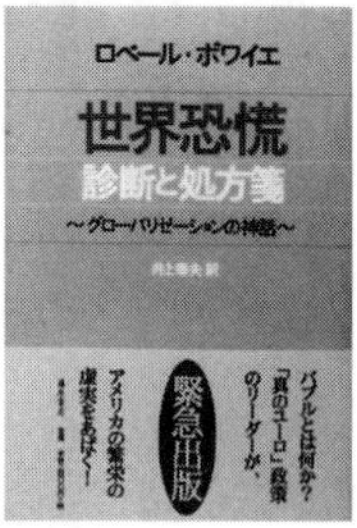

現代資本主義の〝解剖学〟

現代「経済学」批判宣言
〔制度と歴史の経済学のために〕

R・ボワイエ　井上泰夫訳

混迷を究める現在の経済・社会・政治状況に対して、新古典派が何ひとつ有効な処方箋を示し得ないのはなぜか。マルクス、ケインズ、ポランニーの系譜を引くボワイエが、現実を解明し、真の経済学の誕生を告げる問題作。

A5変並製　二三二頁　**二四〇〇円**
（一九九六年一一月刊）
◇4-89434-052-6

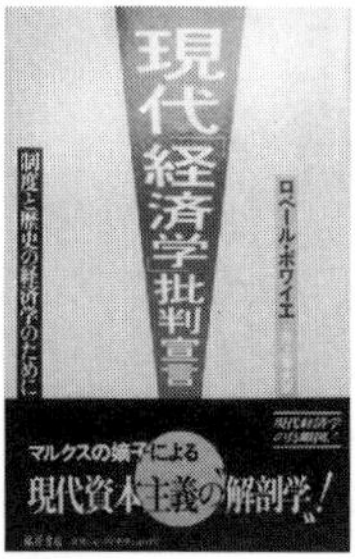